全球重磅药物
成功启示录

主编　王中健　朱凌峰　李春辰

中国健康传媒集团
中国医药科技出版社

内容提要

在全球医药产业风云变幻，我国医药行业奋力从仿制向创新驱动转型的关键时期，本书精准锚定全球重磅药物展开深入解读。书中细致呈现了阿托伐他汀、阿达木单抗、帕博利珠单抗等十多款重磅药物的完整研发历程，从最初灵感乍现，到实验室艰苦钻研、严谨临床试验，再到成功上市与商业化大获全胜。同时，深度剖析这些药物所针对疾病的发病机制、流行病学特点及当下治疗现状，梳理同类药物前沿进展。无论是医药专业人员探寻研发思路，还是普通读者了解医药创新，本书都极具价值，希望能助力我国医药事业迈向新高度。

图书在版编目（CIP）数据

全球重磅药物成功启示录 / 王中健，朱凌峰，李春辰主编 . -- 北京 : 中国医药科技出版社，2025. 5.

ISBN 978-7-5214-5235-8

Ⅰ. R97

中国国家版本馆CIP数据核字第2025KR3030号

美术编辑 陈君杞
版式设计 南博文化

出版 **中国健康传媒集团** | 中国医药科技出版社
地址 北京市海淀区文慧园北路甲22号
邮编 100082
电话 发行：010-62227427　邮购：010-62236938
网址 www.cmstp.com
规格 710×1000mm $^1/_{16}$
印张 20 $^3/_4$
字数 357千字
版次 2025年5月第1版
印次 2025年5月第1次印刷
印刷 天津市银博印刷集团有限公司
经销 全国各地新华书店
书号 ISBN 978-7-5214-5235-8
定价 **128.00元**

获取新书信息、投稿、为图书纠错，请扫码联系我们。

　　在全球医药产业加速变革的时代浪潮中，我国医药行业正站在一个关键的转折点上，毅然决然地踏上了从仿制主导到创新驱动的转型征程。这一转型契合了我国经济高质量发展的总体战略，更承载着提升国民健康水平、增强医药产业国际竞争力的重要使命。

　　一个药物，如果年销售额超过了10亿美元，在医药行业中，人们就会给它赋予一个称谓——重磅药物，一款重磅药物往往能够助力一家制药企业取得巨大成功。而在这些重磅药物中又有一些年销售额达到了100亿美元，被称为标志性重磅药物。标志性重磅药物，作为创新药领域的璀璨明星，代表了医药创新的顶尖水平。它们以其良好的疗效、广泛的临床应用和巨大的商业价值，在全球医药市场上独树一帜。这些药物的成功开发，不仅是医药科技进步的结晶，更是药企智慧、勇气与战略眼光的集中体现。深入探究它们的开发历程，对于我国创新药的研发具有深远且不可替代的借鉴意义。

　　在我国医药创新转型的道路上，深入探究这些标志性重磅药物的研发历程至关重要。本书详细记录了它们从最初的科学灵感闪现，到艰辛且深入的实验室探索研究，再到严格规范的临床试验，成功上市，到取得商业化成功的全过程。这一历程犹如一部部充满挑战与突破的奋斗史诗，其中蕴含的研发策略、技术创新、风险管理等方面的经验，将为我国医药科研人员提供宝贵的参考范例，助力他们在创新药研发的道路上减少不必要的探索过程，提升创新药研发的成功率。

　　同时，本书还详尽阐述了这些标志性重磅药物所针对的疾病情况。深入阐述了疾病的发病机制、流行病学特征以及当前的治疗现状，使读者能够清晰地认知这些药物在医疗实际应用中的关键价值和意义。此外，对于每一种药物的同类药物最新研究进展也进行了系统梳理，呈现了该领域前沿研究的动态和趋势。无论是医药专业人士探寻学术上的创新思路与灵感，还是普通读者对医药创新感兴趣，本书都能满足不同人群的需求，提供丰富而有价值的信息。

标志性重磅药物的巨大成功，充分展现了医药企业在创新驱动下的巨大的发展潜能。它们如同行业发展的强大驱动力，吸引着资本的密切关注和大量投入，成为吸引资本大量涌入医药领域的关键因素。这些药物的成功案例，增强了更多资本对医药创新的信心，推动资本积极参与到新药研发、企业培育、产业结构优化升级等各个方面，从而形成了一个良性循环，进一步推动了医药行业的蓬勃发展。

在本书的创作过程中，我要衷心感谢摩熵数科医药科技有限公司数据部门和咨询部门的同事们。他们凭借专业的知识、丰富的经验和严谨的态度，为本书提供了大量准确而详实的数据支持，以及深入独到的专业见解。感谢他们的辛勤付出和无私奉献，使得本书在内容上更加充实、准确、富有深度，为读者呈现了一部高质量的专业读物。同时，也要特别感谢摩熵数科医药科技有限公司专业插画师徐腕，她以细腻的笔触和独特的艺术视角，为本书精心绘制了一系列精美且生动的插画。这些插画不仅为书籍增添了艺术感染力，使其更具视觉冲击力和吸引力，还形象直观地呈现了药物的作用原理、研发流程等复杂专业的内容，帮助读者更好地理解书中的专业知识。

希望本书能够成为我国医药创新发展道路上的有益参考，为推动我国从医药大国迈向医药强国贡献一份力量。愿每一位读者都能从这些标志性重磅药物的故事中汲取智慧和力量，共同见证我国医药创新的辉煌未来。

编　者

2025 年 3 月

目　录

CONTENTS

第一章

绪　论

截至2023年末，从全球范围来看，依据"企业披露销售额且不包含疫苗"这一统计口径，标志性重磅药物总计达15款。这些药物的成功是多种因素协同作用的结果，涵盖了恰当时机、有利环境以及人为努力等方面。回顾这些药物的研发历程，能够为相关领域提供深刻的思考与启示。以下为这15款药物的基本信息，具体内容见下表：

表 1-1　全球标志性重磅药物信息

序号	英文商品名	中文商品名	英文通用名	中文通用名	公司	首次上市年份
1	Lipitor	立普妥	atorvastatin	阿托伐他汀	辉瑞制药有限公司	1996
2	Humira	修美乐	adalimumab	阿达木单抗	雅培制药有限公司/艾伯维制药公司	2002
3	Revlimid	瑞复美	lenalidomide	来那度胺	新基公司/百时美施贵宝公司	2005
4	Stelara	喜达诺	ustekinumab	乌司奴单抗	强生公司	2009
5	Eliquis	艾乐妥	apixaban	阿哌沙班	百时美施贵宝公司/辉瑞制药有限公司	2011
6	Sovaldi	索华迪	sofosbuvir	索磷布韦	吉利德科学公司	2013
7	Jardiance	欧唐静	empagliflozin	恩格列净	勃林格殷格翰公司	2013
8	Harvoni	夏帆宁	sofosbuvir+ledipasvir	索磷布韦+来迪派韦	吉利德科学公司	2014
9	Opdivo	欧狄沃	nivolumab	纳武利尤单抗	小野药品工业株式会社/百时美施贵宝公司	2014
10	Keytruda	可瑞达	pembrolizumab	帕博利珠单抗	默沙东公司	2014
11	Dupixent	达必妥	dupilumab	度普利尤单抗	再生元制药公司/赛诺菲集团	2017
12	Ozempic, Wegovy	诺和泰, 诺和盈	semaglutide	司美格鲁肽	诺和诺德公司	2017
13	Biktarvy	必妥维	bictegravir+emtricitabine+tenofovir alafenamide	比克替拉韦+恩曲他滨+丙酚替诺福韦	吉利德科学公司	2018
14	Paxlovid	瑞派乐	nirmatrelvir+ritonavir	奈玛特韦+利托那韦	辉瑞制药有限公司	2021

为优化读者的阅读体验，在阐述这15种药品相关内容时，本书在多数情况下采用药品的中文通用名予以指代。然而，在部分特定语境中，基于明晰叙述逻

辑、精简文字表达的考量，亦会酌情选用中文商品名对药品进行阐释。

现将此15款药物依据其上市时间先后顺序梳理如下：

首款药物为1996年获批上市的立普妥（阿托伐他汀）。回溯至20世纪60年代，彼时高胆固醇血症在人群中广泛流行，冠心病成为美国的首要致死病因。在此背景下，降胆固醇药物的研发成为全球医药领域关注的焦点。众多科学家经过不懈努力，成功发现胆固醇生物合成过程中的关键酶——3-羟基-3-甲基戊二酰辅酶A（3-hydroxy-3-methyl glutaryl coenzyme A，HMG-CoA）还原酶。这一重大科研突破，为降胆固醇药物的开发明确了方向。日本三共株式会社、百时美施贵宝公司、山德士公司以及辉瑞制药有限公司等众多业内知名企业，敏锐捕捉到这一极具潜力的研发方向，纷纷投入大量资源涉足该领域。由此，他汀类药物应运而生，各企业陆续推出各自研发的他汀类产品。其中，默沙东公司的辛伐他汀、日本三共株式会社与百时美施贵宝公司联合研发的普伐他汀等产品，在市场上取得了巨大成功，成为备受瞩目的重磅药物。阿托伐他汀作为全球第五款上市的他汀类药物，凭借其更为良好的临床治疗效果，以及辉瑞制药有限公司强大的市场推广与销售能力，于2004年销售额成功突破100亿美元大关，荣膺史上首个标志性重磅药物称号。在2011年底仿制药上市之前，立普妥始终稳居"药王"宝座，在全球医药市场占据重要地位。

第二款药物为2002年获批上市的修美乐（阿达木单抗）。在小分子药物于医药领域崭露头角之际，生物技术亦在持续演进。1975年，科学家Milstein与Kohler成功研发出杂交瘤技术，该技术使得单克隆抗体的制备成为可能。1986年，全球首款单克隆抗体药物Muromonab-CD3（鼠源单抗）获得监管部门批准上市，这一事件开创了单克隆抗体药物获批上市的先河。不过，早期研发的单克隆抗体药物均为鼠源抗体。随着技术的逐步革新，单克隆抗体药物经历了从鼠源单抗到人-鼠嵌合单抗，再发展至全人源抗体的历程，其安全性亦得以显著提升。20世纪90年代，科研人员发现肿瘤坏死因子与自身免疫性疾病之间存在关联。1998年，首款肿瘤坏死因子抑制剂——人-鼠嵌合单抗药物英夫利昔单抗获批上市。由于自身免疫性疾病领域内诸多疾病的发病机制具有相通性，英夫利昔单抗的适应证范围得以不断拓展。2002年，其销售额突破10亿美元，成功跻身重磅药物之列。2014年，英夫利昔单抗销售额达到峰值99.6亿美元，距离标志性重磅药物仅一步之遥。2002年末，借助噬菌体展示技术研发的首款全人源单克隆抗体阿达木单抗获批上市。作为全人源单抗，阿达木单抗在临床试验阶段的开发策略更为大胆，获批的适应证数量更为可观。2005年，修美乐销售额突破10亿美元；2012年，销售额突破90亿美元，自此接过立普妥"药王"的桂冠，并持续保持这一地位直至2022年。

第三款药物为2005年获批上市的瑞复美（来那度胺），这是一款基于"旧药新用"策略成功开发的标志性重磅药物。回顾20世纪60年代，医药行业中最为人熟知的事件当属"沙利度胺事件"。彼时，作为该事件核心药物的沙利度胺，在用于缓解妊娠反应的过程中，致使全球上万名婴儿出现肢体畸形等严重出生缺陷，因而于1961年被紧急从市场召回。这一事件虽造成了极为惨痛的后果，却也成为推动药品监管体系朝着更为科学、完善方向发展的重要契机。令人意想不到的是，到了20世纪90年代末期，沙利度胺重新进入医药市场视野。新基公司通过深入研究，成功开发出其治疗麻风病的新适应证，随后又使其获批用于多发性骨髓瘤的治疗。在此期间，新基公司借助对沙利度胺实施的严格监管措施，有效将仿制药阻挡在市场之外。至2008年，沙利度胺的销售额成功突破5亿美元。不仅如此，新基公司以沙利度胺的化学结构为基础，开展了系统的优化研究工作，最终成功研发出疗效更为显著、副作用更低的来那度胺。2005年，来那度胺获批上市，最初用于治疗骨髓增生异常综合征。此后，经过进一步的临床试验与研究，其适应证范围不断拓展，陆续获批用于多发性骨髓瘤、套细胞淋巴瘤等多个肿瘤领域。2008年，来那度胺销售额突破10亿美元；2020年，销售额更是一举突破100亿美元大关，正式跻身标志性重磅药物之列。

第四款药物为2009年获批上市的喜达诺（乌司奴单抗）。生物技术的持续进步，使医学领域取得诸多突破，其中就包括对困扰人类数千年的银屑病（俗称"牛皮癣"）治疗手段的显著改善。乌司奴单抗作为一款针对白介素12和白介素23双靶点的生物制剂，在提升银屑病患者生活质量方面成效斐然。同时，临床研究表明，乌司奴单抗对于银屑病性关节炎、克罗恩病以及溃疡性结肠炎等自身免疫性疾病亦展现出良好的治疗效果。自上市以来，乌司奴单抗市场表现出色。2012年，其销售额成功突破10亿美元；至2022年，销售额进一步攀升，突破100亿美元，从而成为治疗自身免疫性疾病第二款荣膺标志性重磅药物称号的产品。

第五款药物是2011年获批上市的艾乐妥（阿哌沙班）。伴随社会的持续发展以及人们生活水平的逐步提升，血栓栓塞对人类身体健康构成了日益严峻的威胁。血栓的形成与人体内部的凝血机制密切相关，故而抗凝血治疗成为血栓类疾病临床干预的关键方向。在血液凝固进程中，凝血因子Xa发挥着核心作用，鉴于此，众多企业将研发重点聚焦于Xa因子抑制剂的探索。1998年，拜耳公司借助高通量筛选技术并通过深入优化，成功研发出利伐沙班，并于2008年获得监管部门批准上市。2021年，利伐沙班销售额达到峰值，高达82亿美元。与此同时，早在20世纪90年代中期，杜邦制药公司的科研团队便注意到血小板糖蛋白Ⅱb/Ⅲa的肽序列与Xa因子的序列存在相似性。基于这一发现，他们针对Ⅱb/Ⅲa拮抗剂对Xa因子活性的影响展开筛选研究，进而发现了数个对Xa因子具有较弱作用的化合物。2001年，百时美施贵宝公司完成对杜邦制药公司的收购后，继续推进相关化合物的优化工作，最终成功开发出阿哌沙班。2007年，百时美施贵宝公司与辉瑞制药有限公司达成合作协议，宣布在全球范围内联合开展阿哌沙班的研发合作与商业化推广。2011年，阿哌沙班正式获批上市。凭借其卓越的疗效，加之两大药企巨头高效的市场推广运作，阿哌沙班的销售额在2021年成功突破100亿美元，顺利跻身标志性重磅药物之列。

第六款药物为2013年获批上市的索华迪（索磷布韦），第七款药物是2014年上市的夏帆宁（索磷布韦＋来迪派韦）。这两款药物在丙型肝炎治疗领域声名卓著，分别被称为"吉一代"和"吉二代"。自20世纪70年代科学家首次发现"非甲非乙型肝炎"起，直至20世纪末，经过长达30年的科研探索，才最终完全确定丙型肝炎病毒为引发该型肝炎的病原体。此后，Pharmasset公司宣告成立，专注于新型抗病毒药物的研发工作。2007年，Pharmasset公司成功设计出索磷布韦。随着索磷布韦在临床试验中展现出良好的治疗效果，吉利德科学公司于2011年以总计110亿美元的高额对价完成对Pharmasset公司的收购。此次收购使吉利德科学公司顺利获得索磷布韦。2013年，索磷布韦正式上市，即业界所称的"吉一代"，在上市后的次年，其全球销售额便达到102.83亿美元。与此同时，吉利德科学公司基于索磷布韦进一步研发出疗效更为显著的索磷布韦＋来迪派韦，即"吉二代"。该产品上市次年，全球销售额飙升至138.64亿美元。2016年，吉利德科学公司推出"吉三代"——索磷布韦＋维帕他韦。然而，由于此前通过"吉一代"和"吉二代"的治疗，大部分丙型肝炎患者已被治愈，"吉三代"的市场需求受到一定影响，其销售峰值仅为35.1亿美元，与前两代产品的销售业绩相比，差距显著。

第八款药物为 2013 年获批上市的欧唐静（恩格列净）。糖尿病作为一种伴随人类数千年的疾病，在古代，因其与相对优渥的生活条件相关联，曾被视作"贵族病"。随着社会的持续发展以及民众生活水平的稳步提升，糖尿病现已成为危害人类健康的主要慢性疾病之一。在此背景下，新型治疗药物的研发工作持续推进，成果不断涌现。追溯至 19 世纪 30 年代，根皮苷具有降糖作用这一现象的发现，为钠-葡萄糖协同转运蛋白 2 类药物的研发奠定了理论与实践基础。2012 年，全球首款钠-葡萄糖协同转运蛋白 2 抑制剂达格列净获批上市；2013 年，第二款钠-葡萄糖协同转运蛋白 2 抑制剂卡格列净亦成功上市。同年，恩格列净作为第三款钠-葡萄糖协同转运蛋白 2 抑制剂进入市场。尽管恩格列净在上市时间方面晚于前两者，但其在后续适应证拓展工作中表现卓越，取得了显著成效，迅速脱颖而出，成为钠-葡萄糖协同转运蛋白 2 抑制剂领域的领军产品。2023 年，恩格列净销售额成功突破 100 亿美元，顺利跻身标志性重磅药物行列。

第九款与第十款药物分别为 2014 年相继获批上市的欧狄沃（纳武利尤单抗）和可瑞达（帕博利珠单抗）。在当下的医药研究范畴内，肿瘤领域无疑是关注度最高的研究方向。依据摩熵数科医药科技有限公司的数据统计，截至 2024 年 12 月 24 日，全球处于临床研究阶段的创新药物中，有 32.21% 聚焦于肿瘤领域。在肿瘤领域的诸多研究热点中，肿瘤免疫治疗备受瞩目，而其中靶点程序性死亡受体 1/程序性死亡配体 1 更是成为该领域的核心研究对象。1992 年，科研人员发现了程序性死亡受体 1 基因，并于 1999 年证实其具备免疫负调节功能。此后，小野药品工业株式会社与 Medarex 公司携手合作，共同研发出纳武利尤单抗。至 2023 年，纳武利尤单抗销售额成功突破 100 亿美元，顺利跻身标志性重磅药物之列。帕博利珠单抗最初由荷兰 Organo 公司开发。随后，先灵葆雅完成对 Organo 公司的收购，而默沙东公司又进一步收购了先灵葆雅，在此期间，帕博利珠单抗的研发进展一度较为缓慢。直至纳武利尤单抗初步临床研究结果公布，默沙东公司迅速加快了帕博利珠单抗的开发进程。2014 年，帕博利珠单抗获批上市。自上市后，其不断获批新的适应证，截至 2022 年末，已累计获批 18 项适应证。其销售额亦持续攀升，于 2019 年突破 100 亿美元，2022 年突破 200 亿美元，并在 2023 年超越修美乐，荣膺"药王"称号。

第十一款药物为 2017 年获批上市的达必妥（度普利尤单抗）。该药物作为自身免疫领域的单克隆抗体类产品，在临床应用中展现出对多种自身免疫性疾病的良好治疗效果，其中涵盖特应性皮炎、慢性阻塞性肺疾病以及哮喘等病症。随着临床应用的不断推广与认可，至2023年，度普利尤单抗销售额成功突破100亿美元，正式跻身标志性重磅药物之列。

第十二款药物是2017年上市的诺和泰（司美格鲁肽）以及2021年上市的诺和盈（司美格鲁肽）。回溯至20世纪80年代，科学家通过严谨的研究证实了胰高血糖素样肽-1在维持血糖稳定过程中发挥着关键作用，这一发现充分彰显了胰高血糖素样肽-1在糖尿病治疗领域蕴含的巨大潜力。鉴于此，众多制药企业纷纷投身于胰高血糖素样肽-1受体激动剂的研发工作。在这一竞争激烈的研发赛道中，诺和诺德公司与礼来公司脱颖而出，凭借持续的创新能力，不断推出新的产品。司美格鲁肽作为诺和诺德公司研发的核心产品，在糖尿病治疗方面取得了显著成就。2021年，该产品以诺和盈的商品名获批用于肥胖症治疗，凭借其良好的疗效迅速成为备受关注的减肥药物。至2023年，司美格鲁肽的销售额达到184亿美元，成功跻身标志性重磅药物行列。

第十三款药物为2018年获批上市的必妥维（比克替拉韦+恩曲他滨+丙酚替诺福韦），这是病毒感染领域又一款具有标志性意义的重磅药物，由吉利德科学公司研发推出。20世纪80年代，艾滋病病毒首次出现并迅速在全球范围内蔓延，给人类健康带来了严重威胁。面对这一严峻挑战，全球科学家紧密合作，迅速开展科研攻关，成功确定了艾滋病的致病病原体——艾滋病病毒，并完成了病毒的分离工作。此后，针对艾滋病的治疗药物研发工作全面展开，陆续有多种类型的抗艾滋病药物问世，其中包括核苷类逆转录酶抑制剂、蛋白酶抑制剂、非核苷类逆转录酶抑制剂等。1996年，"鸡尾酒疗法"的提出，为艾滋病治疗带来了革命性突破，使艾滋病从以往的致死性疾病逐渐转变为可控的慢性疾病。2007年，一种作用机制全新的抗艾滋病药物——整合酶抑制剂获批上市，标志着以整合酶抑制剂为核心药物的艾滋病治疗新时代的开启。吉利德科学公司作为抗病毒药物研发领域的领军企业，始终秉持创新精神，不断推陈出新。2018年，该公司推出最新一代抗艾药物必妥维。凭借其良好的疗效和安全性，必妥维上市后市场表现出色，2022年销售额达到104.38亿美元。

最后一款药物是2021年获批上市的瑞派乐（奈玛特韦+利托那韦），该药物亦归属病毒感染治疗领域。2019年末，新型冠状病毒感染爆发，并在极短时间内于全球范围广泛传播，对全球公共卫生安全构成严重威胁。面对这一突发公共卫生事件，为迅速应对新型冠状病毒引发的疫情，各大医药企业积极行动，一方面全力投入新型治疗药物的研发，另一方面探索"旧药新用"的可能性，力求以最快速度开发出有效的治疗药物。辉瑞制药有限公司基于其在SARS–CoV时期对3CL蛋白酶抑制剂的研究基础，进行深入优化，成功开发出奈玛特韦。随后，通过与利托那韦联合应用，构建了复方制剂瑞派乐。瑞派乐在针对高危患者的临床试验中，展现出良好的临床数据，基于此，该药物于2021年底即获得紧急使用授权。在2022年，瑞派乐的全球销售额达到189.33亿美元。

我国医药行业从业者普遍将2015年视为中国创新药元年。历经十年发展，中国创新药领域已取得显著进展，陆续有创新药成功登陆欧美市场。然而，绝大多数创新药仍仅在国内获批上市。鉴于国内市场规模的局限性，单靠国内市场难以实现创新药研发的丰厚回报。在当前全球化的医药市场环境下，创新药若要实现可持续发展，突破国内市场的限制，积极开拓全球市场，尤其是欧美等发达市场，已成为必然选择。本书所提及的标志性重磅药物，皆为创新药领域的杰出代表。期望读者能从这些药物的研发历程中汲取灵感，为推动我国创新药产业的进一步发展提供助力。

第二章

全球首个标志性重磅药物：立普妥

1996年，立普妥（英文商品名Lipitor，英文通用名atorvastatin，中文通用名阿托伐他汀）经美国食品药品监督管理局（Food and Drug Administration，FDA）批准正式上市。直至2011年11月，其仿制药于美国市场推出，在这期间，立普妥缔造了14.5年累计销售额达1,250亿美元的辉煌业绩。具体而言，2004年，立普妥销售额首次突破100亿美元大关，达到109亿美元，荣膺人类历史上首个标志性重磅药物称号。此后，在连续7年的时间里，其销售额始终维持在100亿美元以上，分别为2005年的122亿美元、2006年的129亿美元、2007年的127亿美元、2008年的124亿美元、2009年的114亿美元以及2010年的107亿美元。

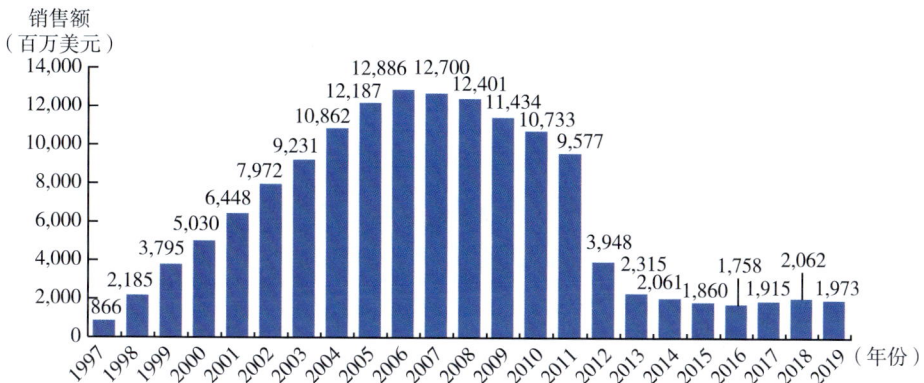

图2-1　立普妥历年销售额

一、溯源胆固醇

"每日鸡蛋的摄入量最多不应超过一个，否则胆固醇含量将会超标。"这一说法想必绝大多数人都有所耳闻，事实上，这是一则毫无科学依据的谣言。胆固醇，作为一种大众并不陌生的物质，究竟是什么呢？胆固醇实则是健康人体所必需的组成成分。1784年，法国医生François Poulletier de la Salle在胆结石中首次发现了胆固醇。1841年，俄国科学家Vogel证实了动脉血管壁的粥样硬化斑块中存在胆固醇。1910年，被誉为"类固醇之父"的德国化学家Adolf Windaus在对人体尸体解剖标本中的胆固醇进行研究时，最早揭示了动脉粥样硬化与胆固醇异常升高之间的关联。1913年，俄国病理学家Anitschkow通过给家兔喂食高胆固醇饮食，成功构建了世界上首个动脉粥样硬化动物模型，这一成果从侧面验证了Adolf Windaus的发现。胆固醇的英文名称为"cholesterol"，该词可拆解为三个部分："chole-"、"-ster-"和"-ol"。其中，"chole"源于希腊文，意为胆汁；"ster"是"stereos"的缩写，意为固体，这与胆固醇最初从胆结石中被发现的事实相契合；"ol"则是由于该化学结构中含有羟基。胆固醇在人体内发挥着至关重要的作用。它是构成细胞膜的关键物质，在调节细胞膜的强度与流动性方面扮演着重要角色，同时也是生物体合成固醇类激素以及形成胆汁酸的前体分子。然而，当体内胆固醇过量时，在特定条件下，胆固醇便会侵入血管壁，引发动脉粥样硬化，进而逐步发展为冠心病、脑血管病，严重时甚至可能导致心肌梗死、脑梗死等危及生命的疾病。

人体内的胆固醇来源主要有两个途径。其一为内源性合成，主要在肝脏中进行，这部分约占体内胆固醇总量的70%~80%；其二是外源性的饮食摄入，占比20%~30%。胆固醇具有疏水性，无法直接溶于水，故而需与低密度脂蛋白（Low Density Lipoprotein，LDL）以及高密度脂蛋白（High Density Lipoprotein，HDL）相结合，方能随血液循环运输至全身各处。在这一运输过程中，LDL承担着将胆固醇从肝脏转运至身体各组织和细胞的任务，而HDL则负责把胆固醇从身体组织逆向运送回肝脏。正常生理状态下，二者维持着动态平衡，以确保细胞获取适量胆固醇。然而，当LDL的含量显著高于HDL时，血液中循环的胆固醇量将超出细胞正常需求。此时，过剩的胆固醇便会在血管壁逐渐积聚，这一病理过程被称为动脉粥样硬化。随着病情进展，胆固醇持续在血管壁凝结、堆积，会致使血管腔狭窄，阻碍血液流动，严重时可形成血栓，进而引发一系列心血管疾病，如高血压、中风等，极大地威胁人体健康。与之相反，HDL能够从动脉硬化斑块以及动脉中摄取胆固醇，并将其运送回肝脏进行代谢排出体外，对心血管系统起到保护作用。基于此，LDL胆固醇通常被称为"坏胆固醇"，而HDL胆固醇则被称为"好胆固醇"。追溯至20世纪60年代，彼时高胆固醇血症的患病人数众多，冠心病成为美国人群的首要死因。尽管当时市面上已存在多种降脂药物，诸如氯贝特、烟酸和胆胺等，但这些药物在安全性与有效性方面均存在明显不足，无法满足临床治疗需求。因此，探寻安全有效地降低体内胆固醇含量的方法，成为治疗相关疾病的关键所在。

若要降低体内胆固醇水平，可从减少饮食摄入以及抑制内源性合成这两个关键方面着手。基于此思路，科学界针对胆固醇在人体内的合成路径展开了广泛而深入的研究。回溯至20世纪50年代，生物化学家Huff及其研究团队便投身于胆固醇生物合成的探索工作。1956年，他们成功从酵母提取物中分离出3-甲基3,5-二羟基戊酸（即甲羟戊酸，MVA），并通过严谨的实验证实MVA是胆固醇合成过程中的关键中间体，这一发现为后续深入研究胆固醇合成机制奠定了重要基础。1959年，德国的Max-Planck研究所率先发现了HMG-CoA还原酶，为该领域的研究带来了新的突破。进入20世纪60年代，Siperstein等科研人员进一步通过实验证明，HMG-CoA还原酶在胆固醇合成代谢中发挥着核心催化作用，其功能是促使HMG-CoA转化为MVA。研究还表明，抑制该酶的活性能够有效减少胆固醇的生物合成，进而显著降低血浆胆固醇水平。值得注意的是，作为底物的HMG-CoA具有水溶性特质，在体内易于代谢消除，不会产生累积毒性，相较于胆固醇合成途径下游的其他蛋白，HMG-CoA还原酶在药物研发方面展现出更为显著的优势，因而成为极具潜力的药物作用靶点。自20世纪70年代起，研发HMG-CoA还原酶抑制剂逐渐成为新型心血管疾病治疗药物的重要研究方向，众多科研团队和制药企业纷纷投身于此，致力于开发出安全有效的降脂药物，以应对日益严峻的心血管疾病挑战。

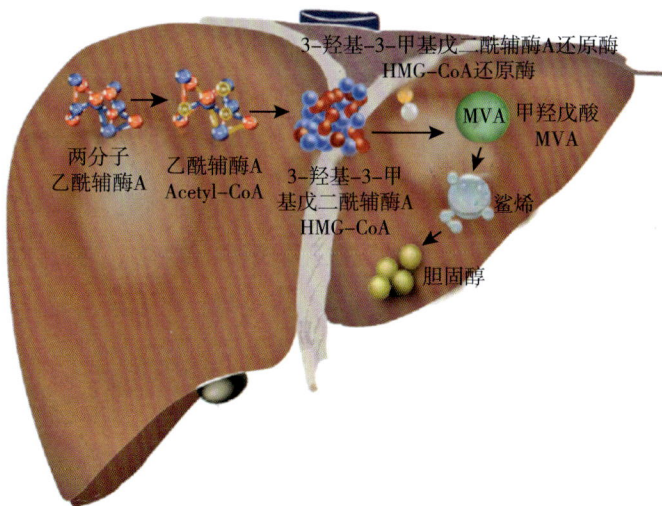

图2-2　胆固醇的生物合成途径

二、他汀类药物的研发征程

在明确HMG-CoA还原酶为药物靶点后，如何研发出针对该靶点的有效药物，成为彼时科学家亟待攻克的难题。回顾人类发展历程，每逢难题涌现，总有关键人物崭露头角，力挽狂澜。而在此次攻克难题的征程中，来自日本的化学家远藤章（Akira Endo）担当了至关重要的角色。

1933年11月14日，远藤章出生于日本北部秋田县的一个农场。其祖父热衷于医学钻研，自幼便引导远藤章辨识农场中生长的各类真菌。在祖父的长期熏陶下，远藤章对菌类代谢产物的研究产生了浓厚兴趣，并且自青年时代起，便对青霉素的发现者弗莱明心生敬仰。1957年大学毕业后，远藤章入职位于东京的三共制药公司。

前文已述，20世纪60年代，科学家已确证HMG-CoA还原酶是胆固醇合成的关键酶，且是极具潜力的药物靶点。作为弗莱明的忠实拥趸与菌类研究爱好者，远藤章推测，某些微生物或许能够产生HMG-CoA还原酶抑制剂，以此阻断其他竞争微生物中甾醇类物质的合成途径。1971年，远藤章组建研究团队，开启了夜以继日的科研攻关。团队运用大量真菌培养液，对合适的化合物展开广泛筛选。1972年仲夏，在检测了6,000多株真菌培养液后，远藤章团队终于分离出一株特殊真菌。但因活性化合物产出率极低，团队又耗时一年，才从培养液中成功提取出活性成分。

1973年7月，远藤章团队经不懈努力，成功分离出HMG-CoA还原酶的抑制剂——美伐他汀（Mevastatin，ML-236B），此乃全球首个他汀类化合物。体外实验表明，美伐他汀对胆固醇合成具有显著抑制作用。然而，在大鼠实验中，美伐他汀却未能降低胆固醇水平。药物研发之路向来荆棘丛生，当历经艰难险阻，以为曙光在望时，现实却往往给予沉重打击。美伐他汀在大鼠实验中的失败，使此前团队的诸多努力面临付诸东流的困境。

但远藤章并未轻易言弃。鉴于鸡蛋胆固醇含量颇高，他计划以母鸡为实验对象。机缘巧合之下，三共制药公司的病理学家北野纪敏因研究需要，一直在饲养产蛋母鸡，且当时正有一批准备处置的母鸡。在了解远藤章的困境后，北野纪敏慷慨提供这批母鸡，助力其重启美伐他汀的动物实验。

果不其然，母鸡接受美伐他汀喂养仅两周，血浆胆固醇含量便下降了34%，实验取得重大突破。后续针对犬和猴的实验也进一步证实，美伐他汀能够显著降低血浆总胆固醇及低密度脂蛋白胆固醇。基于此，三共制药公司于1976年正式启动美伐他汀项目，并在Ⅰ期和Ⅱ期临床试验中，验证了美伐他汀良好的安全性与有效性。

然而，命运再次出现波折。一项为期两年的犬长期毒理试验显示，美伐他汀可能增加淋巴瘤发病风险。无奈之下，三共制药公司于1980年终止了美伐他汀的临床试验。尽管美伐他汀研发失败，但它却开启了他汀类药物的研发热潮。

如前文所述，20世纪60年代，高胆固醇血症患者数量众多，美国制药巨头默沙东公司极为看好调脂药物的市场前景。在三共制药公司启动美伐他汀项目的同时，默沙东公司的科研团队也全力投入到HMG-CoA还原酶抑制剂的寻找工作中。1978年，默沙东公司的科学家团队从土曲霉中筛选到目标化合物，经结构确证，该化合物与美伐他汀结构相似，但属于全新化合物——洛伐他汀（Lovastatin）。动物实验显示，在狗身上使用极小剂量的洛伐他汀，便能显著降低胆固醇水平。默沙东公司旋即将洛伐他汀推进至临床试验阶段，初期临床试验结果表明，洛伐他汀能够显著降低高胆固醇患者的胆固醇水平。

然而，三共制药公司因美伐他汀增加淋巴瘤风险而终止临床试验的消息，如晴天霹雳般袭来。由于洛伐他汀与美伐他汀作用机理一致且结构相似，这意味着洛伐他汀也极有可能引发淋巴瘤。于是，默沙东公司决定暂停临床试验，开展大规模动物毒理学实验。经过两年的毒理学研究，未发现任何确切的致癌证据，默沙东公司遂决定重启临床试验。1987年，历经漫长审查，FDA批准洛伐他汀上市，这成为全球首款上市的他汀类药物。

颇具戏剧性的是，远藤章于1978年底离开三共制药公司，加入东京农工大学继续科研工作。1979年2月，远藤章从红色红曲霉中获得名为MonacolinK的活性化合物，后证实MonacolinK与洛伐他汀为同一物质。尽管默沙东公司的发现时间更早，但他们于1979年6月才申请专利，而远藤章在同年2月便立即申请了专利。这一情况导致默沙东公司仅拥有当时实行"先发明制"的美国等少数几个国家的洛伐他汀专利，而远藤章及其所在的东京农工大学将专利权转让给三共制药公司，使得三共制药公司拥有其他30多个国家的洛伐他汀专利。这意味着三共制药公司可通过授权给默沙东公司，或阻止默沙东公司进入主要市场国家来获取利益。不过，两家公司并未在洛伐他汀的市场争夺上过多纠缠，而是选择继续探寻新的活性化合物。

在进行洛伐他汀毒理研究的同时，默沙东公司对其进行化学修饰，从而得到辛伐他汀。1988年，辛伐他汀首先在瑞典上市，1992年于美国上市，成为全球第二款上市的他汀类药物。三共制药公司对美伐他汀进行结构修饰，获得普伐他汀。1989年，普伐他汀在日本上市，随后与施贵宝公司合作开发，1991年在美国上市，成为全球第三款上市的他汀类药物。山德士公司开发出氟伐他汀，1994年在英国上市，这是全球第四款上市的他汀类药物，也是首个上市的全合成他汀。

此后，本章的核心药物阿托伐他汀于1996年获批上市，成为全球第五款上市的他汀类药物。1997年，拜耳公司的西立伐他汀首先在英国上市，1999年在美国上市，但因临床发现其会增加横纹肌溶解症导致的死亡率，拜耳公司于2001年主动将其撤市。2003年，盐野义制药株式会社与阿斯利康制药有限公司携手合作，成功将瑞舒伐他汀推向美国市场，使其获批上市。同年，日本兴和制药株式会社研发的匹伐他汀于日本本土获批上市，并于2009年获FDA批准，登陆美国市场。

三、阿托伐他汀的研发历程

美伐他汀与洛伐他汀均源自微生物，以此为基础，科学界开启了他汀类化合物全合成的研究征程。1981年，年仅27岁的Bruce Roth于罗切斯特大学化学系投身他汀类化合物的全合成研究工作。1982年，他加入了帕克-戴维斯公司（华纳-兰伯特公司的分公司）。基于此前的研究积累，Roth极力推荐公司启动他汀类药物研发项目。

Roth团队以美伐他汀和辛伐他汀的化合物结构为蓝本，在规避已有他汀类化合物专利的同时，着手设计并合成全新结构。他们一边将新合成的化合物与美伐他汀和辛伐他汀进行活性对比，一边对其毒性展开测量。若化合物活性欠佳，便对化学结构予以修饰；若毒性过高，则继续调整结构。这一过程极为艰辛，但也促使Roth团队对构效关系有了愈发清晰的认知，明确了哪些结构发挥药效作用，哪些结构会引发毒性。同时，化合物的合成之路亦非坦途，部分设计出的化合物结构合成难度极大，科研人员需凭借坚韧不拔的毅力不断探索。终于，在1985年，Roth团队成功首次合成阿托伐他汀分子。

此时，一个关键问题接踵而至。阿托伐他汀分子存在手性中心，这意味着它具有对映异构体。那么，是选择以单一异构体形式进行开发，还是采用消旋体进行开发？这在当时是一个颇为棘手的抉择。从合成的可行性及生产成本角度考量，消旋体的开发难度远低于单一异构体；从竞争态势来看，彼时已有多款他汀处于临床开发阶段，即将上市，阿托伐他汀的研发本就晚于其他公司，若以单一异构体开发，需投入大量时间用于工艺研发，这将大幅推迟产品进入临床的进程。山德士公司的氟伐他汀同样面临此问题，该公司最终选择以消旋体形式进行开发。而帕克－戴维斯公司则做出了截然不同的决策，决定开发单一异构体。如今回顾，这一决策极具前瞻性。尽管山德士公司的氟伐他汀率先上市，但其市场表现平淡。倘若阿托伐他汀也以消旋体形式上市，或许便不会有后续的传奇故事。帕克－戴维斯公司做出以单一异构体开发决策，主要基于以下两点依据：其一，天然来源的他汀均为光学纯的单一对映体，阿托伐他汀的单一异构体中，仅有一种异构体活性极高。若采用消旋体，患者机体需额外代谢处理50%无药效的劣映体，FDA极有可能拒绝批准。其二，阿托伐他汀的上市时间本就落后于其他公司产品，唯有开发活性更高的单一异构体产品，才有望凭借后发优势脱颖而出。当然，决定开发单一异构体意味着必须直面手性合成及工艺方面的难题。经过团队两年多的不懈努力，这些难点才得以攻克。从长远结果来看，这两年多的投入换来了更为显著的药效，一切付出都是值得的。

化学家完成化合物合成并攻克工艺难点后，研发的接力棒便交到了药理学家手中。负责阿托伐他汀药理研究的是Roger Newton。Newton团队开展了大量动物实验，对阿托伐他汀与其他他汀的活性以及组织选择性进行对比。实验结果显示，阿托伐他汀对肝脏的选择性显著强于其他他汀。鉴于肝脏是胆固醇合成的主要场所，阿托伐他汀高度的肝脏选择性或许预示着其具有更高的药效以及更低的不良反应。基于此，Newton团队开展了一系列临床前药效评价。在兔模型实验中，相同剂量下，阿托伐他汀降低总胆固醇以及低密度脂蛋白胆固醇的效果优于洛伐他汀。在大鼠模型实验中，阿托伐他汀在1mg/kg剂量时即可显著降低血浆甘油三酯，而相同剂量的洛伐他汀作用并不显著。

至此，阿托伐他汀的临床前研究成果斐然。一方面，成功解决手性合成工艺难题，完成单一异构体的开发；另一方面，药效学实验证实阿托伐他汀降胆固醇作用优于洛伐他汀。然而，扎实的临床前研究意味着大量的时间投入。这项艰巨的研究自1982年启动，至1989年末完成，历时长达八年。彼时，默沙东公司已成功上市洛伐他汀和辛伐他汀，三共制药公司也已推出普伐他汀，山德士公司的氟伐他汀亦处于临床试验阶段。阿托伐他汀即便进展顺利，也将成为同靶点药物中第五个上市的产品。一般而言，同靶点第五个上市的药物在市场竞争中往往处于劣势，况且目前仅在动物实验中阿托伐他汀展现出优于其他他汀的疗效，临床试验结果仍存在不确定性。若临床试验无法取得比已有他汀更优的疗效，数百万美元的临床研究费用将付诸东流。此外，母公司华纳–兰伯特公司因销售业绩下滑、新药研发失败等因素，正对研发部门实施大规模裁员及项目裁撤。基于上述情况，帕克–戴维斯公司管理层一度倾向于终止该项目。但Roth和Newton难以割舍，他们在此项目上倾注了大量心血，且坚信阿托伐他汀优于其他他汀，是同类产品中的佼佼者。他们恳请管理层给予阿托伐他汀一次临床试验的机会，据说Newton甚至以单膝下跪的恳切方式表达请求。出于对科学家直觉判断的尊重，帕克–戴维斯公司研发总裁Ronnie Cresswell将他们的诉求上报至华纳–兰伯特公司高层，最终阿托伐他汀获得了进入临床试验的宝贵机会。

阿托伐他汀终于踏入临床试验阶段，Ⅰ期临床试验结果远超预期，有力地验证了进入临床研究这一决策的正确性。Ⅰ期临床试验结果表明，健康成人对最大80mg剂量的阿托伐他汀耐受性良好。阿托伐他汀的血浆半衰期长达14小时以上，显著长于其他几种他汀药物。阿托伐他汀主要在肝脏代谢，其2个主要初级代谢产物活性与原型药物相当，因此阿托伐他汀在人体内对HMG–CoA还原酶的抑制作用可持续20–30小时。同时，阿托伐他汀的有效性也极为出色，在降低低密度脂蛋白胆固醇方面，10mg剂量已与其他他汀FDA推荐的最高剂量（40mg）药效相当，80mg剂量的药效比其他他汀最高剂量强40%。基于此，帕克–戴维斯公司负责临床研究的副总裁Black提出了"all or nothing"策略，即要么功亏一篑，要么大获全胜。具体而言，在Ⅱ/Ⅲ期临床方案设计中需达成两点目标：其一，将10mg设为起始剂量，证明低剂量的有效性与其他他汀的高剂量相当，甚至更优；其二，鉴于FDA推荐的其他他汀最高剂量为40mg，将80mg设为阿托伐他汀的最高剂量，以彰显其更优效果，争取让FDA批准80mg剂量。若该策略成功实施，将有力证明阿托伐他汀的最高有效剂量高于其他他汀，且10mg剂量便能达到其他他汀高剂量的效果，堪称"完胜"。然而，此方案亦存在巨大风险。80mg剂量在扩大的患者群体中可能引发难以预测的毒副作用，后续临床研究中10mg剂量也未必能达到其他他汀高剂量的效果。一旦失败，作为后上市药物的阿托伐他汀将毫无市场竞争力。但从后续结果来看，"all or nothing"策略为阿托伐他汀成为

"药王"奠定了坚实基础。

确定策略后，帕克–戴维斯公司迅速拟定临床方案。公司设计了"头对头"对比试验方案，用于比较阿托伐他汀与其他他汀的疗效。试验结果显示，相同剂量下，阿托伐他汀降低总胆固醇及低密度脂蛋白胆固醇的效果均优于辛伐他汀、普伐他汀、洛伐他汀和氟伐他汀。阿托伐他汀10mg剂量产生的总胆固醇及低密度脂蛋白胆固醇降低效果优于或等同于辛伐他汀、普伐他汀、洛伐他汀和氟伐他汀40mg剂量的效果，临床试验结果堪称完美。为加速阿托伐他汀上市进程，帕克–戴维斯公司开展了一项针对罕见病——纯合子家族性高胆固醇血症的临床试验。该试验的意义在于获取FDA的快速审批资格。彼时，纯合子家族性高胆固醇血症尚无有效治疗药物，若阿托伐他汀对该病治疗有效，作为满足这一危及生命的严重疾病唯一治疗需求的药物，阿托伐他汀将获得FDA的快速通道审查，从而大幅缩短审批时间。此前，默沙东公司曾尝试辛伐他汀治疗该病，结果并不理想。但阿托伐他汀的试验取得了圆满成功，为其赢得了FDA的快速审批。1996年12月，阿托伐他汀获得FDA批准上市，剂型为口服片剂，包含10mg、20mg、40mg和80mg四种规格。

四、合作者的入局与协同发展

在阿托伐他汀开展Ⅲ期临床研究之际，市场上已有4款他汀类药物获批上市。帕克–戴维斯公司及其母公司华纳–兰伯特公司的管理层敏锐地意识到，凭借自身实力，难以在如此激烈的市场竞争中脱颖而出。于是，他们主动寻求合作契机，向辉瑞制药有限公司伸出橄榄枝。双方一拍即合，于1996年正式签署合作开发及销售阿托伐他汀的协议。辉瑞制药有限公司堪称现代药品销售模式的开创者，立普妥日后能够荣登"药王"宝座，辉瑞制药有限公司的卓越市场运营策略功不可没。

立普妥于1996年底成功上市，作为第五款上市的他汀类药物，虽在上市时间上相对滞后，但后发之势亦蕴含独特优势。自首款他汀类药物上市以来，历经十年时间，在此期间，其他厂商（尤其是默沙东公司）已开展大量市场培育与公众教育工作。医生群体对他汀类药物的有效性已形成广泛认可，公众也逐渐了解低密度脂蛋白胆固醇、高密度脂蛋白胆固醇等概念，并开始将高血脂与心血管疾病建立关联。这一系列前期铺垫，为立普妥的市场推广营造了极为有利的环境。

上市初期，辉瑞制药有限公司采取低价策略，迅速抢占市场份额。在相同剂量条件下，阿托伐他汀不仅价格更具竞争力，且疗效更为显著。尤为突出的是，阿托伐他汀10mg剂量的疗效与其他他汀40mg剂量相当，加之FDA批准了阿托伐他汀80mg的高剂量规格，进一步强化了10mg剂量安全性良好的市场认知。由此，阿托伐他汀一跃成为市场上性价比极高的产品。与此同时，在立普妥获批上市前，辉瑞制药有限公司便已着手销售团队的组建与培训工作，培训了超过2,000名专业销售代表。立普妥上市后的一年内，这些销售代表积极开展市场推广活动，对医生进行了近百万次拜访，凭借专业的产品知识与销售技巧，成功说服医生为患者开具该药物。

此外，辉瑞制药有限公司投入大量资源，广泛开展上市后临床研究。相关研究项目数量多达400余个，研究范畴不仅涵盖对高胆固醇血症、高甘油三酯血症和混合型高脂血症患者更为大规模、长时间的疗效评估，还将试验适应证拓展至动脉粥样硬化、冠心病的预防与治疗，以及糖尿病心脑血管并发症的预防与治疗等领域。这些研究成果极大地拓展了阿托伐他汀的临床应用范围。临床医生通常极为关注新药的疗效与安全性数据，辉瑞制药有限公司的医药代表持续将立普妥上市后新的临床研究结果传递给医生，使他们能够及时掌握前沿信息。众多医生反馈，在与辉瑞制药有限公司医药代表的交流过程中，不仅深入了解了产品信息，还获取了具有重要学术价值的专业知识，收获颇丰。2000年，辉瑞制药有限公司完成对华纳-兰伯特公司的并购后，销售团队规模进一步扩充，医药代表人数高达1.3万人，市场推广能力得到显著提升。

1997年，美国首次允许针对消费者开展药品广告宣传。立普妥恰逢此时上市，善于把握营销机遇的辉瑞制药有限公司立即在这一领域加大投入。鉴于高脂饮食导致的高血脂发病率居高不下，潜在市场规模巨大，且大规模临床试验已证实他汀类药物在预防动脉粥样硬化和冠心病方面的积极作用，辉瑞制药有限公司通过大众广告向公众传递关键信息：看似健康的个体可能存在高胆固醇风险，血中胆固醇超过160mg/dl即处于危险水平，理想状态应低于100mg/dl。广告宣传引发了广泛关注，数百万患者受好奇心驱使尝试服用立普妥。部分患者甚至在服用立普妥的同时，未改变高脂饮食习惯，使得立普妥在一定程度上成为一种"改善生活方式药物"（life-style drug）。

在一系列强有力的销售策略推动下，立普妥上市第三年便在他汀类药物市场中拔得头筹，销售额位居首位。2002年，立普妥更进一步，成为全球处方药销售冠军。2004年，其销售额成功突破100亿美元大关，荣膺历史上首个标志性重磅药物称号。此后，立普妥销售额持续攀升，2006年达到峰值128.86亿美元，并在2004~2010年期间，连续7年销售额保持在100亿美元以上。

立普妥能够长期保持高销售额，与其完善的知识产权布局密切相关。如前文所述，Roth小组于1985年首次成功合成阿托伐他汀。1986年5月30日，华纳–兰伯特公司就消旋体阿托伐他汀申请化合物专利（US4681893）。后续完成单一异构体的手性合成工艺后，于1991年2月26日，华纳–兰伯特公司又申请了R，R–光学纯阿托伐他汀专利（US5273995），此专利成为保护立普妥的核心专利。依据美国相关政策，原创公司可获得约6个月的市场独占奖励，该专利在美国的有效期至2011年6月28日。此外，华纳–兰伯特公司还就中间体及其制备方法（US4681893A、US5298627A）、四种晶体（WO9703958A1、WO9703959A1）、非晶型产品（WO9703960A1）、部分组合物（WO9416693A1、WO9716184A1）等方面提交了专利申请。辉瑞制药有限公司完成对华纳–兰伯特公司的收购后，截至2006年，以华纳–兰伯特公司名义提交的后续相关专利申请多达16项，且申请范围覆盖更多国家和地区，其中进入中国的专利申请比例显著增加。以辉瑞制药有限公司为申请人的后续相关专利申请数量则达到18项。

然而，2004年，印度仿制药公司Ranbaxy发起法律诉讼，试图撤销辉瑞制药有限公司关于立普妥的两项美国专利（US4681893和US5273995），并尝试绕过这些专利进行立普妥的仿制，但未获成功。随后，Ranbaxy又针对辉瑞制药有限公司的制剂专利发起挑战。经过漫长而艰难的司法对峙与斡旋，双方最终达成和解协议。辉瑞制药有限公司承认Ranbaxy公司的制剂不构成侵权，但Ranbaxy公司的仿制药上市时间被推迟至2011年11月30日。仿制药上市后，立普妥销售额急剧下滑。从1996年底上市至2011年底仿制药上市，立普妥累计销售额超过1,250亿美元，创造了医药产品销售的辉煌业绩。

五、高胆固醇血症治疗药物的研究进展

依据摩熵数科医药科技有限公司所构建的全球药物研发数据库数据，截至

2025年1月2日，全球范围内处于研发进程中的高胆固醇血症治疗药物（涵盖创新药、改良型新药以及生物类似药）总计达131款。在这一庞大的研发阵列中，已有47款药物成功获批上市；另有3款药物已提交上市申请，正处于监管部门的审核流程中；处于三期临床试验阶段的药物数量为21款；处于一期临床试验与二期临床试验阶段的药物合计31款；尚处于临床前研究阶段的药物则有27款。

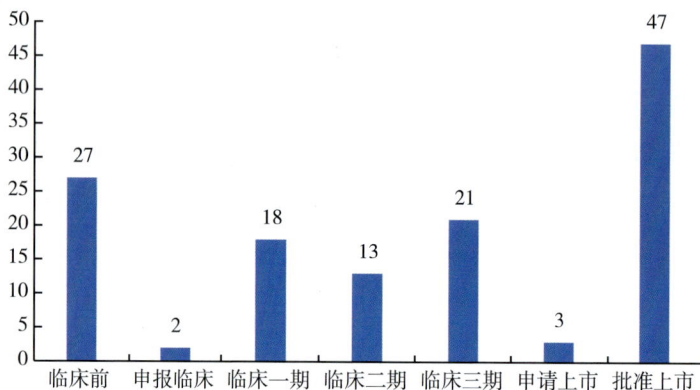

图2-3　全球在研高胆固醇血症治疗药物开发阶段分布

立普妥上市以后，截至2025年1月3日，全球范围内获批上市的创新药共计16款，具体信息如下表所示：

表2-1　立普妥上市后全球范围内获批上市的高胆固醇血症创新药

药品名称	公司	首次获批上市国家或地区	首次获批上市时间	备注
考来替兰（colestilan）	田边三菱制药株式会社	日本	1999-07	胆汁酸螯合剂
考来维仑（colesevelam）	科赛特制药公司	美国	2000-05-26	胆汁酸螯合剂
瑞舒伐他汀（rosuvastatin）	阿斯利康制药有限公司	韩国	2002-01-15	他汀类
依折麦布（ezetimibe）	欧加农公司	德国	2002-10-17	NPC1L1抑制剂
匹伐他汀（pitavastatin）	兴和株式会社	日本	2003-09	他汀类
洛美他派（lomitapide）	凯西制药公司	美国	2012-12-21	MTTP抑制剂

续表

药品名称	公司	首次获批上市国家或地区	首次获批上市时间	备注
米泊美生（mipomersen）	凯斯特制药公司	美国	2013-01-29	载脂蛋白B抑制剂；反义寡核苷酸
依洛尤单抗（evolocumab）	安进公司	欧盟	2015-07-17	PCSK9抑制剂
阿利西尤单抗（alirocumab）	再生元制药公司	美国	2015-07-24	PCSK9抑制剂
贝派地酸（bempedoic acid）	埃斯佩里恩治疗公司	美国	2020-02-21	ACL抑制剂
英克司兰（inclisiran）	诺华公司	以色列	2020-10-27	PCSK9抑制剂；siRNA
evinacumab	再生元制药公司	美国	2021-02-11	ANGPTL3抑制剂
海博麦布	浙江海正药业股份有限公司	中国	2021-06-25	NPC1L1抑制剂
托莱西单抗	信达生物制药（苏州）有限公司	中国	2023-08-15	PCSK9抑制剂
伊努西单抗	康融东方（广东）医药有限公司	中国	2024-09-26	PCSK9抑制剂
昂戈瑞西单抗	上海君实生物医药科技股份有限公司	中国	2024-10-09	PCSK9抑制剂

1999年7月，田边三菱制药株式会社研发的考来替兰于日本获批上市，正式应用于高胆固醇血症的治疗领域。考来替兰隶属胆汁酸螯合剂范畴，此类物质为大型、携带正电荷且无法被人体吸收的聚合物。其作用机制在于考来替兰能够与胆酸发生不可逆结合，致使胆酸在肠道内的吸收量显著减少，进而使经类便排出的胆酸量增多。这一系列变化促使肝细胞加速胆酸的合成进程。由于胆酸持续消耗，胆固醇转化为胆酸的平衡状态向生成胆酸方向偏移，最终实现降低胆固醇浓度的效果。与此同时，机体通过反馈调节机制，刺激肝细胞加速合成低密度脂蛋白受体，显著提升其与血液中低密度脂蛋白的结合概率，最终促使血液中低密度脂蛋白及总胆固醇含量均得以降低。对于那些存在他汀类药物不耐受情况，或者对他汀类药物产生耐药性的高胆固醇血症患者而言，通常会考虑选用其他降脂药物，胆汁酸螯合剂在此类患者的治疗选择中占据重要地位。考来替兰作为第二代胆汁酸螯合剂，第一代胆汁酸螯合剂主要包括含有胺/铵基团的共聚物，典型代表为考来替泊和考来烯胺。相较第一代，第二代胆汁酸螯合剂具有更高的疏水脂肪链含量以及季铵阳离子度，对胆汁酸的结合亲和力显著增强。考来替兰的问

世，为他汀类耐药的高胆固醇血症患者提供了全新的用药选择。

2000年5月26日，科赛特制药公司的考来维仑经FDA批准上市，同样用于高胆固醇血症的治疗。考来维仑与考来替兰同属第二代胆汁酸螯合剂。相关研究显示，考来维仑降低患者20%低密度脂蛋白胆固醇水平所需剂量为3.75~4.5g/天，相较于考来烯胺，其所需剂量低近5倍。该药物在市场销售期间，销售额峰值达到4.31亿美元。

2002年1月15日，阿斯利康制药有限公司研发的瑞舒伐他汀在韩国获批上市，随后相继在欧洲、美国、日本以及中国等国家和地区获批上市。在胆固醇及低密度脂蛋白胆固醇降低领域，早期阶段，辛伐他汀的降脂效果最为显著，普伐他汀次之，氟伐他汀的降脂能力相对较弱。然而，随着阿托伐他汀和瑞舒伐他汀的陆续面市，这两款药物在降脂疗效方面展现出极为突出的优势，彻底改写了原有的市场格局。阿托伐他汀和瑞舒伐他汀堪称降脂效果最强的两种他汀类药物。与阿托伐他汀相比，瑞舒伐他汀的起始剂量为5mg，每日最大剂量为20mg（阿托伐他汀起始剂量为10mg，每日最大服用剂量为80mg）。在相同剂量条件下，瑞舒伐他汀的降脂效果更为强劲。在逆转斑块的能力方面，每日应用瑞舒伐他汀10mg、阿托伐他汀20mg，持续6个月，均能显著逆转冠状动脉粥样硬化斑块的进展，且瑞舒伐他汀在逆转斑块方面的能力优于阿托伐他汀。在安全性层面，阿托伐他汀属于脂溶性他汀，更易进入肝脏细胞，经肝脏代谢后通过胆汁排出体外，因此相对容易引发肝损伤。瑞舒伐他汀则属于水溶性他汀，主要经肾脏代谢，所以更容易对肾脏造成损伤。基于此，对于肝功能不全的患者，更适宜选用瑞舒伐他汀进行治疗；而对于肾功能不全的患者，阿托伐他汀则是更为合适的选择。关于肌肉损伤，大量研究表明，瑞舒伐他汀引发肌肉损伤的几率略高于阿托伐他汀。鉴于瑞舒伐他汀强大的降脂功效以及与阿托伐他汀的差异特性，其在降脂市场中占据较大份额，2011年全球销售额峰值达到69.87亿美元。

2002年10月17日，欧加农公司的依折麦布在德国获批上市，同年10月25日在美国获批上市。依折麦布可单独使用，也可与他汀类药物联合应用，用于治疗高胆固醇血症。其作用机制在于，依折麦布进入肠道后，会转化为依折麦布–葡萄糖苷酸，该物质能够附着于小肠绒毛上皮的刷状缘，抑制尼曼匹克C1样1蛋白（Niemann–Pick C1–like 1，NPC1L1）的活性。而NPC1L1在肠道胆固醇吸收过程中发挥着关键作用，依折麦布–葡萄糖苷酸对其活性的抑制，使得肠道对胆固醇的吸收受到抑制，从小肠向肝脏转运的胆固醇量随之减少，进而导致肝脏的胆固醇贮量降低。为维持机体的正常生理运转，肝脏会增强对血液中胆固醇的清除能力，最终实现降低血液中胆固醇水平的目的。依折麦布作为具有全新作用机制的药物，是降脂药物体系的重要补充。它既能够单独使用以调节血脂，也可与他汀类药物、非诺贝特或其他作用机制的药物联合应用，增强降血脂的效果，在降脂市场中占据一定地位，2013年销售峰值达到26.58亿美元。

2003年9月，兴和株式会社的匹伐他汀在日本获批上市。此后，2008年9月28日于中国上市，2009年8月3日在美国上市。作为截至目前最后一款获批上市的他汀类药物，与其他他汀相比，匹伐他汀对高密度脂蛋白胆固醇的升高作用更为显著。此外，匹伐他汀的治疗剂量为1mg、2mg、4mg，相较于其他他汀类药物，其使用剂量最小。由于用药剂量低，发生副作用的概率也相对较低。同时，在他汀类药物中，匹伐他汀对血糖的干扰程度最小，几乎可以忽略不计。基于这些优势，尽管上市时间相对较晚，匹伐他汀在众多他汀类药物市场中依然占据一定份额，2011年销售额峰值达到6.6亿美元。

2012年12月21日，凯西制药公司的洛美他派经FDA批准上市，用于治疗纯合型家族性高胆固醇血症。洛美他派是一种微粒体甘油三酸酯转运蛋白（Microsomal Triglyceride Transfer Protein，MTTP）抑制剂。MTTP能够将甘油三酯和磷脂从内质网转移至载脂蛋白B，这一过程对于极低密度脂蛋白的形成至关重要。洛美他派通过抑制MTTP的活性，阻碍肝脏中极低密度脂蛋白的形成，同时抑制肠道中乳糜微粒的产生，最终达到降低体内胆固醇水平的效果。洛美他派可使纯合型家族性高胆固醇血症患者的低密度脂蛋白胆固醇降低约40%。然而，洛美他派已被证实与转氨酶水平升高相关，这极有可能导致肝脏脂肪增多以及胃肠道耐受性不佳。目前，该药尚未获批用于18岁以下的纯合型家族性高胆固醇血症儿童患者。作为一款孤儿药，洛美他派在2015年销售额峰值达到2.13亿美元。中国的第一批"临床急需境外新药名单"亦将其纳入其中。

2013年1月29日，凯斯特制药公司（Genzyme负责商业化的子公司）的米泊美生经FDA批准上市，用于治疗纯合子型家族性高胆固醇血症。米泊美生属于反义寡核苷酸类药物。反义寡核苷酸是一种单链寡核苷酸分子，进入细胞后，在核糖核酸酶H1的作用下，通过碱基互补配对原则与互补的靶mRNA结合，从而抑制靶基因的表达。米泊美生通过与载脂蛋白B-100mRNA结合，抑制载脂蛋白

B-100的表达，进而显著降低人体低密度脂蛋白胆固醇、低密度脂蛋白等指标。然而，由于存在肝毒性等副作用，极大地限制了其临床应用，2018年米泊美生退市。

2015年7月17日，安进公司的依洛尤单抗在欧盟获批上市，用于治疗成人原发性高胆固醇血症或混合型血脂异常（可与他汀或其他降脂药联用）以及12岁及以上患者的纯合子家族性高胆固醇血症（与其他降脂药联用），商品名为REPATHA。2015年8月27日获FDA批准上市，2018年7月31日在中国获批上市。依洛尤单抗是一种前蛋白转化酶枯草溶菌素/Kexin9型（Proprotein Convertase Subtilisin/Kexin Type9，PCSK9）抑制剂。PCSK9是加拿大蒙特利尔临床研究院和法国的研究团队于2003年发现的一种蛋白酶。研究团队在法国一个患有家族性高胆固醇血症的家族中发现，其成员体内的PCSK9存在功能获得型突变，功能表达极为强烈。后续研究证实，PCSK9的功能与体内胆固醇含量密切相关。正常情况下，当血液流经肝脏时，肝细胞表面的低密度脂蛋白受体会结合低密度脂蛋白，并将其带入溶酶体中进行降解，之后低密度脂蛋白受体会返回细胞表面，继续结合更多的低密度脂蛋白，通过这一循环过程降低血液中低密度脂蛋白的水平。然而，PCSK9的出现打破了这一循环，PCSK9能够与低密度脂蛋白受体结合，致使被结合后的低密度脂蛋白受体被降解，进而导致患者体内低密度脂蛋白水平升高，胆固醇含量也随之升高。安进公司迅速针对PCSK9靶点展开研究，并于2007年首次解析并报道了PCSK9的晶体结构，进而成功开发出能够与PCSK9结合的抗体抑制剂依洛尤单抗。一项纳入27,564名患者的心血管结局研究（FOURIER）结果显示，依洛尤单抗在他汀治疗的基础上，可进一步降低低密度脂蛋白胆固醇水平，平均降幅达59%，心血管事件风险降低15%。作为全球首款获批上市的PCSK9抑制剂，依洛尤单抗为降脂效果不理想的患者提供了重要且具有创新性的治疗选择。自获批上市后，依洛尤单抗的销售额持续增长，2023年全球销售额达到16.83亿美元。

在全球首款PCSK9抑制剂依洛尤单抗于欧盟获批上市一周后，再生元制药公司作用机制相同的阿利西尤单抗获得FDA批准上市。尽管二者作用机制一致，但在用法用量上存在差异。依洛尤单抗的给药剂量为140mg/次，每两周1次或420mg/次，每月1次；阿利西尤单抗无论75mg/次，还是150mg/次，均需每两周给药1次。在疗效与安全性方面，两种药物表现相当。阿利西尤单抗2023年的全球销售额为6.33亿美元。

2020年2月21日，埃斯佩里恩治疗公司的贝派地酸获得FDA批准上市，用于治疗杂合子型家族性高胆固醇血症和动脉粥样硬化性心血管疾病。贝派地酸是一种三磷酸腺苷－柠檬酸裂解酶（ATP citratelyase，ACL）抑制剂。ACL在辅酶A和ATP存在的条件下，催化柠檬酸裂解，使其转化为乙酰辅酶A和草酰乙酸，此过程中，一分子ATP被消耗并转变为ADP和正磷酸。ACL在胆固醇的生物合成过程中发挥着关键作用。贝派地酸通过抑制ACL的活性，有效抑制肝脏内的胆固醇合成，进而降低低密度脂蛋白胆固醇水平。贝派地酸的获批基于两项多中心、随机、双盲、安慰剂对照试验。这两项试验共招募了3,009名患有杂合子家族性高胆固醇血症或已确诊动脉粥样硬化性心血管疾病的成年患者，这些患者均正在接受最大耐受性他汀类药物治疗。研究1是一项为期52周的多中心、随机、双盲、安慰剂对照试验，纳入了2,230名患者。结果显示，为期12周的贝派地酸治疗相较于安慰剂，可降低18%的低密度脂蛋白胆固醇。另一项研究纳入了779名患者，为期12周的贝派地酸治疗相较于安慰剂，可降低17%的低密度脂蛋白胆固醇。贝派地酸是近20年来美国首次批准的口服降胆固醇药物。对于杂合子型家族性高胆固醇血症或者确诊动脉粥样硬化性心血管疾病的患者而言，单独使用他汀类药物常常难以使胆固醇达标，在这种情况下，联合应用贝派地酸有助于提高胆固醇达标率，因而在市场中仍具有一定的发展空间。贝派地酸2023年的全球销售额为5,350万美元。

2020年10月27日，诺华公司的英克司兰在以色列上市，同年12月9日在欧盟上市，2021年12月22日在美国上市，2023年8月22日在中国获批上市，用于高胆固醇血症的治疗。英克司兰是一种小干扰RNA（small interfering RNA，siRNA）药物。siRNA进入细胞后，与解旋酶和其他因子结合，形成RNA诱导沉默复合物，该复合物与mRNA结合，导致mRNA降解。英克司兰能够抑制PCSK9的mRNA转录，从而降低PCSK9的蛋白水平。FDA对英克司兰的批准是基于三项全球研究（ORION-9、ORION-10和ORION-11）的积极结果：英克司兰注射4针后，在第510天可观察到动脉粥样硬化性心血管疾病患者低密度脂蛋白胆固醇水平降低51%、杂合子型家族性高胆固醇血症患者的低密度脂蛋白胆固醇水平降低40%。此外，英克司兰的用法用量为第一次用药后第90天注射一次，之后每6个月注射一针，属于长效制剂，患者依从性更高。该药2023年的全球销售额达到

3.55亿美元。

2021年2月11日，再生元制药公司的evinacumab获FDA批准上市，用于家族性高胆固醇血症的治疗，同年6月17日，该药物在欧盟获批上市。Evinacumab是一种血管生成素相关蛋白3（Angiopoietin Like3，ANGPTL3）抑制剂。ANGPTL3是血管生成素样蛋白家族的成员，是肝脏分泌的血清脂质和脂蛋白代谢的关键调节因子。ANGPTL3抑制脂蛋白脂酶，从而调节甘油三酯的血管内清除；ANGPTL3还抑制内皮脂肪酶，而内皮脂肪酶参与高密度脂蛋白胆固醇和极低密度脂蛋白胆固醇的分解代谢；ANGPTL3还可能对低密度脂蛋白胆固醇的产生和清除起到调控作用。FDA对evinacumab的批准是基于临床研究ELIPSEHoFH的结果。在这项Ⅲ期双盲、安慰剂对照研究中，共纳入65例纯合子家族性高胆固醇血症患者。受试者以2∶1的比例被随机分入实验组和对照组，在降脂治疗的基础上，分别每4周接受一次静脉注射evinacumab（剂量为15mg/kg）或安慰剂。研究结果显示，尽管入组前已接受了最大剂量的常规降脂治疗，患者的基线LDL胆固醇水平仍为255.1mg/dl。在第24周，evinacumab组患者的低密度脂蛋白胆固醇水平较基线相对降低了47.1%，而安慰剂组增加了1.9%。根据体外功能评估，如果低密度脂蛋白受体活性低于15%，则认为患者为无功能变异（null-nullvariant）携带者。研究者进一步对无功能变异携带者进行分组研究，在无功能变异携带者中，evinacumab组患者的LDL胆固醇水平较基线相对降低了43.4%，而安慰剂组增加了16.2%；在非无功能变异携带者中，两组分别降低了49.1%以及3.8%。Evinacumab是一种具有全新作用机制的降脂药物，给药方式为静脉注射，推荐剂量为15mg/kg，每4周1次，作为其他低密度脂蛋白降低疗法的辅助药物，用于治疗12岁及以上的儿童和成人家族性高胆固醇血症患者，为常规降脂治疗后胆固醇水平依然居高不下的患者提供了新的用药选择。该药物2023年的全球销售额为8,060万美元。

2021年6月25日，海正药业的海博麦布获得国家药品监督管理局（National Medical Products Administration，NMPA）的批准上市，可单独使用或与他汀类药物联合用于治疗原发性（杂合子家族性或非家族性）高胆固醇血症，能够降低总胆固醇、低密度脂蛋白胆固醇、载脂蛋白B水平。海博麦布与依折麦布的作用机制一致，均为NPC1L1抑制剂。两项3期试验表明，海博麦布片治疗原发性高胆固醇血症疗效确切，可降低低密度脂蛋白胆固醇、血清总胆固醇、非高密度脂蛋白胆固醇、载脂蛋白B水平，2周起效且效果平稳，长期使用不良反应发生率低，安全性高，耐受性良好。作为国产创新药，海博麦布具有较高的可及性，为患者提供了更多的用药选择。

2023年8月15日，信达生物的PCSK9抑制剂托莱西单抗获得NMPA批准上市。其适应证为：在控制饮食的基础上，与他汀类药物、或者与他汀类药物及其他降脂疗法联合用药，用于在接受中等剂量或中等剂量以上他汀类药物治疗，仍无法达到低密度脂蛋白胆固醇目标的原发性高胆固醇血症（包括杂合子型家族性和非家族性高胆固醇血症）和混合型血脂异常的成人患者。前文提及的PCSK9抑制剂依洛尤单抗和阿利西尤单抗虽已在国内上市，但时常出现缺货情况。作为国产创新药的托莱西单抗，其上市显著提升了国内患者的药物可及性。并且托莱西单抗提供2周、4周、6周三种治疗间隔的用药方案，具有更高的灵活性，展现出一定的竞争优势。

2024年9月26日，康融东方的伊努西单抗获得NMPA批准上市；2024年10月9日，君实生物的昂戈瑞西单抗获得NMPA批准上市，这两款单抗均为PCSK9抑制剂。

他汀类药物的成功上市，为高胆固醇血症患者带来了切实的治疗希望，至今仍作为降脂治疗的首选药物广泛应用于临床。然而，临床实践中部分患者在接受他汀类药物治疗后，胆固醇浓度依旧维持在较高水平。鉴于此，一系列具有全新作用机制的药物相继研发问世，其中较为典型的包括NPC1L1抑制剂和PCSK9抑制剂等。这些新型药物的出现，有效填补了此前未被满足的临床治疗需求，在为患者提供更多治疗选择的同时，也在市场中收获了可观的经济效益。

当前，新药研发工作持续稳步推进，脚步从未停歇。随着基因治疗等前沿技术的蓬勃发展，基于这些新技术的新型药物不断涌现。可以预见，在未来的医药领域，必将诞生更多创新且疗效良好的药物，为高胆固醇血症及其他相关疾病的治疗带来更为广阔的前景。

六、启示

回顾立普妥从研发、上市直至荣登"药王"宝座的历程，笔者认为其中存在四个关键要点。

其一，关于药物异构体的开发决策。决定开发单一异构体，并投入两年多时间完成其工艺开发工作，这一举措具有至关重要的意义。倘若当时为降低开发难度、追赶项目进度而选择以消旋体进行开发，那么药物疗效必然难以超越其他竞争产品，后续的辉煌成就也将无从谈起。在制药行业中，质量始终应置于首位，只有在确保药品质量的基础上，方可考虑开发速度。此外，尽管立普妥属于后来者，但后发亦具备一定优势。先行上市的药物已促使医生用药观念发生转变，然而，后发者脱颖而出的前提是其产品品质必须高于先行者。

其二，在项目推进的关键节点上，当帕克-戴维斯公司管理层倾向于终止阿托伐他汀项目时，Roth 和 Newton 凭借坚定的信念成功说服管理层，使阿托伐他汀最终获得进入临床试验的宝贵机会。若没有 Roth 和 Newton 基于扎实临床前研究的坚持，阿托伐他汀的后续发展很可能就此中断。作为第五个上市的 HMG-CoA 还原酶抑制剂，阿托伐他汀的临床前研究耗时长达 8 年。充分且详实的临床前研究数据，让 Roth 和 Newton 坚信阿托伐他汀具备成为"同类最佳（Best in class）"药物的潜力。再者，华纳-兰伯特公司和帕克-戴维斯公司的管理层能够信任科学家们的专业判断，做出将产品推向临床的决策，这一决策也尤为关键。在当下，越来越多非制药专业背景的人员担任制药公司的管理职位，他们往往更倾向于依据财务报表和市场预测做出决策，而非依赖科学家的判断。然而，在新药研发过程中，主导药物开发的核心科学家的专业判断理应成为决策的核心依据。

其三，临床试验策略的制定。立普妥在临床试验中采用了"all or nothing"策略，这一策略虽极具冒险性，但对于后来者而言，若想实现后来居上，就必须大胆突破常规，因为高风险往往伴随着高收益。设想一下，若立普妥当时为求稳妥，在临床试验中采取中规中矩的策略，那么其上市后绝无可能在众多竞品中独占鳌头。临床试验的设计者如同赛车手，需要全面了解自身产品的特性、竞争对手的情况以及市场环境，从而精准把握时机，在关键时刻实现超越。

其四，企业间的合作与互补。华纳-兰伯特公司与辉瑞制药有限公司的合作对立普妥的成功起到了决定性作用。辉瑞制药有限公司堪称立普妥销售神话的缔造者，在当时的市场环境下，其他任何企业都难以将立普妥的销售额提升至如此高度。正所谓"专业的人做专业的事"，这一理念不仅适用于人员协作，同样适用于企业之间的合作。华纳-兰伯特公司在临床试验中充分验证了阿托伐他汀的卓越疗效，同时也清醒地认识到自身销售能力难以充分挖掘该产品的巨大潜力。于是，在产品上市前，公司果断寻求与辉瑞制药有限公司合作。事实上，在华纳–兰伯特公司主动联系之前，辉瑞制药有限公司已对阿托伐他汀展开了充分调研。彼时，辉瑞制药有限公司虽具备强大的销售能力，但内部产品管线相对匮乏，难以支撑营收的持续高速增长。为解决这一困境，辉瑞制药有限公司也在积极寻觅高质量的产品。双方可谓一拍即合，各取所需，充分发挥了各自的优势，最终促成了"药王"的诞生。2000年，辉瑞制药有限公司更是以900亿美元的高价收购了华纳–兰伯特公司。收购之后，华纳–兰伯特公司的多个产品在辉瑞制药有限公司的运作下，销售额均突破10亿美元。不得不说，辉瑞制药有限公司在产品销售方面的确实力超群，而华纳–兰伯特公司在产品研发领域也展现出卓越的能力。由此可见，在企业发展进程中，明确自身优势，深入了解行业内其他企业的特点至关重要。当企业遭遇发展瓶颈时，除了在内部进行深度挖掘与攻坚，寻求互补型的合作伙伴，或许能够收获远超预期的成果。

附：立普妥开发大事记

1959年，Max–Planck研究所发现HMG–CoA还原酶

1973年，三共制药公司的远藤章团队从菌液中分离出了世界上第一个HMG–CoA还原酶抑制剂美伐他汀

1978年，默沙东公司的科学家团队在土曲霉中筛选到洛伐沙汀

1980年，因致癌的原因，三共制药公司终止美伐他汀的开发，默沙东公司也因此暂停洛伐沙汀的临床研究

1982年，默沙东公司重启洛伐沙汀的临床研究，同年，Roth加入帕克–戴维斯公司启动他汀类项目的研究

1985年，Roth团队首次合成阿托伐他汀

1987年，全球首个他汀类药物洛伐沙汀上市

1989年，阿托伐他汀进入临床研究

1996年，华纳–兰伯特公司与辉瑞制药有限公司合作，共同开发及销售阿托伐他汀，同年12月，FDA批准阿伐他汀上市

2000年，辉瑞制药有限公司以900亿美元收购华纳–兰伯特公司

2004年，立普妥销售额超过100亿美元，成为历史上首个标志性重磅药物

2006年，立普妥销售额达到峰值128.86亿美元

2011年，仿制药上市，立普妥创造14.5年1,250亿美元的销售记录

参考文献

［1］白东鲁，沈竟康.新药研发案例研究——明星药物如何从实验室走向市场［M］.北京：化学工业出版社，2014.

［2］魏利军，王立峰，王海盛.跨国药企成功启示录［M］.北京：中国医药科技出版社，2022.

［3］张辉，马秋娟，邓声菊.中美通用名药产业发展中的专利权挑战［J］.中国药学杂志，2016，51（16）：1436-1442.

［4］摩熵数科医药科技有限公司数据库［DB/OL］. https：//pharma.bcpmdata.com/.

［5］Schade DS，Shey L，Eaton RP. Cholesterol Review：A Metabolically Important Molecule［J］. *Endocr Pract*. 2020，26（12）：1514-1523.

［6］Istvan ES，Deisenhofer J. Structural mechanism for statin inhibition of HMG-CoA reductase［J］. *Science*. 2001，292（5519）：1160-1164.

［7］Endo A，Hasumi K. HMG-CoA reductase inhibitors［J］. *Nat Prod Rep*. 1993，10（6）：541-550.

［8］Endo A，Kuroda M，Tanzawa K. Competitive inhibition of 3-hydroxy-3-methylglutaryl coenzyme A reductase by ML-236A and ML-236B fungal metabolites，having hypocholesterolemic activity［J］. *FEBS Lett*. 1976，72（2）：323-326.

［9］McKenney JM. Lovastatin：a new cholesterol-lowering agent［J］. *Clin Pharm*. 1988，7（1）：21-36.

［10］Jungnickel PW，Cantral KA，Maloley PA. Pravastatin：a new drug for the treatment of hypercholesterolemia［J］. *Clin Pharm*. 1992，11（8）：677-689.

［11］Pedersen TR，Tobert JA. Simvastatin：a review［J］. *Expert Opin Pharmacother*. 2004，5（12）：2583-2596.

［12］Chong PH，Seeger JD. Atorvastatin calcium：an addition to HMG-CoA reductase inhibitors［J］. *Pharmacotherapy*. 1997，17（6）：1157-1177.

［13］Jones P，Kafonek S，Laurora I，*et al*. Comparative dose efficacy study of atorvastatin versus simvastatin，pravastatin，lovastatin，and fluvastatin in patients with hypercholesterolemia（the CURVES study）［J］. *Am J Cardiol*，1998，81（5）：582–587.

［14］Wierzbicki AS. Atorvastatin［J］. *Expert Opin Pharmacother*. 2001，2（5）：819–830.

［15］Croom KF，Plosker GL. Atorvastatin：a review of its use in the primary prevention of cardiovascular events in patients with type 2 diabetes mellitus［J］. *Drugs*. 2005，65（1）：137–152.

［16］Roth BD. The discovery and development of atorvastatin，a potent novel hypolipidemic agent［J］. *Prog Med Chem*. 2002，40：1–22.

第三章

全人源单抗主宰市场，二代"药王"：修美乐

2002年末，修美乐（英文商品名Humira，英文通用名adalimumab，中文通用名阿达木单抗）获FDA批准上市。此后，其销售额呈持续上扬态势，2013年销售额突破100亿美元大关，成功跻身标志性重磅药物之列。此后，销售额依旧不断攀升，持续刷新药品年销售额纪录，2018年销售额首次跨越200亿美元门槛。截至2022年末，在长达20年的时间里，修美乐累计吸金达2,205亿美元，远超前任"药王"立普妥，成为目前全球范围内累计销售额最高的药品。2023年，随着修美乐专利到期，其销售额开始出现下滑趋势。

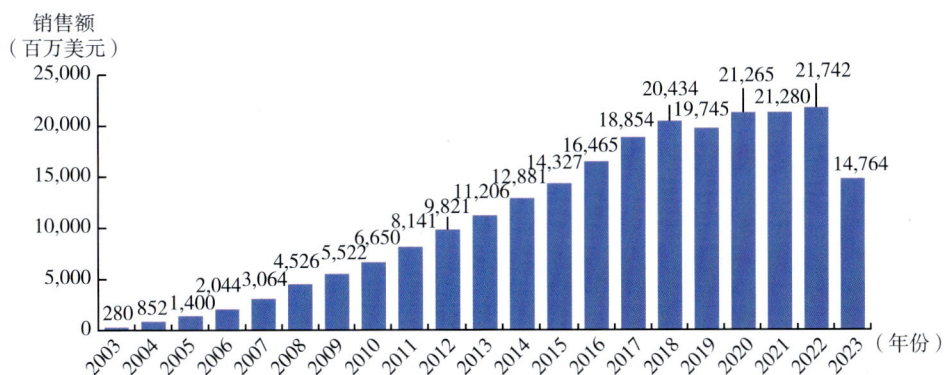

图3-1　修美乐历年销售额

一、从自身免疫性疾病说起

在日常生活中，"免疫"一词屡见不鲜。然而，免疫的本质究竟为何？当外来病原体，诸如病毒、细菌入侵机体，抑或机体自身细胞出现异常时，体内的部分细胞与分子便会如同忠诚的卫士一般，协同运作，对抗并清除入侵机体的有害病原菌、病毒以及异常的自体细胞，这一过程即被称作免疫。在免疫过程中发挥关键作用的细胞与分子，分别被称为免疫细胞与免疫分子，它们共同构成了免疫系统。正常状态下，机体免疫系统处于稳定平衡的状态。但在某些特定条件下，免疫系统的稳态遭到破坏，致使免疫系统错误地攻击自身多个组织及细胞，进而引发自身免疫性疾病。

当前，已明确的自身免疫性疾病种类超过80种。自身免疫性疾病可划分为两大类：一类是局限于特定器官的器官特异性自身免疫性疾病，例如攻击胰岛细胞的1型糖尿病、攻击肾小球足细胞的特发性膜性肾病。较为典型的器官特异性自身免疫性疾病还涵盖斑秃、疱疹样皮炎、落叶天疱疮、寻常型天疱疮、白癜风、Graves病等；另一类则是涉及多个组织与器官，反映免疫网络失衡的系统性自身免疫性疾病。常见的系统性自身免疫性疾病包括系统性红斑狼疮、类风湿关节炎、强直性脊柱炎、系统性硬化症、韦格纳肉芽肿、抗磷脂综合征、干燥综合征等。

　　自身免疫概念的正式确立可追溯至1889年，Jules Bordet首次在血液中发现了一种化学成分，其能够与外来物质发生反应，这便是"抗体"。不过，19世纪的科学家们研究的重点主要聚焦于致病微生物的发现、分离与培养，极少有人将目光投向人类对疾病的易感性以及免疫力的探讨。直至20世纪40~50年代，自身免疫性疾病的研究才步入黄金时期。在此期间，一系列重大突破相继问世。红斑狼疮细胞和类风湿因子被成功发现，自身免疫小鼠模型得以成功构建，荧光显微镜也应运而生。这些成果为深入探究自身免疫性疾病提供了关键的技术支撑与重要的理论依据。到了20世纪60年代初期，基于此前的研究积累，科研人员确定了多种自身免疫性疾病，如系统性红斑狼疮、类风湿关节炎、桥本甲状腺炎、自身免疫性溶血性贫血等。此后，对自身免疫性疾病的研究大多集中于临床领域，主要围绕疾病临床特征的研究以及患者治疗效果的评价展开。

　　自身免疫性疾病的发生发展受到多种因素的影响，其中最为关键的两大因素是遗传因素和环境因素。就遗传因素而言，主要包括表观遗传、单基因遗传以及多基因遗传。在表观遗传方面，例如1型糖尿病患者胰岛素相关基因的甲基化程度相较于健康人更高，原发性胆汁性肝硬化患者的启动子呈现高甲基化状态。单基因遗传现象较为罕见，仅有少数自身免疫性疾病有相关报道。多数情况下，自身免疫性疾病是由多个基因相互作用所导致的。比如，特定的人类白细胞抗原等位基因与众多自身免疫性疾病（如1型糖尿病、银屑病、类风湿关节炎等）密切相关。从环境因素来看，常见的可能诱发自身免疫性疾病的环境因素包括外源化合物（如化学试剂、激素、药物、香烟烟雾、胶原等植入物以及重金属等）、外源微生物以及紫外线。以香烟烟雾为例，有研究表明，香烟烟雾是诱发自身免疫性疾病的重要环境因素之一。香烟烟雾中含有的某些脂多糖能够刺激机体，引发固有免疫反应，从而加速类风湿关节炎、干燥综合征、系统性红斑狼疮等疾病的病理进程。外源化合物或微生物引发自身免疫性疾病的主要机制是分子模拟。所谓分子模拟，是指当来源于外源化合物或微生物的外源抗原（如肽或多糖等）与自身细胞的"抗原表位"结构极为相似时，会促使易感个体的自身反应性B、T

细胞大量激活，这些被激活的免疫细胞会错误地攻击自身细胞，进而导致自身免疫性疾病的发生。在外周神经受累的格林-巴利综合征中，空肠弯曲杆菌的膜多糖与在外周轴突髓鞘中发现的碳水化合物结构GM1具有同源性，致使外周神经细胞遭受免疫系统的错误攻击。

二、肿瘤坏死因子的发现

肿瘤坏死因子（tumor necrosis factor，TNF）作为一种至关重要的细胞因子，其发现历程与肿瘤紧密相连。故事的主人公是毕业于哈佛医学院的外科医生科利（William Bradley Coley，1862~1936）。1890年，年仅28岁的科利于纽约医院实习期间，医院收治了一名17岁的女孩，该女孩被确诊为恶性骨肿瘤。科利为其实施了肿瘤切除术，然而，令人惋惜的是，肿瘤彼时已发生转移，术后不久，女孩便不幸离世。这一事件对科利触动极大，促使他下定决心探寻癌症治疗的有效策略。为此，科利查阅了医院过往的病历资料。经过不懈努力，他发现曾有一位头颈癌患者在手术过程中意外感染，术后出现持续高烧症状。神奇的是，患者的肿瘤竟明显缩小，最终奇迹般地消失了。科利敏锐地意识到，感染或许具备促使肿瘤消退的功效，遂决定开展临床尝试。他通过向肿瘤患者注射链球菌，以实现使患者感染的目的。结果显示，患者的肿瘤确实出现了缩小迹象，这初步验证了科利的猜想。

但细菌注射疗法存在诸多问题。一方面，细菌注射的剂量难以精准把控，有时无法引发感染，而有时引发的感染又过于强烈，致使患者难以承受。鉴于此，科利对该方法进行了改进，先将细菌灭活，再制成疫苗为患者注射。如此操作，虽患者仍可能出现如炎症反应、高烧等类似感染的症状，但并未发生真正意义上的感染，这不仅显著提升了安全性，治疗效果也得到了较好保障。曾有一位患有多器官肿瘤的患者，经此方法治疗后，肿瘤全部消失，并存活了26年，最终因心脏病离世，而非死于肿瘤。科利所研发的疫苗，即"科利毒素"，先后为1,000多名肿瘤患者进行了注射，成功挽救了多位晚期肿瘤患者的生命。科利因其在细菌疫苗治疗肿瘤领域的先驱性贡献，被誉为"肿瘤免疫治疗之父"。尽管科利的免疫治疗策略在临床上具有一定价值，但其潜在风险较大（感染对机体损害严重）且效果存在不可预知性（众多患者并未从中真正获益），这使得该方法的应用范围极为有限。随着癌症放化疗等治疗方法的相继问世，这一策略逐渐被取代。不过，科利毒素虽未得到广泛应用，却激发了后来者探索细菌疫苗与肿瘤消退背后潜在机制的热情。

1958年，刚刚毕业的奥尔德（Lloyd John Old，1933~2011）加入纽约斯隆-凯特林研究所，其研究方向聚焦于探索科利毒素的抗肿瘤机制。初步研究表明，大肠杆菌内毒素可致小鼠纤维肉瘤细胞出现出血坏死现象。奥尔德及其同事推测，内毒素可能先诱导小鼠体内产生某种物质，进而导致肿瘤坏死。为验证这一推测，奥尔德和同事先使用内毒素处理健康小鼠，随后收集小鼠血清并检测其活性。结果发现，经内毒素处理的健康小鼠血清在体外能够杀死小鼠成纤维细胞，而单纯的内毒素并不具备此活性。这一实验结果证实了奥尔德团队的推测，即内毒素可诱导小鼠体内产生某种物质。当时，已知具有抗肿瘤活性的细胞因子仅有干扰素，然而在该血清中并未检测到干扰素，这预示着有新的成分在发挥抗肿瘤作用，这一发现极大地鼓舞了奥尔德团队。他们进一步收集了大量经内毒素处理后的小鼠血清，随后采用色谱方法，去除其中的内毒素和干扰素。结果显示，剩余部分依然具备在体外诱发肿瘤细胞死亡的能力，在体内亦能造成肿瘤出血性坏死，进而使肿瘤缩小。这些结果确凿无疑地表明，奥尔德及其同事发现了一种全新的抗肿瘤物质。1975年，研究人员依据该物质的作用特性，将其命名为肿瘤坏死因子，TNF就此正式被发现。

TNF的发现吸引了众多科学家的关注，人们对其在癌症治疗领域寄予厚望。研究人员发现，体外使用内毒素处理巨噬细胞可产生TNF，这为TNF的大规模提纯提供了理想的来源途径。在成功制备出大量TNF后，研究人员迅速开展临床试验，以确定其真正的抗肿瘤价值。然而，试验结果令人大失所望。TNF在人体试验中，完全未展现出在动物试验时的神奇疗效。接受TNF治疗的癌症患者，肿瘤不仅未见缩小，还出现了高烧等严重的炎症反应副作用。鉴于此，研究人员不得不提前终止后续试验。尽管TNF最初被赋予"抗肿瘤"的耀眼光环，但最终未能在肿瘤治疗领域取得实质性突破。

不过，TNF在另一个领域——自身免疫性疾病治疗领域大放异彩。20世纪80年代以前，类风湿关节炎患者关节部位炎症产生及持续的机制一直未能明确，这给有效治疗方法的开发带来了极大困难，众多研究人员致力于改变这一现状。费尔德曼（Sir Marc Feldmann）是一位拥有深厚免疫学背景的澳大利亚研究人员，其研究重点为一种因甲状腺活性过高引发的自身免疫性疾病——格雷夫斯病。费尔德曼发现，患者受损组织中常存在大量细胞因子，由此推测细胞因子的过度激活或许是导致炎症发生的关键因素。但由于格雷夫斯病发病率较低，患者数量较少，研究材料获取难度较大，因此费尔德曼决定选择发病率高、取材相对容易的类风湿关节炎作为模型，以验证自己的猜想。费尔德曼与国王学院肯尼迪类风湿关节炎研究所的迈尼（Sir Ravinder Nath Maini）取得联系，迈尼是一名内科医生，对开发新型类风湿关节炎治疗手段兴趣浓厚，两人互补的学术背景促成了合作。

费尔德曼和迈尼收集了大量关节滑液，并对当时已发现的主要细胞因子进行检测，结果显示这些细胞因子均存在。但对所有细胞因子同时进行干预并不现实，因为这不仅会导致副作用无限放大，且实际操作难度极大。于是，两人决定从众多细胞因子中筛选出关键的主因子。当时，主流观点认为白介素1可造成关节损伤，且费尔德曼和迈尼制备的类风湿关节炎模型小鼠炎症处存在大量白介素1，因此他们决定从白介素1入手，探寻影响其表达的因素。随后，他们开展了一项关键试验，分别使用特定细胞因子的单克隆抗体阻断该细胞因子的活性，进而检测白介素1的水平。结果发现，仅阻断TNF可显著降低白介素1的含量，更为重要的是，后续检测表明阻断TNF还能抑制其他细胞因子的表达。这些结果表明，TNF可能是一种主细胞因子，具有牵一发而动全身的关键作用，降低TNF活性或许对抑制炎症反应能起到事半功倍的效果。费尔德曼和迈尼将TNF单克隆抗体注射给类风湿关节炎模型小鼠，结果令人鼓舞，小鼠关节肿胀和损伤程度明显减轻。于是，费尔德曼和迈尼开始开展临床试验研究，他们从Centocor公司（1999年成为强生公司子公司）获取了一定量的人–鼠嵌合型TNF抗体。鉴于治疗结果的不确定性与潜在风险，他们决定针对20名采用传统方法治疗失败的类风湿关节炎患者，开展一项小型临床试验。初步试验结果堪称完美，TNF抗体注射仅数小时后，患者便出现关节疼痛感减轻、症状明显缓解的表现，部分原本运动受限的患者甚至能够重新打高尔夫球、轻松上下楼梯。

然而，试验后续结果不尽人意。完成两周治疗后的6~12周，部分病人病情复发。他们再次为其中8人注射TNF抗体，患者症状再次缓解，但最终疾病仍再次复发。这表明阻断TNF仅能暂时缓解病人症状，无法实现彻底治愈。尽管试验结果存在遗憾，但令人欣慰的是，患者在整个治疗过程中未出现严重副作用，这证明了该治疗方法的安全性，也为进一步开展大规模临床试验注入了极大信心。

1992年，费尔德曼和迈尼发表了他们的临床试验结果，这一成果迅速吸引了众多制药公司的关注，极大地推动了TNF抑制剂的研发进程。此后，TNF抑制剂在自身免疫性疾病治疗领域成绩斐然，彻底改变了自身免疫性疾病的治疗格局，使无数患者从中受益。

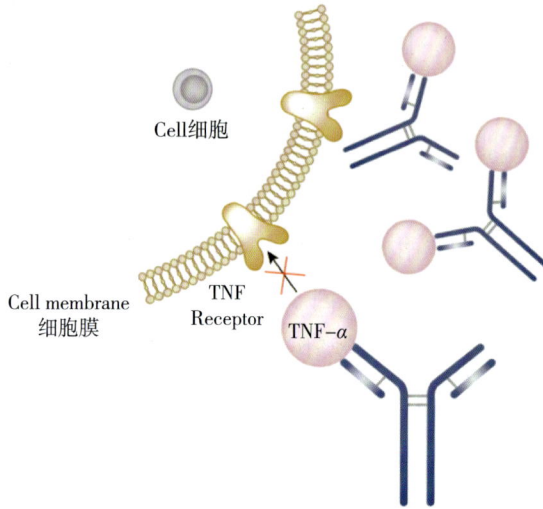

图3-2　TNF抑制剂

三、TNF 抑制剂的开发

在费尔德曼和迈尼深入探究TNF与类风湿关节炎关联的同一时期，纽约大学医学院微生物学助理教授维尔塞克（Jan Vilcek）在机缘巧合之下接触到了TNF。彼时，维尔塞克的主要研究方向聚焦于干扰素的应用。鉴于TNF与干扰素同属细胞因子类别，TNF自然也纳入了他的研究范畴。后续，维尔塞克成功解析了TNF的部分作用机制。其研究成果引起了Centocor公司的高度关注。经过双方深入沟通交流，决定开展合作研究。

1984年，纽约大学与Centocor公司正式签署合作协议。依据协议，维尔塞克实验室承担为Centocor公司提供单克隆抗体的任务，Centocor公司则为维尔塞克实验室提供研究经费支持，同时，纽约大学可享有基于这些合作成果所形成产品的一定比例收益。合作伊始，双方主要致力于利用单克隆抗体开发诊断试剂。不久之后，Centocor公司对治疗性单克隆抗体萌生浓厚兴趣，并决定着手开发TNF

单克隆抗体，计划将其应用于菌血症的治疗。

1988年末，维尔塞克及其同事运用杂交瘤技术，成功制备出多种针对人TNF的小鼠单克隆抗体。随后，从这些抗体中筛选出了与TNF具有高度亲和力且能特异性结合的抗体A2。然而，鼠源抗体一旦进入人体，极易被人体免疫系统识别，进而遭到降解而失去活性，并不适宜直接应用于人体治疗。为此，维尔塞克和同事对抗体A2展开进一步改造，采用将鼠抗体可变区与人抗体恒定区融合的策略，成功获得嵌合型抗体A2（chimericA2，cA2）。这一改进方法极大地降低了抗体的免疫原性，使其能够在人体内长时间保持活性。

1991年，Centocor公司启动了cA2治疗菌血症的临床试验。但令人遗憾的是，试验结果不尽人意，患者症状并未出现明显缓解。正当Centocor公司与维尔塞克课题组因临床试验失败而陷入沮丧之际，前文提及的费尔德曼和迈尼与Centocor公司取得联系，他们需要足量的TNF抗体cA2，以用于即将开展的一项类风湿关节炎临床治疗试验。该试验即前文所述的临床试验，其研究结果证实了cA2在类风湿关节炎治疗方面具备应用潜力，进而推动Centocor公司启动更为广泛的临床试验。

1998年，cA2获得FDA批准上市。全球首个TNF抑制剂——大名鼎鼎的英夫利昔单抗（infliximab），商品名类克（Remicade）正式问世。英夫利昔单抗上市后，其适应证不断拓展，销售额持续攀升。2002年，销售额突破10亿美元，成功跻身重磅药物行列，销售额峰值更是达到99.6亿美元，距离标志性重磅药物仅一步之遥。

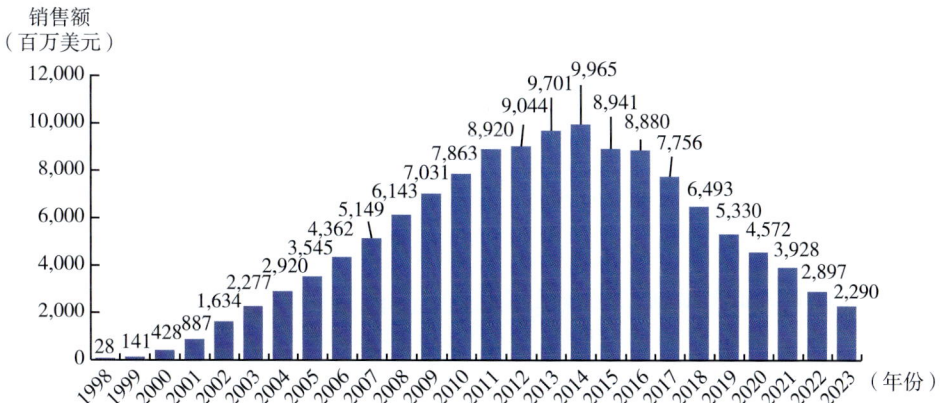

图3-3 类克历年销售额

在TNF抑制剂的研发领域，除了单克隆抗体的探索路径外，德克萨斯大学西南医学中心的布特勒（Bruce Alan Beutler）致力于开拓一种全新的TNF抑制剂。布特勒出身于学术世家，其父亲厄尼斯特（Ernest Beutler）为美国科学院院士，在血液学研究领域造诣深厚。受家庭学术氛围的熏陶，布特勒自幼便对科研展现出浓厚兴趣，尤其钟情于微生物学领域，这份热爱也促使他早早树立了投身科研事业的理想。

1981年，布特勒获得芝加哥大学医学院医学博士学位。在完成两年临床培训后，他加入洛克菲勒医学院切拉米（Anthony Cerami）的实验室，开启博士后研究工作。彼时，切拉米正专注于恶病质的研究。在诸多动物感染寄生虫后，会出现消瘦、体重下降等症状，此外，许多慢性疾病，如癌症和结核病等，也常常伴随体重减轻的现象，这些情况统称为恶病质。切拉米发现，即便寄生虫被清除，恶病质症状仍会持续相当长的时间。基于此，他推测宿主在抵御感染的过程中，可能产生了某种特定因子，正是该因子诱发了恶病质的发生。若能成功纯化该因子，将有望为恶病质的治疗提供关键靶点。布特勒加入切拉米实验室后，便将恶病质相关因子的纯化作为研究课题。经过一年的不懈努力，他成功实现了该因子的纯化，并完成了序列测定，最终确定该因子即为TNF。

随后，布特勒开展了一项实验，给大鼠注射TNF。结果显示，大鼠迅速出现低血压、代谢性酸中毒、血液浓缩等炎症反应，最终发展为炎症性休克，并很快死亡。这一实验结果充分表明，TNF是一种极为重要的炎症性介质。进一步研究发现，抑制TNF的活性，不仅能够显著减轻内毒素所诱导的炎症反应强度，还可避免小鼠死亡。

1986年，布特勒加入德克萨斯大学西南医学中心，并成立了自己的实验室。此后，他持续深耕于TNF生物学作用及调节机制的研究工作，同时将开发TNF特异性抑制剂列为重要研究方向之一。在研发过程中，布特勒突破传统，摒弃了常规的单克隆抗体策略，创新性地将人TNF受体的细胞外结构域与人抗体分子Fc片段连接，构建出一种融合蛋白。经体内试验验证，这种融合蛋白作为一种稳定且高效的TNF功能阻断剂，能够在体内长时间抑制TNF的活性，从而有效达到抑制炎症的效果。最终，布特勒将该融合蛋白转让给了Immunex公司（该公司于2001年被安进公司收购）。

1993年，Immunex公司启动了针对类风湿关节炎的Ⅰ期临床试验。随着大规模试验的逐步推进，该融合蛋白在临床应用中的有效性得到了充分验证。1998
年，继英夫利昔单抗之后，FDA批准了这款融合蛋白上市。这便是全球首个获
批上市的融合蛋白——同样声名远扬的依那西普（Etanercept），其商品名为恩利
（Enbrel）。随后，恩利的适应证进一步拓展，相继被批准用于强直性脊柱炎、银
屑病和银屑病关节炎等疾病的治疗。恩利的销售额峰值亦超过90亿美元，距离
标志性重磅药物的行列仅一步之遥。

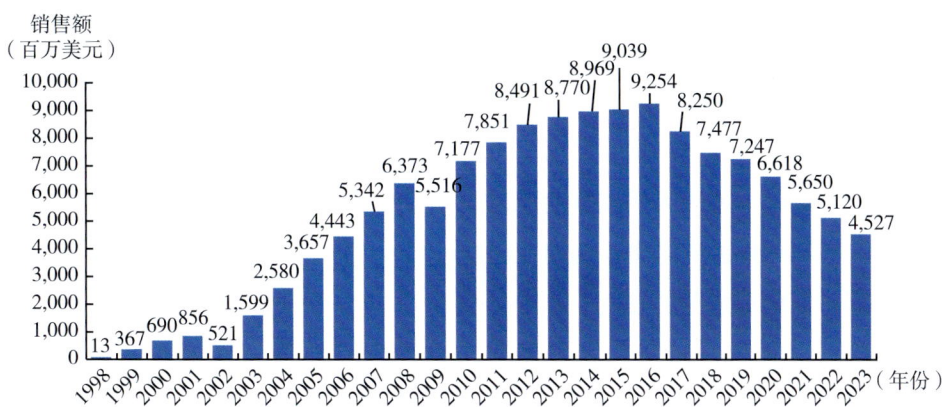

图3-4　恩利历年销售额

四、阿达木单抗的开发之旅

在前文的阐述中，我们了解到英夫利昔单抗属于人–鼠嵌合型TNF单克隆抗
体，依那西普则是一种人源化的TNF融合蛋白。在深入探讨阿达木单抗的开发历
程之前，有必要对抗体药物的作用机理及开发历史进行简要梳理。

抗体治疗的起源，可追溯至中国人接种"人痘"预防天花的实践。国际学
界普遍认定，人痘接种术最早出现于中国古代的北宋时期，约公元10世纪左右。
相关历史资料记载，在宋代，人们已开始运用人痘接种术来预防天花。随着时
间的推移，到了明清时期，这一技术得到更为广泛的应用与发展，并逐步向国外
传播。

当前，科学界对抗体有着明确且公认的定义：抗体是由B细胞识别抗原后活
化、增殖分化为浆细胞，并由浆细胞合成与分泌的一种免疫球蛋白分子。其具有
特殊的氨基酸序列，能够与相应的抗原发生特异性结合。正是基于抗体能够特异

性结合抗原这一特性，人们可利用抗体结合病原体或特定靶点，从而实现中和、阻止或清除病原体或特定靶点的目的，以此减轻或消除症状，避免病情恶化。

然而，天然抗体并不能直接作为药物使用，这主要归因于其存在以下几方面问题：

来源问题：天然抗体直接源自免疫系统，在漫长的数百年进化过程中历经多次变异。单纯使用天然抗体进行治疗，需要大量的个体供体，而且每一批次的药物存在较大差异，稳定性欠佳，这给制备和生产带来了极大不便。

纯度问题：天然抗体来源复杂，常常混杂着大量的血清蛋白以及其他种类的抗体。在使用前，必须对其进行纯化和分离。这一过程不仅需要昂贵的设备和工具，还往往会降低药物产量，大幅增加生产成本。

安全性问题：使用天然抗体治疗还面临着安全性风险。由于天然抗体中可能存在感染病毒或细菌的隐患，例如在输血过程中可能引发免疫反应，进而导致副作用和过敏反应等情况的发生。

鉴于上述问题，研究人员一直致力于研发更为可靠、纯度更高、来源更可控，便于制备和生产，且在安全性和效果方面更具保障的抗体。1975年，Milstein和Kohler将产生抗体的B淋巴细胞与骨髓瘤细胞融合，成功形成杂交瘤细胞。杂交瘤细胞兼具亲本细胞的特性，既能够产生抗体，又具备肿瘤细胞无限增殖的能力，从而能够持续分泌单克隆抗体。单克隆抗体具有诸多优点，在抗体临床应用进程中具有划时代的意义，两位科学家也因此荣获1984年的诺贝尔生理学或医学奖。

第一代单克隆抗体为鼠源抗体。1986年，首款鼠源单克隆抗体药物Muromonab-CD3获批上市。然而，当这类鼠源单抗药物进入人体后，人体免疫系统会将其识别为异体蛋白，进而引发免疫排斥反应。这种免疫排斥反应会致使单抗药物迅速从病人体内被清除，极大地削弱了药物原本应有的疗效。尤其在治疗慢性疾病需要长期用药的情况下，鼠源单抗药物在后续注射时，疗效会愈发微弱。在少数病例中，鼠源抗体甚至会引发严重的过敏反应，导致个别病人死亡。正因如此，Muromonab-CD3的年销售额仅维持在1千万美元左右。

为了克服鼠源单克隆抗体固有的免疫原性，提升其治疗效果，科学家们运用基因工程技术，将鼠单克隆抗体的抗原特异性可变区，移植到人单克隆抗体的恒定区。通过这种方式，可使鼠单克隆抗体分子实现约65%的人源化，人-鼠嵌合型单克隆抗体由此诞生。前文提及的英夫利昔单抗，便是这类嵌合单克隆抗体的典型代表。嵌合单克隆抗体不仅免疫原性较低，而且在人体内的半衰期更长。像依那西普这种人源性的融合蛋白，同样也是为了规避免疫原性问题而研发的。不过，嵌合单克隆抗体的鼠源成分占比依然较高。

为了进一步提高单克隆抗体的效用，研究人员进行了更为深入的优化，仅将鼠源抗体的高变区（该区域比抗原特异性可变区小得多）移植到人源抗体中。利用这种方法构建的单克隆抗体，人源化序列可达95%，这类抗体被称为人源化单克隆抗体。例如罗氏的赫赛汀，就属于人源化单克隆抗体。相较于嵌合单抗，人源化单克隆抗体优势显著，引发免疫排斥或超敏反应的风险更低。然而，人源化单克隆抗体并非十全十美，它仍然含有少量鼠源序列，无法完全杜绝免疫排斥或超敏反应的风险。而且，其人源化改造过程复杂，耗时较长。

在此背景下，开发全人源的单克隆抗体成为当务之急。而噬菌体展示技术以及携带人可变区的转基因动物的出现，为全人源单克隆抗体的实现提供了可能。接下来，我们重点介绍噬菌体展示技术。

噬菌体是一种无细胞结构的病毒，主要由衣壳（蛋白质）和核酸组成。因其专门以细菌为宿主，故而得名噬菌体。噬菌体展示技术借助基因工程手段，将外源编码多肽或蛋白质的基因，插入到噬菌体外壳蛋白结构基因的合适位置。如此一来，外源多肽或蛋白就会与噬菌体的衣壳蛋白形成融合蛋白，并随着子代噬菌体的重新组装，呈现在噬菌体表面，同时还能保持相对的空间结构和生物活性。

随后，利用靶分子，并采用合适的淘洗方法，洗去未与靶分子特异性结合的噬菌体，再将结合的噬菌体洗脱下来。中和后的噬菌体感染大肠杆菌进行扩增，经过3~5轮的富集，逐步提高能够特异性识别靶分子的噬菌体比例，最终便可获得识别靶分子的多肽或者蛋白。

1985年，George Smith通过基因工程手段，将外源基因插入丝状噬菌体的基因组，使目的基因编码的多肽以融合蛋白的形式得以展示。1988年，Smith又将合成的具有随机序列的寡核苷酸片段克隆到丝状噬菌体上。表达后，每个噬菌体粒子表面都会展示出一种肽段，所有这些展示不同肽段的噬菌体共同构成了噬菌体展示肽库。由于噬菌体表达肽与编码基因直接相关，扩增和克隆后很容易获取DNA序列，就这样，噬菌体表面展示的随机肽库得以建立。

同年，剑桥大学的Gregory Winter在《Nature》杂志上发表了《Reshaping human antibodies for therapy》一文，文中首次提出了全人源化抗体的概念，期望通过开发全人源化抗体来革新治疗格局。为了实现这一设想，1989年，Winter联合David Chiswell和John McCafferty等人成立了剑桥抗体技术公司（Cambridge Antibody Technology，简称CAT公司），专注于开发具有临床价值的全人源化治疗性抗体。

为了开发全人源化抗体，CAT公司将目光聚焦于噬菌体展示技术。1990年，McCafferty和Winter通过构建噬菌体展示抗体库，在试管内成功开启了抗体药物的研究。他们的目标是打造一个全人源单克隆抗体的产品线，进而利用这些全人源单抗开发出治疗疾病的药物。

1993年，德国化工巨头BASF的子公司Knoll制药开始与CAT展开合作。彼时，CAT公司刚成立不久，财务状况较为紧张，Knoll在1993~1994年间给予了CAT大力支持。当时，Knoll对TNF抗体颇感兴趣，于是CAT公司利用噬菌体展示技术筛选TNF抗体。CAT公司首先获得了抗体2SD4，该抗体对人类TNF的亲和力约为15nM。通过对2SD4的序列进行修饰，又得到了D2E7，这便是本章的主角——阿达木单抗。专利显示，阿达木单抗对人类TNF的亲和力约为300nM。当然，Knoll顺理成章地获得了阿达木单抗的全球开发权益。

后来，George Smith和Gregory Winter因在噬菌体展示技术方面的卓越贡献，于2018年荣获诺贝尔奖。

基于前文所述TNF抑制剂在类风湿关节炎研究中取得的成果，在获取阿达木单抗后，Knoll制药开展了一系列实验，以评估阿达木单抗针对类风湿关节炎的药效与安全性。

首先，在三种不同的体外细胞体系中，阿达木单抗均展现出中和TNF的生物活性。紧接着，在类风湿关节炎的小鼠模型实验中，其药效同样显著：对照组小鼠出现了严重的关节炎症状，不仅伴有软骨破坏，还存在骨质侵蚀；而阿达木单抗实验组的小鼠，各种关节炎症状全部消失，并且关节组织未出现任何病理学变化。阿达木单抗在多达9个物种中进行了临床前研究，均取得了良好效果。如此优异的临床前数据，促使Knoll制药将阿达木单抗推进至临床研究阶段。

在I期研究中，共有120例患者参与，他们接受阿达木单抗单次给药，剂量从0.5至10mg/kg逐步递增。患者被分为5组，每组24人，其中18人接受阿达木单抗治疗，6人接受安慰剂治疗。经过3周的洗脱期后，患者在3~5分钟内接受单剂阿达木单抗或安慰剂静脉注射。随后，对患者进行至少4周的随访，旨在确定阿达木单抗的药代动力学，并从起效时间、持续时间以及缓解程度等多个维度，评估该化合物的安全性和临床疗效。积极应答的判定标准为疾病活动性评分（Disease Activity Score，DAS）较基线降低至少1.2分。同时，美国风湿病学会改善标准（American College of Rheumatology improvement criteria，ACR20）所定义的计算反应标准的所有参数也被一一测量。截至第4周时，阿达木单抗疗效降至应答状态以下的患者，进入一项开放标签扩展研究。而在第4周时维持缓解的患者，继续接受观察，无需再次治疗，直至其缓解状态消失，此后这些患者同样可参与扩展研究。这是阿达木单抗首次开展的人体临床试验，结果数据令人备受鼓舞。在3个最高剂量组中，40%~70%的患者在治疗24小时至29天达到DAS和ACR20应答状态。阿达木单抗的治疗效果在给药后24小时至1周内开始显现，1~2周达到峰值，剂量反应在1mg/kg阿达木单抗时达到平台期。相比之下，安慰剂组仅19%的患者达到缓解状态。单次给药耐受性良好，按计划将剂量增加至最大剂量10mg/kg，未出现任何临床相关或剂量相关的不良反应。

由于单药治疗往往难以有效控制关节炎症状以及类风湿关节炎的快速进展，研究人员还开展了针对甲氨蝶呤稳定剂量不足以控制症状的患者的研究，评估阿达木单抗（1mg/kg单次皮下或静脉注射）的疗效。结果显示，接受阿达木单抗皮下注射和静脉注射的患者中，分别有67%和72%达到ACR20应答。而且，阿达木单抗单次给药的安全性与安慰剂相当。I期数据表明，无论是单次还是多次静脉和皮下注射，阿达木单抗单药治疗或与甲氨蝶呤联合治疗，均安全有效。

此后，Knoll制药继续推动阿达木单抗开展更大规模的临床研究，其中比较重要的有ARMADA、STAR、DE011和DE019。

STAR试验是一项为期24周的双盲、安慰剂对照研究，636例类风湿关节炎患者被随机分为两组，在继续标准抗风湿治疗的基础上，一组接受阿达木单抗40mg皮下注射，另一组接受安慰剂，每隔一周给药一次。

ARMADA试验同样为期24周，是一项随机、双盲、安慰剂对照研究，271例类风湿关节炎患者被随机分配接受不同剂量的阿达木单抗（20mg、40mg或80mg）或安慰剂，每隔一周注射一次，同时继续服用长期稳定剂量的甲氨蝶呤。研究表明，与甲氨蝶呤联合安慰剂治疗相比，在甲氨蝶呤长期治疗的基础上加用阿达木单抗，在24周期间能够显著、快速且持续地改善疾病进展。

DE011试验是一项为期26周的双盲、安慰剂对照的Ⅲ期临床试验，544例类风湿关节炎患者被随机分配接受阿达木单抗每2周20mg、每周20mg、每2周40mg、每周40mg或安慰剂单药治疗。结果显示，在既往抗风湿药物治疗失败的类风湿关节炎患者中，阿达木单抗单药治疗能够显著、快速、持续地改善疾病进展，还能改善身体功能，并且安全性良好，患者耐受性高。

DE019试验是一项为期52周的多中心、双盲、安慰剂对照研究，招募了619例对甲氨蝶呤应答不足的类风湿关节炎患者，主要研究疾病的影像学进展。结果表明，对于甲氨蝶呤治疗应答不足的类风湿关节炎患者，阿达木单抗在抑制结构性关节损害进展、减轻体征和症状、改善躯体功能方面，比安慰剂更为有效。这些临床试验充分证实了阿达木单抗对类风湿关节炎患者具有良好的治疗效果。

虽然最终的临床试验结果十分理想，但整个临床试验的推进过程并非一帆风顺。如前文所述，负责推进阿达木单抗项目的Knoll制药，是德国化工巨头BASF的子公司。当时，Knoll制药的主要精力集中在肿瘤药物方向，对阿达木单抗项目的投入相对有限。同时，Knoll制药在美国面临诸多法律诉讼。1999年，BASF因左甲状腺素钠在美国的官司，不得不支付1.35亿美元的和解费。加之制药业与化工业的差异日益显著，化工巨头传统的运作模式逐渐难以适应制药领域的发展需求，BASF对制药领域既缺乏深入了解，也无意继续投入研发新药和建立营销渠道，于是决定剥离Knoll制药。

此时，Human Genome Sciences公司（2012年被葛兰素史克收购）曾表达合并Knoll的意向，却遭到BASF管理团队的拒绝，这或许与BASF当时正在与礼来洽谈一份价值2亿美元的预合同有关。然而，令人始料未及的是，后来礼来放弃了与BASF的合作，合并计划就此搁浅。而另一边，雅培制药有限公司因七八十年代推出的产品专利陆续到期，正积极寻找可并购的目标。1999年6月，雅培制药有限公司宣布以价值73亿美元股票为代价，向载药巨头ALZA发起收购邀约，但遗憾的是这笔交易未能成功（ALZA于2001年被强生公司耗资105亿美元收购）。收购ALZA失败后，雅培制药有限公司将目光转向了Knoll。最终在2000年，雅培制药有限公司以69亿美元的价格成功收购BASF的子公司Knoll制药。

雅培制药有限公司获得阿达木单抗后，继续推进临床研究工作。最终在2002年12月31日，阿达木单抗获得FDA批准上市，用于治疗类风湿关节炎，商品名为HUMIRA（修美乐）。

五、药王的进击之路

修美乐作为第三款获批上市的TNF抑制剂，却凭借其首款全人源TNF单克隆抗体的独特优势，在市场竞争中脱颖而出。相较于同类产品，修美乐疗效更为显著，副作用更少，这使其在市场上具备强大的竞争力。自2002年12月31日获得FDA批准上市后，修美乐的销售额呈现出迅猛增长的态势。2003年，其销售额达到2.8亿美元，到了2004年，这一数字飙升至8.5亿美元。

在此期间，雅培制药有限公司（2013年分拆出艾伯维制药公司）持续积极开展临床试验，致力于探寻在其他炎症和自身免疫性疾病领域的新适应证。2005年，修美乐获批用于银屑病性关节炎的治疗，同年，其销售额成功突破10亿美元大关。2006年，强直性脊柱炎被纳入修美乐的适应证范围，该年度销售额随之突破20亿美元。2007年，修美乐获批用于克罗恩病的治疗，销售额亦突破30亿美元。2008年，银屑病和幼年型类风湿关节炎成为修美乐的新适应证，这一年其销售额突破40亿美元。

从市场数据趋势来看，随着一系列主要适应证的陆续获批，自2007年起，阿达木单抗的销售额增量开始超越同为TNF抑制剂的英夫利昔单抗和依那西普，彰显出强劲的市场增长势头。

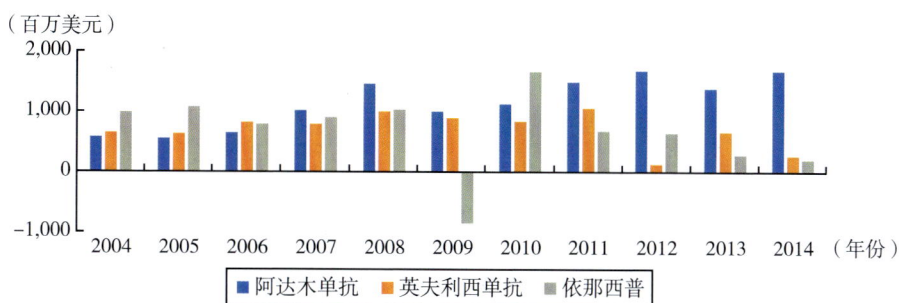

图3-5　三款TNF抑制剂历年销售额增量

此后，阿达木单抗的销售额一路高歌猛进。2009年，其销售额突破50亿美元；2010年，突破60亿美元；2011年，突破80亿美元。2012年，阿达木单抗获批用于溃疡性结肠炎的治疗，同年销售额突破90亿美元，并首次荣登全球药物销售额榜首。2013年，白塞病被纳入阿达木单抗的适应证范畴，当年销售额突破110亿美元，正式跻身标志性重磅药物行列。2014年，销售额突破120亿美元。2015年，阿达木单抗获批用于化脓性汗腺炎的治疗，同年销售额突破140亿美元。2016年，葡萄膜炎成为其新适应证，销售额亦突破160亿美元。2017年，销售额突破180亿美元；2018年，更是突破200亿美元大关。2020年，阿达木单抗获批用于坏疽性脓皮病的治疗，同年销售额突破210亿美元。

除了持续拓展适应证，雅培制药有限公司（2013年分拆出艾伯维制药公司）通过布局大量专利，显著延长了阿达木单抗的产品生命周期。实际上，阿达木单抗的结构专利早在2016年便已到期，但艾伯维制药公司凭借在制剂、制备方法、适应证等多方面（尤其是适应证和制备方法领域）的专利布局，成功延续了对阿达木单抗产品的保护。

安进公司是较早对艾伯维制药公司发起专利挑战的生物类似药企业。2015年，安进公司针对艾伯维制药公司的制剂专利US8916157和US8916158提出无效请求。然而，美国专利和商标局或许认为这两项制剂专利与其他同类制剂专利具有相似性，若判定这两项专利无效，可能意味着其他相似专利也将面临无效的风险。基于此，美国专利和商标局并未支持原本在该挑战中占据优势的安进公司的无效请求。

在美国，生物类似药若要获批上市，需历经"专利舞蹈"程序。依据美国《生物制剂价格竞争与创新法案》（Biologics Price Competition and Innovation Act，BPCIA）规定，生物类似药申请人在向FDA提交报批申请的过程中，需通过一系列复杂程序与原研药厂就相关专利问题进行充分交涉，这一过程被称为"专利舞蹈"，旨在仿制药上市前解决潜在的专利纠纷。"专利舞蹈"程序极为繁琐，耗时、费力且成本高昂，会极大地消耗双方（尤其是生物类似药企业）的精力，这在很大程度上可能减少有能力参与美国生物类似药市场竞争的企业数量。"专利舞蹈"的具体流程如下：

一旦生物类似药申请人提交生物类似药申请，"专利舞蹈"程序随即启动。BPCIA要求生物类似药申请人在规定期限（20天）内向原研药厂家提供有关该生物类似药的相关信息。

仿制药企业提供信息后，原研药厂家需在60天内提供生物类似药可能侵权的专利列表，或其愿意授权给生物类似药企业的专利清单。随后，双方各有60

天时间陈述答复意见。

生物类似药企业收到原研药厂家的答复意见后，双方有15天时间进行谈判，以确定即刻用于诉讼的专利。无论谈判是否达成一致，原研药厂家有30天时间提起专利侵权诉讼。生物类似药企业一旦收到原研药厂家的起诉诉状副本，需在30天内通知FDA。若双方未立即针对任何专利提起诉讼，则需考虑，一旦生物类似药获批上市，原研药厂家可能提起侵权诉讼并请求法院颁发禁令。

艾伯维制药公司在与安进公司完成"专利舞蹈"程序后，迅速对安进公司提起诉讼。除起诉安进公司侵犯"专利舞蹈"程序确定的10项专利权外，还额外追加了50项专利权指控。最终，艾伯维制药公司与安进公司达成协议，安进公司的阿达木单抗生物类似药将于2023年1月31日上市。

另一个典型案例涉及勃林格殷格翰公司。起初，勃林格殷格翰公司认为阿达木单抗作为首个获FDA批准的全人源单克隆抗体药物，在科学创新方面具有重要意义，但其剂型、制备方法等外围专利并不具备同等的科学进步价值，故而对艾伯维制药公司发起专利挑战。然而，勃林格殷格翰公司未能成功撼动艾伯维制药公司的外围专利。最终，在勃林格殷格翰公司的阿达木单抗生物类似药即将获批上市之际，艾伯维制药公司展开强烈反击，起诉勃林格殷格翰公司的阿达木单抗生物类似药侵犯了其74件不同专利的1,600个权利要求。最终，艾伯维制药公司宣布与勃林格殷格翰公司就专利诉讼达成和解，艾伯维制药公司同意勃林格殷格翰公司的阿达木单抗类似药可于2023年7月1日之后上市，但勃林格殷格翰公司需向艾伯维制药公司支付特许权使用费。

在美国现行专利制度及"专利舞蹈"程序框架下，艾伯维制药公司频繁发起专利诉讼，对潜在的市场挑战者形成了强大的震慑效应。专利诉讼对于双方而言，均是耗时且耗费巨大的过程，尤其对于生物类似药生产厂商，漫长的专利诉讼周期可能导致其产品上市计划遥遥无期。在权衡利弊后，生物类似药生产厂商往往不得不选择与艾伯维制药公司和解，以推迟产品在美国市场的上市时间为代价，换取在其他国家和地区的市场准入。通过这种策略，艾伯维制药公司已至少与安进公司、三星Bioepis公司/默沙东公司、迈兰公司、山德士公司、费森尤斯卡比公司、摩蒙塔公司、辉瑞制药有限公司、Coherus Bio Sciences公司和勃林格殷格翰公司这9家公司或联合体分别签订协议。根据协议条款，这些公司的生物类似药将在2023年的不同时间进入美国市场，且不会因其他已授权产品的提前上市而改变既定的上市时间。

当然，阿达木单抗的超高销售额还与其高昂的价格密切相关。阿达木单抗刚上市时，40mg剂量的产品价格为每支522美元。雅培制药有限公司在其发展历程中，先后对该产品进行了13次提价，将价格提升至每支1,024美元。2013年，艾伯维制药公司分拆独立后，又进行了14次提价。如今，阿达木单抗每支售价高达2,984美元，相较于首次上市时，价格涨幅高达470%。艾伯维制药公司一方面借助专利制度阻碍生物类似药的市场竞争，另一方面持续提高药品价格，这一系列行为引发了美国国会的关注，并对其展开反垄断调查。

六、TNF 抑制剂最新研究进展

依据摩熵数科医药科技有限公司的全球药物研发数据库数据，截至2025年1月20日，全球范围内处于研发进程中的TNF抑制剂（涵盖创新药、改良型新药以及生物类似药）总计达294款。在这当中，已经获得批准并成功上市的有75款；另有7款已提交上市申请，正处于审批流程中；处于三期临床研究阶段的有18款；处于一期临床和二期临床阶段的数量合计为54款；尚处于临床前研究阶段的则有127款。

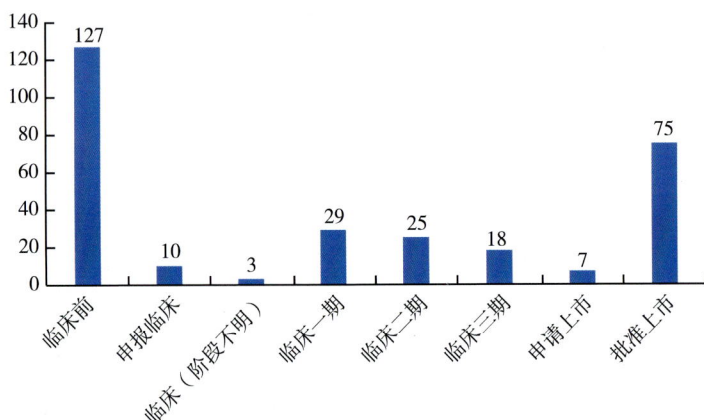

图3-6　全球在研的TNF抑制剂开发阶段分布

自修美乐上市以来，截至2025年1月22日，全球范围内总计有3款TNF抑制剂创新药获批上市，其具体信息如下表所示：

表 3-1　修美乐上市后全球范围内获批上市的 TNF 抑制剂创新药

药品名称	公司	首次获批上市国家或地区	首次获批上市时间	备注
培塞利珠单抗（certolizumab pegol）	优时比公司	美国	2008-04-22	Fab 片段抗体
戈利木单抗（golimumab）	Centocor 公司	美国	2009-04-24	全人源单体
ozoralizumab	大正制药株式会社	日本	2022-12	双特异性抗体；纳米抗体

　　2008 年 4 月 22 日，优时比公司研发的培塞利珠单抗获美国批准上市，初始适应证为克罗恩病的治疗。此后，该药物相继在欧盟、日本以及中国等多个国家和地区获批上市，其适用范围亦不断拓展，陆续获批用于类风湿关节炎、银屑病性关节炎、强直性脊柱炎、银屑病以及脊柱关节炎等病症的治疗。培塞利珠单抗的结构独具特色，仅包含抗 TNF 抗体的 Fab 片段，并对该片段进行了聚乙二醇化修饰，这一修饰显著提升了抗体片段的稳定性。与其他 TNF 抑制剂相比，培塞利珠单抗具有独特的无 Fc 结构，这使其不会与新生儿 Fc 受体（neonatal Fc receptor，FcRn）相结合，从而避免了 FcRn 介导的胎盘转运。这种特殊的分子结构，赋予了培塞利珠单抗在孕期对母婴健康更高的安全性。目前，培塞利珠单抗是唯一一款被多个国家指南推荐，且有试验数据支持，在有临床需求时可用于妊娠全程及哺乳期的 TNF 抑制剂。欧洲抗风湿病联盟、英国风湿病学会、英国风湿病卫生专业人员协会发布的妊娠期和哺乳期处方用药指南，以及亚太风湿病学学会联盟关于类风湿关节炎治疗的推荐，均对培塞利珠单抗的临床应用予以认可。这些指南和推荐指出，培塞利珠单抗胎盘转移率极低，甚至可认为不发生转移，对于确诊为中重度类风湿关节炎的妊娠患者，若存在临床需要，可考虑在妊娠期间全程使用。此外，两项针对育龄期女性开展的临床试验（CRIB 和 CRADLE）结果，充分展示了培塞利珠单抗注射液在妊娠期和哺乳期女性中的药代动力学优势。自上市以来，培塞利珠单抗的销售额稳步增长，2022 年其全球销售额达到峰值，为24.67 亿美元。

　　2009 年 4 月 24 日，Centocor 公司研发的戈利木单抗获美国批准上市，最初用于类风湿关节炎、强直性脊柱炎和银屑病性关节炎的治疗。随后，该药物在欧盟、日本以及中国等地区陆续获批上市，适应证进一步扩展至溃疡性结肠炎、脊柱关节炎和幼年型类风湿关节炎。前文提及，全球首款 TNF 抑制剂英夫利昔单抗即由Centocor公司研发，其为鼠源嵌合抗体。在此基础上，Centocor公司推出了全人源单克隆抗体戈利木单抗，其人源化程度高达99.1%，高于此前已上市的所有TNF抗体。凭借全人源特性，戈利木单抗具备结合力高、免疫原性低、半衰期较长等药理学优势。与阿达木单抗相比，戈利木单抗对可溶性人TNF的亲和力更高，约为阿达木单抗的3~6倍，且抗药抗体发生率仅为3.8%，显著低于阿达木单抗。实际数据表明，在治疗24个月时，坚持使用戈利木单抗治疗的患者比例高达80%以上，明显高于阿达木单抗和依那西普，使其成为强直性脊柱炎/类风湿关节炎疾病控制的优选治疗方案。此外，相较于其他TNF拮抗剂，戈利木单抗的给药频率更低，每月仅需给药一次。其给药方式便捷且安全，患者可自行进行皮下注射，这不仅为患者提供了极大的便利，而且相较于英夫利昔单抗的静脉输注方式，皮下注射更为安全。戈利木单抗在2021年全球销售额达到峰值，为35.1亿美元。

2022年12月，大正制药株式会社研发的ozoralizumab于日本获批上市，用于类风湿关节炎的治疗。Ozoralizumab是全球首款获批上市的双特异性纳米抗体。与单克隆抗体相比，双特异性抗体多了一个特异性抗原结合位点，不仅能更精准地靶向肿瘤细胞表面靶点，还能降低脱靶后的毒性效应。纳米抗体仅含有一个重链结构域，有效解决了传统双抗轻重链错配这一难题。同时，纳米抗体稳定性强、分子量小，既能降低药物的免疫原性风险，又为多样化的给药方式提供了可能。Ozoralizumab含有3个人源化纳米抗体结构域，其中2个靶向人TNF-α（可结合TNF-α的两个亚型），1个与人血清白蛋白结合，从而延长药物半衰期。单次给药后，其平均半衰期$t_{1/2}$为18.2天。在随机开展的为期52周的Ⅱ/Ⅲ期临床试验OHZORA中，ozoralizumab与甲氨蝶呤联合使用，可显著改善对甲氨蝶呤反应不足的类风湿关节炎患者的临床症状。研究人员将联合使用甲氨蝶呤的患者随机分为三组，分别接受30mg ozoralizumab（n=152）、80mg ozoralizumab（n=154）或安慰剂（n=75）治疗，每4周给药一次。试验分为为期24周的双盲期和随后28周的开放标签期。主要终点为第16周时达到美国风湿病学会20%改善标准（ACR20反应）的情况，以及第24周时Sharp/van der Heijde score（SHS）相对于基线的变化。从第1周开始，Ozoralizumab给药组的ACR20反应与安慰剂组相比，即呈现出显著差异（p<0.001），ACR50和ACR70反应同样十分显著。在第16周，30mg组和80mg组达到ACR20反应的患者数量，明显多于安慰剂组（分

别为79.6%、75.3%对比37.3%；P<0.001）。在第16周和24周，30mg组和80mg组的ACR50和ACR70反应，亦显著高于安慰剂组（P<0.001）。在试验的52周治疗结束后，接受30mg和80mg ozoralizumab治疗的患者，ACR20有效率依旧维持在较高水平（分别为92.3%和87.0%）。Ozoralizumab是基于新技术开发的TNF抗体，与已上市的抗体相比具有一定优势，为患者提供了更多的用药选择。

七、启示

在回顾修美乐的研发历程时，我们深刻洞察到基础研究、技术突破以及产学研深度融合所蕴含的重大意义。

从基础研究与技术突破的维度审视，修美乐的诞生绝非偶然。TNF的发现，以及杂交瘤制备单克隆抗体技术、噬菌体展示技术的相继涌现，共同构成了修美乐诞生的基石。TNF的研究历程极为漫长，直至1975年才正式被发现并命名。其全称为肿瘤坏死因子，最初在肿瘤研究中崭露头角，彼时，人们全然未曾预料到它会在自身免疫性疾病治疗领域引发如此具有革命性的变革。这恰恰体现了基础研究的显著特征，即耗时持久，短期内难以显现实际应用成效，却无疑是推动重大进步的核心要素。

在基础研究取得突破之后，技术层面的革新亦不可或缺，如此方能充分释放基础研究成果的潜力。杂交瘤制备单克隆抗体技术的出现，使得单克隆抗体得以问世；而噬菌体展示技术的诞生，则让全人源单克隆抗体制备成为现实。

基础研究与技术突破的源头，大多源自高校或科研机构。例如，奥尔德课题组于纽约斯隆-凯特林研究所发现了TNF；Milstein和Kohler在剑桥大学创立了杂交瘤制备单克隆抗体技术；George Smith在密苏里大学开发出噬菌体展示技术；Gregory Winter在剑桥大学提出全人源抗体的概念。值得关注的是，尽管这些基础研究与技术突破发端于高校或研究机构，但仅依靠高校自身的力量，极难实现商业转化。事实上，这些来自高校或研究机构的技术突破，均通过与制药企业的紧密协作，才得以成功转化为实际应用。以Gregory Winter为例，其创立剑桥抗体技术公司后不久，便与Knoll制药展开合作，使得噬菌体展示技术制备全人源单克隆抗体得以广泛应用，为修美乐的诞生奠定了基础。同样，纽约大学医学院与Centocor公司的合作，促成了首个TNF抑制剂英夫利昔单抗的问世，而英夫利昔单抗的成功，亦离不开费尔德曼和迈尼所开展的临床试验。

随着我国综合国力的不断提升，对基础研究与技术的投入持续增加，所取得的研究成果亦日益丰硕。然而，在创新药领域，我国与美国之间仍存在较大差距。笔者认为，一个至关重要的原因在于产学研结合不够紧密。高校或研究机构的科研成果若无法由企业进行转化，便难以充分发挥其价值；同理，企业若不与高校或研究机构开展合作，便难以获取最前沿的研究成果与最新的技术，创新药的研发也就无从谈起。

附：修美乐开发大事记

1975年，奥尔德及其同事发现并命名肿瘤坏死因子

1975年，Milstein和Kohler开发出杂交瘤技术，从而可以制备单克隆抗体

1984年，纽约大学与Centocor公司签署正式合作协议，维尔塞克实验室负责为Centocor公司提供单克隆抗体，Centocor公司为维尔克实验室提供支持经费

1985年，George Smith开发出噬菌体展示技术，为全人源单克隆抗体开发提供条件

1986年，全球首个单克隆抗体药物Muromonab-CD3（鼠源单抗）获批上市

1988年，Gregory Winter团队首次提出全人源抗体

1988年底，维尔塞克和同事采用杂交瘤技术制备筛选出与TNF具有高度亲和力和特异性结合的鼠源单抗A2，并进一步改造得到嵌合型单抗A2（cA2），并后续与费尔德曼和迈尼合作，为他们提供cA2

1989年，Gregory Winter联合David Chiswell和John McCafferty等成立剑桥抗体技术公司

1990年，McCafferty和Winter利用噬菌体展示技术筛选抗体，开发出全人源单克隆抗体

1992年，费尔德曼和迈尼将TNF抑制剂治疗类风湿关节炎的初步临床试验结果发表

1993年，德国化工巨头BASF的子公司Knoll制药开始与CAT合作，开始筛选TNF单抗，并筛选出D2E7（即阿达木单抗），Knoll制药推进阿达木单抗的临床前研究及临床开发

1998年，全球第一个TNF抑制剂英夫利昔单抗（人－鼠嵌合型单抗）上市

2000年，雅培制药有限公司以69亿美元收购Knoll制药，继续推动阿达木单抗的临床研究

2002年底，阿达木单抗获批上市，商品名修美乐（HUMIRA）

2005年，修美乐销售额突破10亿美元

2012年，修美乐销售额突破90亿美元，开始成为全球药物销售额第一名

2013年，修美乐销售额突破百亿美元，正式步入标志性重磅药物行列

2018年，修美乐销售额突破200亿美元

参考文献

[1]钱嘉航，任军，贾凌云等.自身免疫性疾病与自身抗体概述［J］.中国免疫学杂志，2022，38（17）：2152–2158.

[2]方心宇，冷瑞雪，范引光等.自身免疫性疾病流行病学研究进展［J］.中华疾病控制杂志，2021，25（8）：869–873.

[3]郭晓强.肿瘤坏死因子抑制剂开发史：转化医学的成功范式［J］.自然杂志，2020，42（02）：142–150.

[4]张志宇，邢体坤，王斌等.单克隆抗体药物治疗自身免疫性疾病研究进展［J］.中国医药科学，2022，12（13）：57–61.

[5]刘铭赫，李巧玲，李林姣，等.噬菌体展示技术及其在单克隆抗体制备中的应用［J］.中国兽药杂志，2022，56（12）：82–89.

[6]陈彦闯，李宁.外围专利——阿达木单抗（修美乐）的专利防御利器［J］.中国科技信息，2021（14）：31–33.

[7]摩熵数科医药科技有限公司数据库［DB/OL］. https：//pharma.bcpmdata.com/.

[8]Riechmann L，Clark M，Waldmann H，et al. Reshaping human antibodies for therapy［J］. *Nature*.1988，332（6162）：323–327.

[9]McCafferty J，Griffiths AD，Winter G，et al. Phage antibodies：filamentous phage displaying antibody variable domains［J］. *Nature*.1990，348（6301）：552–554.

［10］Kempeni J. Preliminary results of early clinical trials with the fully human anti–TNFalpha monoclonal antibody D2E7［J］. *Ann Rheum Dis.* 1999, 58（Suppl 1）: 170–172.

［11］Furst DE, Schiff MH, Fleischmann RM, et al. Adalimumab, a fully human anti tumor necrosis factor–alpha monoclonal antibody, and concomitant standard antirheumatic therapy for the treatment of rheumatoid arthritis: results of STAR（Safety Trial of Adalimumab in Rheumatoid Arthritis）［J］. *J Rheumatol.* 2003, 30（12）: 2563–2571.

［12］Weinblatt ME, Keystone EC, Furst DE, et al. Adalimumab, a fully human anti–tumor necrosis factor alpha monoclonal antibody, for the treatment of rheumatoid arthritis in patients taking concomitant methotrexate: the ARMADA trial［J］. *Arthritis Rheum.* 2003, 48（1）: 35–45.

［13］Wang L, Wang F–S, Gershwin ME. Human autoimmune diseases: a comprehensive update［J］. *J Intern Med.* 2015, 278（4）: 369–95.

［14］Pelechas E, Voulgari PV, Drosos AA. Preclinical discovery and development of adalimumab for the treatment of rheumatoid arthritis［J］. *Expert Opin Drug Discov.* 2021, 16（3）: 227–234.

第四章

"旧药新用"衍生出的

王者：瑞复美

2005年年底，瑞复美（英文商品名为Revlimid，英文通用名为lenalidomide，中文通用名为来那度胺）获得FDA批准上市。此后，其销售额呈持续上升态势，至2020年突破100亿美元，成功跻身标志性重磅药物之列。然而，随着2022年仿制药的上市，瑞复美的销售额开始出现下滑。截至2021年年底，瑞复美累计销售额达879亿美元。

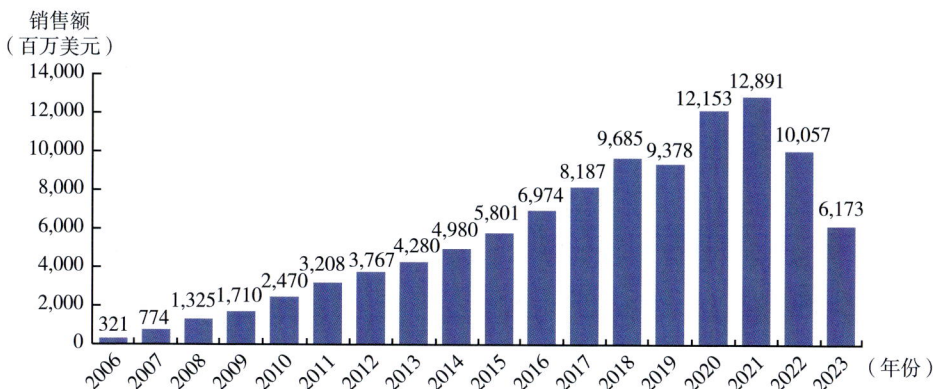

图4-1 瑞复美历年销售额

一、从"反应停"事件说起

在药品监管的历史长河中，"反应停"事件堪称一个经典案例。这一事件追溯至20世纪50年代：1953年，瑞士的汽巴公司，即如今诺华公司的前身，原本致力于开发一种新型抗菌药物，在此过程中首次合成了沙利度胺。然而，药理试验结果显示，沙利度胺并无抑菌活性，基于此，汽巴公司终止了对它的深入研究。不过，药理试验同时表明，沙利度胺具备镇静作用，这一发现引起了对神经领域抱有浓厚兴趣的德国制药公司格兰泰的关注。格兰泰旋即展开对沙利度胺作用于中枢神经系统的研究，令人欣喜的是，研究发现该药物不仅具有镇静催眠功效，还能显著抑制孕妇的妊娠反应。

彼时，药品监管体系远不及当下这般完善与严格。格兰泰公司迅速将沙利度胺推向市场。1957年，沙利度胺正式于欧洲上市。鉴于其对晨吐、恶心等妊娠反应的显著疗效，被大众称为"反应停"。格兰泰公司在广告宣传中宣称，"反应停"是"无任何副作用的抗妊娠反应药物"，堪称"孕妇的理想之选"。此番宣传成效显著，"反应停"在欧洲、非洲、澳大利亚以及拉丁美洲迅速走红。仅在德国，每月的销售量便高达一吨。为拓展美国市场，格兰泰公司将美国的经销权授予美国的梅里尔制药公司。1960年，梅里尔公司向FDA提交了沙利度胺的上市申请。

就在这一关键节点，一位重要人物登上历史舞台，她便是弗兰西斯·凯尔西（Frances Kelsey）。凯尔西毕业于芝加哥大学，拥有药理学博士学位，毕业后长期在芝加哥大学任教。1960年，46岁的她入职FDA，担任药品审查员一职。需注意的是，当时FDA的药品审查流程相对宽松，多流于形式，审查标准并不严格。凯尔西入职FDA后的首要任务，便是对"反应停"的上市申请进行审查。她在审阅申请文件后，果断决定将其退回。其理由清晰明了："反应停"作为一款面向孕妇群体的药物，然而在梅里尔公司提交的申请报告中，完全缺失孕期妇女使用后的副作用实验数据。格兰泰公司仅针对怀孕大鼠开展了"反应停"的相关研究，凯尔西留意到，"反应停"对人体具有良好的催眠效果，但在动物试验中，其催眠效果并不显著，这是否暗示着该药物在人和动物体内具有不同的药理效应？仅依据对怀孕大鼠的研究，显然无法充分证明"反应停"在孕妇群体中的安全性。基于此，凯尔西要求梅里尔公司补充更多研究数据，以证实"反应停"的安全性。

梅里尔公司对这一结果极为不满，向凯尔西的上级施压，投诉凯尔西行事过于固执、缺乏变通，同时指责FDA官僚作风严重，办事效率低下。与此同时，随着"反应停"在其他市场的销售持续火爆，美国的妇女权益组织纷纷向凯尔西施压，认为她不应阻碍这一能够缓解女性妊娠反应的药物上市。然而，凯尔西态度坚决，始终坚持在获得完整的安全性研究数据之前，"反应停"不应获批上市。

就在双方僵持不下之际，澳大利亚的产科医生威廉·麦克布里德在英国《柳叶刀》杂志上发表报告，明确指出"反应停"会致使婴儿畸形。麦克布里德观察到，原本极为罕见的海豹样肢体畸形病例，在近几年频繁出现，且他所救治的数名患有海豹样肢体畸形的幼儿，其母亲在孕期均曾服用过沙利度胺。随后，各地医生也相继报告，发现海豹样肢体畸形的发生与沙利度胺存在关联。"反应停"在世界各国陆续被强制召回。历经漫长的法律诉讼，格兰泰公司最终同意对受害者进行赔偿。即便如此，这场悲剧依旧导致全球出现了1万多名海豹样肢体畸形的患儿，因沙利度胺引发的流产、早产、死胎案例更是不计其数。

凯尔西凭借坚定的立场与专业的判断，成功将"反应停"阻挡在美国市场之外，拯救了无数美国家庭。她也因此荣获美国公务员的最高荣誉——杰出联邦公民服务总统奖。经此事件，FDA声名远扬，一跃成为全球药品监管的典范，同时促使美国国会于1962年通过了《科夫沃–哈里斯修正案》，赋予FDA更多权力。该修正案将新药上市审批划分为两个关键环节：第一个环节为新药动物试验结束后，申请并获批开展临床试验的环节，即新药临床试验申请（investigational new drug，IND）。在IND环节，需提交审查的内容涵盖药品的药理学研究、质量控制方法、临床前动物毒理试验结果，以及拟定的人体临床试验方案。若在提交后的30天内，未收到FDA的反对意见，即可启动临床试验。这种在规定期限内，无反对意见即视为同意的审批方式，属于"默示"审批。修正案的第二个环节，进一步明确规定新药最终上市前必须完成三期临床试验。一期试验主要聚焦于药物毒性耐受性与临床药理学试验；二期试验旨在初步探索药物疗效；三期试验则着重于疗效的确证研究。这一法律制度对新药临床试验的阶段做出了明确的框架性规定，沿用至今。

"反应停"事件发生后，众多科学家投身于探究沙利度胺致畸的作用机制，相关研究论文数量多达2,000余篇。2010年，日本东京工业大学综合研究所的TakumiIto及其团队在《Science》杂志上发表文章，详细阐述了沙利度胺致畸的机制。研究人员发现，沙利度胺在体内结合的蛋白是CRBN（Cereblon）。在人体中，CRBN与DDB1（Damaged DNA binding protein1）以及Cul4A（Cullin4A）相结合，形成E3泛素连接酶复合体，该复合体在四肢发育过程中发挥着关键作用。研究者指出，沙利度胺能够与CRBN结合，进而干扰E3泛素连接酶复合体的正常功能，最终对四肢发育产生不良影响。此后，又有研究人员从分子层面深入钻研。2014年，《Nature》杂志发表的研究报道显示，沙利度胺及其衍生物既能促进CRBN对底物的泛素化修饰，也能抑制CRBN对某些底物的泛素化修饰。MEIS2蛋白是一种在胚胎正常发育过程中发挥重要作用的蛋白，鸡胚胎实验表明，其表达量增加会导致脚趾尖端变短。在细胞实验和斑马鱼胚胎实验中发现，经沙利度胺处理后，MEIS2蛋白表达显著提高，而敲除CRBN则会降低其表达水平。MEIS2与沙利度胺在与CRBN结合的机制上极为相似，二者结合位点一致，存在竞争关系，且沙利度胺与CRBN的结合能力更强，从而阻碍了MEIS2的正常泛素化降解。2018年的一项研究进一步证实，沙利度胺会促进转录因子的降解，其中包括一种名为SALL4的转录因子。SALL4的降解会干扰胎儿的肢体及其他方面的发育，其结果与沙利度胺导致的胎儿畸形和器官缺陷状况高度一致。至此，沙利度胺致畸的作用机制得以完整阐释。

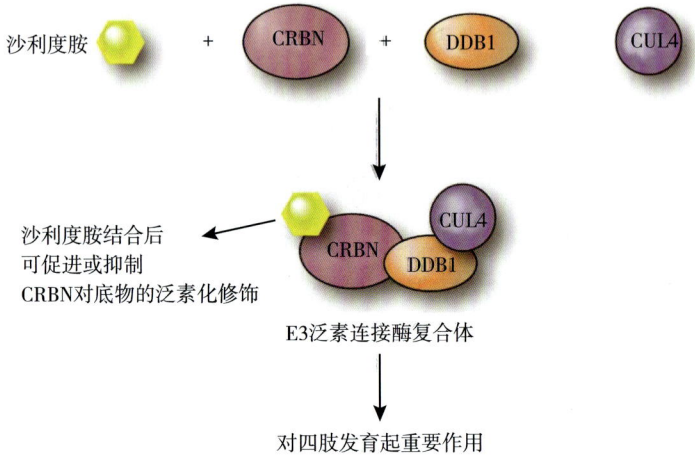

图4-2　沙利度胺致畸作用机制

二、沙利度胺重回市场

在沙利度胺因致畸风波而深陷争议之际，1965年，以色列希伯来大学哈达萨医院的Sheskin发表文章，报告了6例麻风病患者在接受沙利度胺镇静治疗后，症状迅速缓解的情况。此后的十余年里，Sheskin持续聚焦于沙利度胺治疗麻风病的研究。与此同时，自20世纪60年代起，便有科学家尝试将沙利度胺应用于肿瘤患者的治疗，并积累了一定的临床数据。1991年，洛克菲勒大学的Gilla Kaplan发现，沙利度胺能够通过抑制TNF-α来治疗麻风病，且其在治疗肿瘤和艾滋病方面亦展现出潜在价值。

同年，新基公司的副总裁Sol Barer与资深科学家David Stirling前往洛克菲勒大学，与Gilla Kaplan进行会面。彼时，新基公司主要涉足环境行业的生物科技业务，但该业务利润微薄，公司销售额增长极为缓慢。基于此，新基公司决定将发展方向转向制药业，期望在这一领域实现突破。Barer、Stirling与Kaplan会面的初衷是商讨结核病药物的开发事宜，然而，Kaplan并未推荐抗结核病药物，而是向他们推荐了沙利度胺，她认为沙利度胺具备广阔的市场前景。

　　然而，开发沙利度胺面临着诸多严峻的困难与风险。一方面，沙利度胺曾给众多受害者带来巨大伤痛，受害者群体势必会强烈抵制其再次上市；另一方面，获得FDA的批准亦困难重重。FDA此前因拒绝批准沙利度胺上市而声名远扬，极有可能为维护自身声誉而再度拒绝。尽管面临重重阻碍，新基公司依然决定冒险对沙利度胺展开开发。

　　药物临床开发需要巨额资金投入，而新基公司作为一家此前专注于环境行业的生物科技公司，资金储备并不充足。为节约开发成本，新基公司集中资源，主攻已得到较多验证且能享受政策优惠的罕见病——麻风病。即便如此，到1997年，新基公司仍陷入了资金困境，公司资金仅能维持两周的运营。关键时刻，首席执行官John Jackson挺身而出，在其越战时期海军陆战队战友的协助下，成功筹集到1,800万美元资金。终于，在1998年7月16日，FDA批准沙利度胺用于治疗麻风病。

　　然而，获批上市后，新基公司依旧面临诸多棘手问题。沙利度胺受害者协会对其获批表示强烈抗议。为此，新基公司的高管专程前往受害者协会总部所在地加拿大，与协会相关人员进行沟通，详细解释沙利度胺重新上市的原因。此外，新基公司还需应对严格的监管要求。为避免悲剧重演，美国对沙利度胺实施了极为严格的用药限制措施。最终，沙利度胺在FDA、患者倡导团体和新基公司三方共同制定的管制措施下进行销售。FDA规定，医师必须完成注册后方可开具沙利度胺处方，且处方开具需遵循严格流程；对于女性患者，在整个治疗过程中还需定期进行妊娠测试。

　　另外，沙利度胺作为一款早在20世纪50年代就已上市的老药，其化合物专利早已过期，并且其可用于治疗麻风病的用途也早已广为人知，无法再申请用途专利。更为关键的是，麻风病属于罕见病，美国每年新报告的病例不足100人，整个北美地区患者数量约为4,000人左右。但事实上，这些问题在新基公司决定开发沙利度胺时便已有所预见，并且新基公司也制定了相应的应对策略。

　　新基公司开发沙利度胺，所看重的并非仅仅是其对麻风病的治疗效果，更关注其在肿瘤等大适应证领域的潜力。值得注意的是，除早期的相关研究外，1994年，哈佛医学院的Damato发现沙利度胺可能具有抑制肿瘤血管新生的作用，而肿瘤血管新生是实体瘤生长和转移的关键环节。此后，大量使用沙利度胺治疗癌症的临床试验相继展开。1997年，Barlogie又发表了沙利度胺用于治疗多发性骨髓瘤有效的研究报道。沙利度胺获批上市后，新基公司的市场营销团队积极收集各类临床证据，在学术会议上大力宣传其在肿瘤治疗中的有效性，并通过委婉暗示的方式，鼓励肿瘤科医师超适应证使用沙利度胺。1998年，沙利度胺的销售额便达到了330万美元。同时，新基公司充分利用孤儿药政策，逐步提高沙利度胺的价格，销售额持续增长，至2002年，销售额突破1亿美元。

在应对用药限制方面，新基公司巧妙利用严格的管制流程，为沙利度胺的管理方案申请了专利，成功将仿制药排除在市场之外，顺带解决了专利问题。可以说，新基公司成功化解了诸多看似不利的因素，甚至将其转化为有利因素，实现了危机逆袭。沙利度胺为新基公司带来了可观的现金流，新基公司自此开始加大研发投入。一方面，开展沙利度胺大型Ⅲ期临床研究，2006年5月25日，FDA批准沙利度胺用于治疗多发性骨髓瘤，2008年沙利度胺销售额达到峰值，突破5亿美元；另一方面，新基公司着手研发沙利度胺的下一代产品。

三、来那度胺的开发之旅

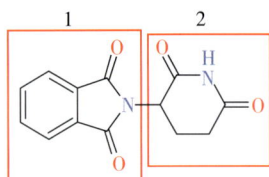

图4-3 沙利度胺化学结构

新基公司的研发团队基于沙利度胺的化学结构展开改造工作，旨在获取疗效更为显著、副作用更低的化合物。首先，对沙利度胺的化学结构进行剖析，其结构如下图所示，由两个环构成。左侧的1号环为邻苯二甲酰亚胺环，右侧的2号环则是戊二酰亚胺环。

研究人员开展了一系列结构改造实验，在对沙利度胺的1号环进行修饰时发现，引入氨基能够显著提升化合物的活性，基于此研发出泊马度胺。2013年，泊马度胺获批上市，适应证为多发性骨髓瘤。随着市场的拓展与应用，其销售额稳步增长，至2020年突破30亿美元，成为重磅药物。

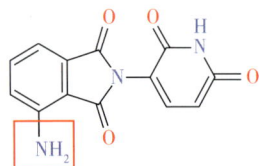

图4-4 泊马度胺化学结构

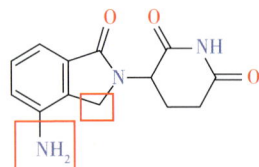

图4-5 来那度胺化学结构

研究人员持续推进化合物的改造工作。鉴于提升1号环稳定性的需求，通过减少一个酰胺基团的策略，对分子结构进行优化。历经深入研究与反复实验，最终成功获得来那度胺。

相较于沙利度胺，来那度胺在化学结构上的优化使其稳定性显著增强。在药理特性方面，来那度胺展现出更为强劲的血管生成抑制作用与免疫调节作用。尤为重要的是，在临床应用过程中，来那度胺安全性更高，不良反应更少，几乎不表现出神经毒性和致畸性。基于这些优势，新基公司迅速推动来那度胺的研究进程。2005年12月27日，来那度胺获批上市，用于治疗骨髓增生异常综合征（Myelodysplastic Syndromes，MDS）；随后，在2006年6月29日，又获批用于多发性骨髓瘤的治疗。

MDS是一种骨髓衰竭性疾病，其核心特征在于骨髓无法生成足够数量的健康血细胞。若病情持续进展，MDS存在恶化为白血病的风险。在正常生理状态下，骨髓负责制造造血干细胞，这些干细胞能够分化发育为红细胞、白细胞和血小板等成熟血细胞，分别承担输送氧气、抵御感染以及协助止血等重要生理功能。然而，MDS患者的造血干细胞在分化过程中受阻，停留在幼稚阶段或出现分化异常，致使健康成熟血细胞数量锐减，进而引发贫血、白细胞减少症和血小板减少症等一系列病症。目前，MDS的发病原因尚未完全明确，流行病学研究显示，65岁以上人群的发病率最高，且男性发病率高于女性。吸烟、既往接受放化疗、接触化学物质（如苯、农药、某些石油产品）、重金属（如铅、汞）以及遭受高剂量辐射暴露等因素，均可能增加个体患MDS的风险。许多MDS患者在疾病早期症状较为隐匿，甚至无明显症状，往往在进行血常规检测时偶然发现血细胞计数偏低。与低血细胞计数相关的常见症状包括：贫血引发的疲劳、头晕、身体虚弱、气短以及脸色苍白；白细胞减少症导致的发热、反复或严重感染、口腔溃疡；血小板减少症造成的容易出现瘀伤、出血，如频繁流鼻血或牙龈出血等。

自2001年起，美国北美癌症登记协会及疾病防控中心开始对MDS患者进行系统登记。根据SEER数据库数据，2001~2003年美国MDS平均年发病率约为3.4/10万，且呈现逐年上升态势，至2004年升至3.8/10万，基本与急性髓系白血病的发病率相近。在儿童群体中，早期流行病学调查显示MDS年发病率在0.5/10万~4.0/10万之间，例如S Jane Passmore等对135例小于15岁确诊患者的研究表明，发病率约为1.35/10万，小于14岁的儿童和青少年MDS病例在血液系统疾病中占比不到5%。40岁以下人群发病率相对较低，约为0.14/10万，随着年龄增长发病率逐渐上升，大于70岁男性中年发病率可达30/10万，大于80岁人群中发病率更是高达36/10万。据SEER数据库统计，美国每年约有12,000人被诊断为MDS，欧洲共同体每年约有20,000人被确诊。美国的发病率与英国、瑞典（3.6/10万）、德国（4.1/10万）、法国（3.2/10万）等欧美国家相近，但显著高于亚洲国家，如日本（1.0/10万）、中国上海（1.45/10万）等，这种差异可能与地域、种族以及诊断水平等多种因素有关。随着发病率的逐年攀升，MDS已成为严重威胁公众健康的疾病。自MDS被提出以来，欧美学者报道其急性白血病转化率约为10%~30%，我国相关报道转化率约为20%，东西方数据基本一致。Radu Gologan等研究指出，不同年龄组MDS转化为急性白血病的转化率（23%）无显著差异，Andrea Kuendgen等对小于50岁的MDS患者研究也得到类似结果，并且高危MDS患者转化风险更高。在儿童MDS中，存在急性髓系白血病前期和急性淋巴细胞白血病前期两种类型，约1.3%~2.2%的患儿有急性髓系白血病前期表现，而在成人中此类情况较为罕见。高危组MDS病死率基本等同于急性非淋巴细胞性白血病，多数研究显示高危MDS患者生存时间较白血病患者更短，低危组生存期相对稍长，但可能受到非恶性免疫性MDS因素的影响。Ma等报道美国SEER数据库中原发性MDS患者3年存活率为35%，其中难治性贫血组中位生存期为28个月，难治性贫血伴原始细胞过多组为11个月，多因素分析表明男性预后较女性差，年龄较大者预后较年龄较小者差。S Jane Passmore等对儿童的研究提示，儿童幼年型粒单核细胞白血病5年存活率为45%，其他类型MDS为50%。日本学者研究显示，MDS总生存期（175个月）比德国（40个月）更长，这可能与地域和种族因素相关。

来那度胺获批用于MDS的治疗，主要基于一项开放标签、单臂、多中心临床试验。该试验纳入了148例由低危或中危1型MDS引起且伴有5q（q31-33）细胞遗传学异常的红细胞输血依赖性贫血患者。研究结果表明，67%的患者成功摆脱输血依赖，其余患者输血量减少50%；1年后，62%的疾病缓解者仍无需输血。中性粒细胞减少、血小板减少是最为常见的3级及以上不良反应，通过减少剂量或暂停用药，这些不良反应可得到有效缓解。

多发性骨髓瘤是一种由于单克隆浆细胞异常增生所引发的恶性肿瘤。浆细胞，又称抗体分泌细胞或效应B细胞，在免疫系统中承担着释放大量抗体的重要职责。在正常免疫反应过程中，成熟B细胞受到抗原刺激后，在抗原提呈细胞和Th细胞的协同辅助下，转化为活化B细胞，进而分化为浆细胞，合成并分泌各类免疫球蛋白。然而，在多发性骨髓瘤患者体内，癌性浆细胞在骨髓内大量聚集，不仅排挤健康血细胞，而且无法产生具有正常免疫功能的抗体，反而产生可能引发多种并发症的异常蛋白。同时，骨髓中异常浆细胞呈现恶性增殖态势，并浸润骨骼和软组织，产生大量单克隆免疫球蛋白，导致患者出现贫血、骨损伤、免疫力下降、高钙血症、蛋白尿、肾功能不全等一系列临床表现。

多发性骨髓瘤在血液系统恶性肿瘤中占比约10%，在所有癌症中占比约1%，多见于中老年人，且年龄越大生存率越低。根据美国华盛顿大学健康指标和评估研究所官网公布的GBD2019数据库数据，1990~2019年期间，我国多发性骨髓瘤的发病数、发病率、死亡数、死亡率均呈现上升趋势。2019年，我国多发性骨髓瘤发病数为18,793例，死亡数为13,422例，发病率为1.32/10万，死亡率为0.94/10万。与1990年相比，发病数增长了2.09%，死亡数增长了1.51%，发病率增长了1.59%，死亡率增长了1.09%。2019年数据显示，男性的发病数、死亡数、发病率和死亡率均显著高于女性，差异具有统计学意义（$P<0.05$）。

来那度胺获批用于治疗多发性骨髓瘤，依据的是一项多中心、开放标签、随机的二期临床研究。该研究对来那度胺治疗复发性、难治性骨髓瘤的两种剂量方案进行了评估。研究共纳入70例患者，将其随机分配接受每日1次、每次30mg或每日2次、每次15mg的口服治疗，每28天为一个周期，每个周期内服药21天。对于2个周期后疾病进展或病情稳定的患者，追加地塞米松治疗。研究结果显示，每日2次15mg治疗组患者3/4级骨髓抑制发生率显著增加（41%对13%，$P=0.03$），随后又纳入32例患者接受每日1次30mg的口服治疗。根据欧洲血液和骨髓移植小组标准评价疗效，来那度胺单药治疗的总缓解率（完全、部分或轻微缓解）为25%（每日1次治疗组为24%，每日2次治疗组为29%）。每日1次给药组和每日2次给药组的中位总生存期分别为28个月和27个月，每日1次给药组中位无进展生存期为7.7个月，每日2次给药组为3.9个月（$P=0.2$）。在68例加用地塞米松的患者中，29%患者病情得到缓解。至首次发生有临床意义的3/4级骨髓抑制的时间，在每日2次给药组较短（1.8比5.5个月，$P=0.05$），周围神经病变和深静脉血栓的发生率均仅为3%。

在获批用于多发性骨髓瘤治疗后，新基公司持续投入大量人力、物力开展临床研究，以拓展来那度胺的适应证。2013年6月6日，来那度胺获得FDA批准，用于套细胞淋巴瘤的治疗。套细胞淋巴瘤属于一种小淋巴细胞淋巴瘤，其肿瘤细胞呈弥漫性生长模式。早期，套细胞淋巴瘤曾被命名为中间淋巴细胞性淋巴瘤和中心细胞性淋巴瘤，其现用名称源于外套膜区淋巴瘤。除具有典型的形态学特征外，套细胞淋巴瘤还具备特征性免疫表型，即CD5$^+$、CD10$^-$、Bcl-2$^+$、Bcl-6$^-$、CD20$^+$，同时伴有t（11；14）（q13；q32）染色体易位以及细胞周期蛋白D1的表达。1990年，研究发现t（11；14）与中间淋巴细胞性淋巴瘤和中心细胞性淋巴瘤存在关联，1991年Raffeld和Jaffe首次提出套细胞淋巴瘤这一术语。套细胞淋巴瘤约占所有淋巴瘤的5%~7%，在北美和欧洲，其发病频率与非皮肤外周T细胞淋巴瘤相近。患者中位年龄介于60~70岁，与弥漫性大B细胞淋巴瘤患者年龄分布相似，但性别差异显著，约70%患者为男性。目前，对于套细胞淋巴瘤风险因素的认知尚不如其他类型非霍奇金淋巴瘤清晰，家族遗传风险、免疫抑制状态、其他免疫疾病、化学物质和职业暴露以及感染因素等，虽尚无确凿证据表明与套细胞淋巴瘤的发生存在必然联系，但家族史可能是潜在的相关因素之一。在一项单臂、开放标签的1/2期临床试验中，于2006年2月10日至2009年7月30日期间共纳入52例患者，其中1期14例，2期44例（包括6例在1期部分接受来那度胺最大耐受剂量的患者）。研究确定来那度胺最大耐受剂量为20mg，1例接受25mg治疗的患者发生4级非中性粒细胞减少性感染并最终死亡。在2期部分，3~4级血液学毒性包括中性粒细胞减少症（29例患者）、淋巴细胞减少症（16例患者）、白细胞减少症（13例患者）和血小板减少症（10例患者），仅出现2次发热性中性粒细胞减少发作。在2期的44例患者中，25例（57%）达到总体缓解，其中16例（36%）完全缓解，9例（20%）部分缓解，中位缓解持续时间为18.9个月（95%CI17.0个月至未达到NR），中位无进展生存期为11.1个月（95%CI8.3~24.9个月），中位总生存期为24.3个月（19.8个月至NR），入组前接受硼替佐米治疗的14例患者中有5例达到总体缓解。

2019年，来那度胺获得FDA批准，用于滤泡性淋巴瘤和边缘区B细胞淋巴瘤的治疗。此外，2017年，来那度胺在日本获批用于成人T细胞淋巴瘤的治疗。

四、来那度胺的销售

来那度胺于2005年底正式上市，其在市场上的表现颇为亮眼。2006年，该产品的销售额便达到了3亿美元。同年，来那度胺获批用于多发性骨髓瘤的治疗，这一适应证的拓展有力地推动了其市场销售，到2008年，销售额已突破10亿美元。

新基公司在来那度胺的市场推广中，采取了与艾伯维制药公司相似的策略。产品上市后，公司持续投入资源开展临床试验，不断挖掘新的适应证。继前文所述之后，2008年，来那度胺获批与地塞米松联合用于治疗已经接受过至少一种疗法的多发性骨髓瘤患者；2015年，又获批与地塞米松联用作为一线治疗多发性骨髓瘤的方案；2017年，其10mg胶囊剂被批准用于多发性骨髓瘤患者接受自体同源干细胞移植后的维持治疗。随着来那度胺适应证的不断丰富，其适用人群范围持续扩大，进而促使销售额不断攀升。

另一方面，新基公司还通过不断提高来那度胺的价格来提升利润空间和营业额。自2005年上市至2020年的16年间，来那度胺经历了20余次提价，每月服药费用从早期的4,515美元上涨至16,023美元。

在专利保护方面，来那度胺的主要专利于2019年10月到期，其风险评估和缓解策略（Risk Evaluation and Mitigation Strategy，REMS）专利的保护计划于2020年10月到期。除两种多晶体的专利可分别延续至2024年和2027年外，大多数主要专利都在2022年左右到期。自2010年起，新基公司与多家仿制药公司，如Natco公司、Arrow公司和Watson公司等，展开了一系列法律诉讼。2015年，新基公司与Natco公司等达成和解协议，同意从2022年3月开始，允许这些公司销售一定数量的仿制药，且仿制药的销售数量将逐年递增，到2026年1月将完全不受限制。2019年3月，新基公司又与另一家仿制药公司Alvogen公司达成了类似协议。此外，DrReddy公司、Cipla公司、Zydus公司、Lotus公司等多家仿制药公司也对来那度胺仿制药市场虎视眈眈。在部分欧洲及其他小市场，仿制药的上市时间会更早。受此影响，自2022年开始，随着仿制药的上市，来那度胺原研药瑞复美的销售额开始出现下滑。

除了上述企业自身的主观因素外，来那度胺能够成为肿瘤领域的畅销药物，还有其客观因素。来那度胺主要应用于血液肿瘤领域，该领域重磅药物众多，如利妥昔单抗、维奈克拉、伊马替尼、硼佐替米等。实际上，在全球所有新发肿瘤病例中，血液肿瘤患者年新增人数占比不足10%。据世界卫生组织（World Health Organization，WHO）数据显示，2021年全球新发癌症病例为1,975.8万例，其中血液瘤新发患病病例约为130.5万例，占比不到10%。我国的情况亦是如此，血液瘤中最核心的淋巴瘤或白血病癌种，新发病人数均不超过10万人，而肺癌、胃癌这两大癌种，新发病人数均超过50万人。

血液肿瘤领域之所以能够涌现出众多重磅药物，主要归因于用药周期长以及患者累积效应。与实体瘤患者相比，血液肿瘤患者的生存期普遍较长。目前，部分淋巴瘤、白血病、多发性骨髓瘤等常见血液肿瘤的5年生存率普遍超过60%。以多发性骨髓瘤为例，在现有治疗方案下，患者的生存期可达近十年，而大部分实体瘤患者则难以达到这一水平。例如，肝癌患者的5年生存率仅为35%，肺癌患者为18.6%。单个患者较长的生存期，意味着更长的用药周期，因为血液肿瘤患者需要长期服药。在欧美国家，血液肿瘤的治疗已逐渐趋近于像高血压一样的慢性病管理模式。这也意味着，单个患者能够为药物治疗贡献更高的费用。同时，由于血液肿瘤患者生存期普遍较长，尽管新发病例数相对较少，但累积的存量患者规模较大，从而使得用药需求较为旺盛。

五、CRBN 调节剂的最新进展

依据摩熵数科医药科技有限公司所构建的全球药物研发数据库数据，截至2025年1月22日，全球范围内处于研发进程中的CRBN调节剂（涵盖创新药与改良型新药）总计达46款。在这46款药物中，已经获得批准并成功上市的有5款；处于三期临床研究阶段的有3款；处于一期临床和二期临床阶段的药物数量合计为15款；尚处于临床前研究阶段的则有22款。

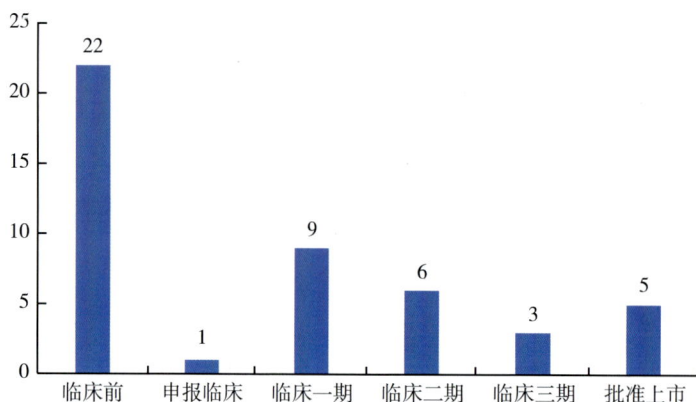

图4-6　全球在研的CRBN调节剂药物开发阶段

临床三期的具体信息如下表所示:

表 4-1 处于临床三期的 CRBN 调节剂

药品名称	公司	全球最高研发阶段	最高研发阶段适应证
mezigdomide	新基公司/百时美施贵宝公司	临床三期	多发性骨髓瘤
iberdomide	新基公司/百时美施贵宝公司	临床三期	多发性骨髓瘤
golcadomide	新基公司/百时美施贵宝公司	临床三期	B 细胞淋巴瘤

在 CRBN 调节剂的研发赛道上,新基公司(后被百时美施贵宝公司收购)持续发力,目前进展最为迅速的两款产品均来自该公司。

Mezigdomide 作为一种新型 CRBN 调节剂,能够促进 IKZF1 和 IKZF3 的泛素化并促使其降解,进而抑制恶性浆细胞的增殖。转录因子 IKZF1 和 IKZF3 是多发性骨髓瘤恶性浆细胞存活的关键调控因子,转录后它们可分别表达锌指蛋白 Ikaros 和 Aiolos。2023 年 9 月,《新英格兰医学杂志》发表了关于 mezigdomide 的最新研究成果。在一项 I / II 期临床研究中,对复发和难治性骨髓瘤患者采用口服 mezigdomide 联合地塞米松的治疗方案。第一阶段(剂量递增队列)的主要研究目标为评估安全性和药代动力学特征,并确定第二阶段的用药剂量和时间安排。在第二阶段(剂量扩展队列),研究目标包括以第一阶段确定的剂量和时间安排,评估 mezigdomide 联合地塞米松治疗的总体缓解情况(部分缓解或更佳)、安全性以及有效性。研究结果显示:在第一阶段,共有 77 名患者参与此项研究。最常见的剂量限制性毒性反应为中性粒细胞减少症和发热性中性粒细胞减少症。基于第一阶段的研究成果,研究人员确定 mezigdomide 第二阶段的推荐剂量为 1.0mg,每日一次,与地塞米松联合给药 21 天,随后在每 28 天的治疗周期中休息 7 天。在第二阶段,共有 101 名患者按照第一阶段确定的剂量和时间安排接受治疗。剂量扩展队列中的所有患者均患有二级难治性多发性骨髓瘤,其中 30 例曾接受过抗 B 细胞成熟抗原治疗,40 例患有浆细胞瘤。几乎所有出现的不良事件均可逆,最常见的不良事件包括中性粒细胞减少症(77% 的患者)和感染(65%;其中 3 级感染占 29%,4 级感染占 6%),未出现意外的毒性反应。41% 的患者实现总体缓解,中位缓解时间为 7.6 个月,中位无进展生存期为 4.4 个月,中位随访时间为 7.5 个月。目前,Mezigdomide 的 III 期临床试验正在推进当中。

Iberdomide 是另一款新型且高效的口服 CRBN 调节剂。2022 年 11 月,Lancet

Haematology 报告了一项关于 iberdomide 的多中心、多队列、开放标签 I / II 期研究结果。该研究共纳入 197 例患者,接受 iberdomide 联合地塞米松治疗(采用 3+3 设计的剂量递增队列 90 例,剂量扩展队列 107 例),治疗周期为 28 天,iberdomide 在第 1~21 天给药,地塞米松剂量为 40mg(年龄大于 75 岁的患者为 20mg),分别在第 1、8、15、22 天给药。在 I 期研究中,iberdomide 按照 0.3~1.6mg 的剂量递增,II 期研究确定剂量为 1.6mg。剂量递增队列中所有剂量下的总缓解率为 32%,且在大多数患者亚组(包括性别、地区和年龄)中,总缓解率相近,但既往接受治疗 ≥3 线且对三类药物耐药的患者总缓解率有所降低(30%),中位缓解持续时间为 10.4 个月。在剂量扩展队列中,推荐的 II 期剂量下总缓解率为 26%,该结果涵盖了既往接受 ≥3 线治疗以及对三类药物耐药的患者。剂量扩展队列的中位无进展生存期(progression-free survival,PFS)为 3.0 个月,中位缓解持续时间为 7.0 个月,预估中位总生存期(Overall Survival,OS)为 10.7 个月。剂量扩展队列的中位治疗持续时间为 16 周,整体安全性可控,≥3 级非血液学不良事件的发生率较低,治疗中断情况也较少见。具体而言,60 例(56%)患者需要一次或多次中断给药,20 例(19%)患者需要一次或多次降低剂量。所有患者均出现至少 1 次治疗期间发生的不良事件,88 例(82%)患者发生至少 1 次 ≥3 级治疗期间出现的不良事件。最常见的 ≥3 级治疗期间出现的不良事件包括中性粒细胞减少(48 例 [45%] 患者)、感染(29 例 [27%],其中包括 COVID-19 [7 例(7%)] 和感染性肺炎 [9 例(8%)])、贫血(30 例 [28%])、白细胞减少(22 例 [21%])和血小板减少(23 例 [22%])。≥3 级治疗期间出现的非血液学不良事件较少,包括胃肠系统疾病(6 例 [6%])、疲乏(3 例 [3%])和皮疹(3 例 [3%]),未出现静脉血栓栓塞事件的报告。107 例患者中的 57 例(53%)报告了治疗期间出现的严重不良事件,5 例(5%)患者因不良事件停用 iberdomide。

　　Golcadomide 是一款新型 E3 泛素连接酶分子,目前已在国际范围内进入 3 期临床试验阶段。在针对 B 细胞淋巴瘤的 1/2 期临床研究中,该产品的客观缓解率高达 91.1%。

　　CRBN 调节剂不仅本身可作为药物,还是蛋白降解靶向嵌合体(proteolysis-targeting chimeras,PROTAC)的关键组成部分。PROTAC 是一种借助泛素-蛋白酶体系统对靶蛋白进行降解的药物开发技术。从结构上看,PROTAC 包含三个部分:一个 E3 泛素连接酶配体、一个靶蛋白配体,以及连接这两个活性配体的

"Linker"。目前，在人类基因组中已发现600多个E3连接酶，但仅有少数被应用于PROTAC设计。当前用于开发小分子PROTAC药物的E3连接酶，主要包括CRBN、MDM2、IAPs、VHL、DCAF和RNF等。因此，CRBN调节剂是应用较为广泛的E3泛素连接酶配体。目前进展最快的PROTAC药物为ARV-471，已进入三期临床阶段，其使用的E3泛素连接酶配体即为CRBN调节剂。随着PROTAC技术的不断发展，预计将涌现更多关于CRBN调节剂的研究成果。

六、启示

来那度胺由沙利度胺改构而来，若无沙利度胺，便不会有来那度胺。"反应停"事件堪称药物研发史上的一场悲剧，上万名婴儿因沙利度胺而致畸形。鉴于此事件，药品监管体系发生重大变革，临床试验成为药品上市的关键衡量标准。

尽管沙利度胺因"反应停"事件被撤市，但该药本身具有一定价值。医生和科学家们并未停止对其研究，沙利度胺在麻风病、肿瘤等疾病的治疗中展现出良好疗效。然而，因其不良声誉，多数公司不愿继续开发。新基公司却敢于冒险，将研发重点置于此药，最终获得成功。

从临床需求的角度来看，只要某种药物有明确的临床需求，就值得投入研发。当时，许多患者不惜偷偷到其他国家购买沙利度胺，这表明该药若推向市场，必然会有不错的销售前景。因此，沙利度胺所谓的风险只是表面现象。新基公司巧妙地利用这些风险，将其转化为自身优势，这种变风险为机遇的运营策略值得深入思考与借鉴。

此外，沙利度胺的老药新用策略显著降低了药物的开发成本与周期。研发一个新药所需资源极为惊人，不仅成本高达十亿美元以上，时间周期长达十年，且整个行业新药的失败率高达95%。随着新药研发投入不断增加、上市风险日益增大以及市场竞争愈发激烈，新药研发面临着前所未有的严峻考验。新基公司在1992年确定开发沙利度胺，1998年该药便成功上市，仅用时6年。当时新基公司财务状况紧张，若开发新药，很可能因资源耗尽而倒闭，也就不会有后续的发展。

如今，甚至有公司专门从事老药新用的业务。例如，2019年诺华公司以97亿美元收购的Medicines公司，就是此类公司的典型代表。该公司专门寻找那些已在临床阶段失败的药物，对其进行二次定位和开发。由于这些药物已属于临床失败的范畴，Medicines 公司能够以极低的价格购入，然后深入分析其试验失败的原因，找出因临床定位不准确或临床试验设计失误而被淘汰的项目，探寻二次开发的路径和价值。比伐卢定就是一个经典案例。1997年，Medicines 公司以200万美元首付款加800万美元里程碑付款的价格，从 Biogen 公司手中获得了已进行过4,000多人临床试验且被 Biogen 公司视为失败的比伐卢定。通过重新评估与定位，比伐卢定于2000年被 FDA 批准上市。整个过程仅耗时3年，且仅开展了小规模的临床试验，以极低的成本换来了巨大的回报。这种老药新用的策略值得深入研究和探讨，尤其对于资金相对紧张的中小企业而言，具有重要的借鉴意义。

附：瑞复美开发大事记

1953年，汽巴公司首次合成沙利度胺

1957年，沙利度胺正式投放欧洲市场

1960年，沙利度胺向 FDA 递交上市申请，并被凯尔西要求补充资料

1961年，澳大利亚的产科医生威廉·麦克布里德在英国《柳叶刀》杂志上报告沙利度胺会导致婴儿畸形，沙利度胺开始从市场上召回

1965年，以色列希伯来大学哈达萨医院的 Sheskin 发表文章报道6例麻风病患者经沙利度胺镇静治疗后症状迅速消失，并于此后一直进行沙利度胺对麻风病的研究

1991年，洛克菲勒大学的 Gilla Kaplan 发现沙利度胺通过抑制 TNF-α 而对麻风病的治疗起作用

1991年，新基公司的副总裁 Sol Barer 和资深科学家 David Stirling 前往洛克菲勒大学与 Gilla Kaplan 会面，Kaplan 向新基公司推荐了沙利度胺

1992年，新基公司收购了沙利度胺的全球独家开发权益，开始开发沙利度胺

1996年，基于沙利度胺的结构，新基公司优化得到来那度胺

1998年，FDA 批准了沙利度胺用于麻风病的治疗

2005年，来那度胺被 FDA 批准用于骨髓增生异常综合征的治疗

2006年，沙利度胺、来那度胺被 FDA 批准用于多发性骨髓瘤的治疗

2008年，Revlimid 销售额突破10亿美元

2020年，Revlimid 销售额突破100亿美元

参考文献

［1］白东鲁，沈竞康.新药研发案例研究——明星药物如何从实验室走向市场［M］.北京：化学工业出版社，2014.

［2］魏利军，王立峰，王海盛.跨国药企成功启示录［M］.北京：中国医药科技出版社，2022.

［3］赖树清，林材.骨髓增生异常综合征及多发性骨髓瘤治疗药来那度胺（lenalidomide）［J］.世界临床药物，2008（06）：383-384.

［4］姚玉前，戴碧涛.骨髓增生异常综合征流行病学的研究进展［J］.儿科药学杂志，2012，18（04）：52-55.

［5］胡坤，周辛波，郑志兵等.来那度胺——多发性骨髓瘤和骨髓增生异常综合征的治疗新药［J］.中国药房，2013，24（06）：546-549.

［6］王欢，哈力达·亚森，吴泰相.来那度胺联合地塞米松治疗复发难治性多发性骨髓瘤的系统评价［J］.中国循证医学杂志，2011，11（02）：187-194.

［7］张少晗，应燕萍，赵慧函等.1990-2019年我国多发性骨髓瘤疾病负担及其变化趋势分析［J］.医学信息，2022，35（22）：23-27.

［8］王华庆，闵琦，梁绍平.套细胞淋巴瘤的诊疗进展及我们的思考［C］//中国癌症基金会，中国抗癌协会肿瘤临床化疗专业委员会，中国医师协会肿瘤医师分会.第九届中国肿瘤内科大会、第四届中国肿瘤医师大会、中国抗癌协会肿瘤临床化疗专业委员会2015年学术年会论文集.中国协和医科大学出版社，2015：341-343.

［9］摩熵数科医药科技有限公司数据库［DB/OL］.https：//pharma.bcpmdata.com/.

［10］Richardson PG，Schlossman RL，Weller E，et al. Immunomodulatory drug CC-5013 overcomes drug resistance and is well tolerated in patients with relapsed multiple myeloma［J］.*Blood*.2002，100（9）：3063-3067.

［11］List A，Kurtin S，Roe DJ，et al. Efficacy of lenalidomide in myelodysplastic syndromes.*N Engl J Med*.2005，352（6）：549-557.

［12］List A，Dewald G，Bennett J，et al. Lenalidomide in the myelodysplastic syndrome with chromosome 5q deletion［J］.*N Engl J Med*.2006，355（14）：1456-1465.

［13］Richardson PG，Blood E，Mitsiades CS，et al. A randomized phase 2 study of lenalidomide therapy for patients with relapsed or relapsed and refractory multiple myeloma［J］. *Blood.* 2006，108（10）：3458–3464.

［14］Raza A，Reeves JA，Feldman EJ，et al. Phase 2 study of lenalidomide in transfusion–dependent，low–risk，and intermediate–1 risk myelodysplastic syndromes with karyotypes other than deletion 5q［J］. *Blood.* 2008，111（1）：86–93.

［15］Wang M，Fayad L，Wagner–Bartak N，et al. Lenalidomide in combination with rituximab for patients with relapsed or refractory mantle–cell lymphoma：a phase 1/2 clinical trial［J］. *Lancet Oncol.* 2012，13（7）：716–723.

［16］Goy A，Sinha R，Williams ME，et al. Single–agent lenalidomide in patients with mantle–cell lymphoma who relapsed or progressed after or were refractory to bortezomib：phase II MCL–001（EMERGE）study［J］. *J Clin Oncol.* 2013，31（29）：3688–3695.

［17］Richardson PG，Trudel S，Popat R，et al. Mezigdomide plus Dexamethasone in Relapsed and Refractory Multiple Myeloma［J］. *N Engl J Med.* 2023，389（11）：1009–1022.

［18］Lonial S，Popat R，Hulin C，et al. Iberdomide plus dexamethasone in heavily pretreated late–line relapsed or refractory multiple myeloma（CC–220–MM–001）：a multicentre，multicohort，open–label，phase 1/2 trial［J］. *Lancet Haematol.* 2022，9（11）：e822–e832.

第五章

全球首款全人源"双靶向"白介素抑制剂：喜达诺

2009年9月25日，喜达诺（英文商品名为Stelara，英文通用名为ustekinumab，中文通用名为乌司奴单抗）获得FDA批准，正式上市用于银屑病的治疗。自上市以来，该药物的销售额呈现出持续增长的态势。2022年，其全球销售额首次突破100亿美元，成功跻身标志性重磅药物之列。到了2023年，全球销售额再度超过百亿，达到113.63亿美元，进一步稳固了其在银屑病生物制剂市场中的领先地位。

（百万美元）

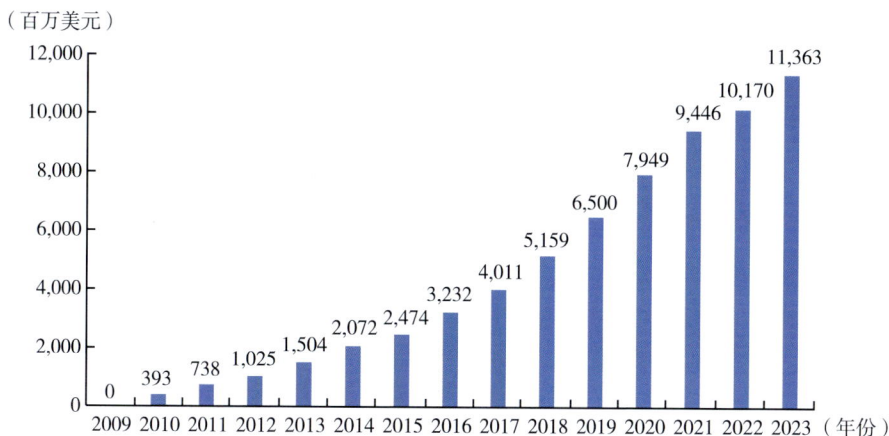

图5-1　喜达诺历年销售额

一、从银屑病说起

谈及银屑病，历史上流传甚广的一则故事与晚清重臣曾国藩相关。曾国藩自幼罹患严重且顽固的"牛皮癣"，其全身多处出现带有银白色鳞屑的丘疹或斑片。为其诊治的郎中称此乃蟒蛇的象征，故而民间曾有曾国藩为"蟒蛇精转世"的传言。曾国藩曾在信件中提及："余遍身生疮，奇痒异常，极以为苦，公事多废搁不办，即应奏之事亦多稽延。"由于病情困扰，他时常难以集中精力处理公务，诸多事务被迫拖延，给自己带来极大不便。除曾国藩外，古今中外患有银屑病的知名人物还有前苏联领导人斯大林、美国政治家本杰明·富兰克林以及隋朝末代皇帝杨广等。那么，银屑病究竟是何种疾病？人类又是如何逐步认识它的呢？

银屑病，俗称"牛皮癣"，是一种常见的慢性皮肤病。其主要临床表现为皮肤表面出现红色斑块，且斑块表面覆盖有银白色鳞屑。关于银屑病的历史记载，最早可追溯至希波克拉底时代（公元前460~公元前377年）。古希腊"医学之父"

希波克拉底首次使用"lopoi"一词来描述这种独特的皮肤病症。"lopoi"所指的是鳞片状、干燥的皮肤状况，他将这一描述记载于医书中，这成为关于银屑病的首次正式文字记录。然而，在当时，"lopoi"这一表述致使银屑病与麻风病的概念产生混淆。实际上，二者存在显著差异：麻风病由麻风杆菌感染引发，是一种传染性疾病，其皮肤症状虽与银屑病有一定相似之处，但在病因、检查方法、治疗手段等方面有着本质区别。在那个时期，众多银屑病患者被误诊为麻风病，这不仅给患者带来极大的身心困扰与伤害，还使他们遭受严重的社会歧视与不公正待遇。部分患者被隔离、排斥，甚至有患者惨遭焚烧处死，银屑病与麻风病概念的混淆引发了一系列悲剧。

古罗马时期，著名医生盖伦（129~199年）使用"psora"一词来定义这类会产生鳞屑的皮肤病，并认为其涉及眼睑、眼角和阴囊等处伴有瘙痒的鳞屑症状。但确切而言，"psora"一词更适用于指代湿疹样疾病，如特应性皮炎、脂溢性皮炎等。盖伦医生认为，这类疾病是由于身体内部毒素积聚所致，主要症状包括皮肤表面出现红色斑块和鳞屑，并伴有瘙痒、疼痛等不适。总体来看，与"lopoi"类似，"psora"一词同样未能精准描述现代医学意义上的银屑病。

直至19世纪初，人类才在临床上对银屑病进行了准确描述。英国皮肤病学创始人罗伯特·威兰（Robert Willan，1757~1812）在其著作中精准阐述了银屑病的症状与特征，成功将银屑病与其他皮肤病区分开来。此外，他还提出了银屑病的分类方法，用于对不同类型的银屑病进行分类和诊断，这些贡献为后续银屑病的研究与治疗提供了重要的指导与启示。罗伯特·威兰是历史上首位对不同类型银屑病给出清晰描述的人，他明确认识到银屑病是一种独立的疾病实体，这无疑是银屑病认知历程中的重大进步。但遗憾的是，罗伯特·威兰使用的术语"lepra"，其词根源于麻风病，这表明人类对银屑病与麻风病的混淆仍在延续。

1841年，银屑病研究迎来重要转折点。奥地利皮肤科医生费迪南德·冯·海布拉（Ferdinand Von Hebra，1816~1880）经过细致观察与深入研究，成功将银屑病与麻风病明确区分开来。在其撰写的皮肤病学著作《Atlas der Hautkrankeiten》（《皮肤病地图集》）中，不再使用"lepra"（麻风病词根）来描述银屑病。自此，银屑病与麻风病两种疾病彻底被区分开来，这一成果在当时的医学界引起轰动。随后，地蒽酚、煤焦油、水杨酸、死海盐、润肤剂和砷等治疗方法相继出现，为深受银屑病困扰的患者提供了更多治疗选择。

19世纪的另一重大里程碑，是人们认识到银屑病与关节炎之间存在关联。被誉为"法国皮肤病学之父"的著名皮肤科医生让·路易斯·阿里伯特（Jean Louis Aliber）在日常医学实践中，偶然发现了关节炎与银屑病之间的相关性。1860年，法国医生欧内斯特·巴赞（Ernest Bazin）正式提出"银屑病关节炎"或"关节炎型银屑病"这一术语，用以描述银屑病与关节炎同时出现的病症。巴赞医生认为，这种疾病是由银屑病引发的炎症性关节炎，其特点是皮肤和关节同时受累。这一发现有力推动了银屑病关节炎的研究与治疗进程，他的观察与描述为后续银屑病关节炎的医学研究奠定了坚实基础。

人类对银屑病的认知与探索历程长达两千多年，从古代医学文献中的初步记载，到现代医学的深入研究，其间凝聚着无数科学家与医生的不懈努力。近年来，关于银屑病的病因和发病机制的研究取得显著进展。目前主流观点认为，银屑病的发病与遗传因素、环境因素、免疫因素等多个因素密切相关。

其一，遗传因素在银屑病发病机制中占据重要地位。众多研究表明，银屑病患者往往具有家族遗传史，其亲属患银屑病的概率相对较高。特定的HLA基因与银屑病发病风险紧密相连，携带HLA-Cw6基因的个体，其患银屑病的风险显著高于不携带该基因者。此外，HLA-B13、HLA-B17、HLA-B38、HLA-B39、HLA-B57等基因也与银屑病发病风险相关。

其二，生活习惯和环境因素对银屑病的发病及病情管理具有重要影响。研究显示，高糖、高脂饮食可加剧人体内的炎症反应，进而影响银屑病的发展与恶化进程。此外，空气污染、化学物质暴露、辐射等因素可能刺激皮肤炎症反应，导致病情加重或诱发疾病发作。

其三，免疫因素是银屑病发病机制的关键环节。尤其是T细胞介导的免疫反应异常，Th17细胞、Th1细胞、IL-23等细胞因子的异常活化，可促进表皮细胞增殖与炎症反应，还可能导致角质形成异常。这些免疫异常因素致使免疫细胞、炎症介质在皮肤组织中失衡，进而引发银屑病的发生与发展。

在银屑病流行病学方面，依据《中国银屑病诊疗指南（2023版）》，1984年中国流行病学调查显示，银屑病患病率为0.123%；2008年中国6省市银屑病流行病学调查结果为0.47%。在欧美国家，银屑病患病率为2%~4%。银屑病关节炎在中国银屑病患者中的发生率为0.69%~5.8%，与亚洲其他国家相近（1%~9%），但低于欧美国家（10%~48%）。

二、IL-12/23 抑制剂的开发

在相当长的一段时期内，银屑病缺乏理想的治疗手段。其治疗方式历经多次变革，从早期的非特异性抗炎药物、免疫抑制剂，逐步发展至当下的生物制剂、小分子药物。随着基础科研的不断深入以及药物临床研究的持续推进，银屑病的治疗方法日益丰富与完善。依据《中国银屑病诊疗指南（2023版）》，国内外获批用于银屑病治疗的生物制剂主要涵盖以下五大类：TNF-α 抑制剂（如依那西普、英夫利西单抗、阿达木单抗等）、IL-12/23 抑制剂（如乌司奴单抗）、IL-23 抑制剂（如古塞奇尤单抗、替瑞奇珠单抗）、IL-17A 抑制剂（如司库奇尤单抗、依奇珠单抗等）以及 IL-36R 抑制剂（如佩索利单抗）。这些生物制剂在银屑病治疗中展现出显著的疗效优势，其具体信息如下表所示：

表 5-1　已获批用于治疗银屑病的生物制剂

药物名称	作用靶点	制剂种类	全球首次获批时间
依那西普/etanercept	TNF-α	重组人TNF受体–抗体融合蛋白	1998 11 02
英夫利西单抗/infliximab	TNF-α	人鼠嵌合单克隆抗体	1998-08-24
阿达木单抗/adalimumab	TNF-α	人源化单克隆抗体	2002-12-31
乌司奴单抗/ustekinumab	IL-12/23 p40	人源化单克隆抗体	2009-09-25
古塞奇尤单抗/guselkumab	IL-23 p19	人源化单克隆抗体	2017-07-13
替瑞奇珠单抗/tildrakizumab	IL-23 p19	人源化单克隆抗体	2018-03-20
司库奇尤单抗/secukinumab	IL-17A	人源化单克隆抗体	2014-12-26
依奇珠单抗/ixekizumab	IL-17A	人源化单克隆抗体	2016-03-22
佩索利单抗/spesolimab	IL-36R	人源化单克隆抗体	2022-09-01

在上述五类生物制剂中，IL-12/23 抑制剂具有怎样的突出特点呢？

首先，从靶点 IL-12 的结构来探讨。IL-12 是一种异源二聚体细胞因子，由两个亚基组成，依据这两个亚基的分子量分别将其命名为 p40 和 p35。通过亚基结合分析可知，IL-12/23 抑制剂能够与 IL-12 的 p40 亚基相结合。在 T 细胞表面或 NK 细胞表面存在着 IL-12 的受体，该受体同样是一种异源二聚体，包含 β1 和 β2 两个亚基。IL-12 与其受体的结合方式为：IL-12 的 p40 亚基与 IL-12Rβ1 亚基相结合，而 IL-12 的 p35 亚基与 IL-12Rβ2 亚基相结合，进而向细胞

内传导信号。IL-12所介导的信号转导涵盖了信号转导和转录激活因子4（Signal Transducer and Activator of Transcription 4，STAT4）与信号转导和转录激活因子6（Signal Transducer and Activator of Transcription 6，STAT6）的磷酸化、细胞表面分子的表达、NK细胞的裂解以及细胞因子生成等功能性细胞反应。

接下来，看看靶点IL-23的情况。IL-12的p40亚基还能够与p19亚基相结合，从而构成IL-23。IL-12和IL-23这两种细胞因子均为分泌型异源二聚体，IL-12的p35亚基以及IL-23的p19亚基需要在细胞内与p40形成共价结合后，才会被分泌至细胞外。尽管IL-23也能够与IL-12受体β1亚基相互作用，进而结合至效应细胞表面，但IL-23的p19亚基与IL-23受体的结合才是最为关键的，这种相互作用能够激活IL-23特异性的胞内信号，例如信号转导和转录激活因子3（Signal Transducer and Activator of Transcription 3，STAT3）的胞内磷酸化、淋巴细胞的激活以及细胞因子如白细胞介素-17A等的分泌。由于IL-23同样包含p40亚基，所以IL-12/23抑制剂也具备结合并中和人IL-23的活性。

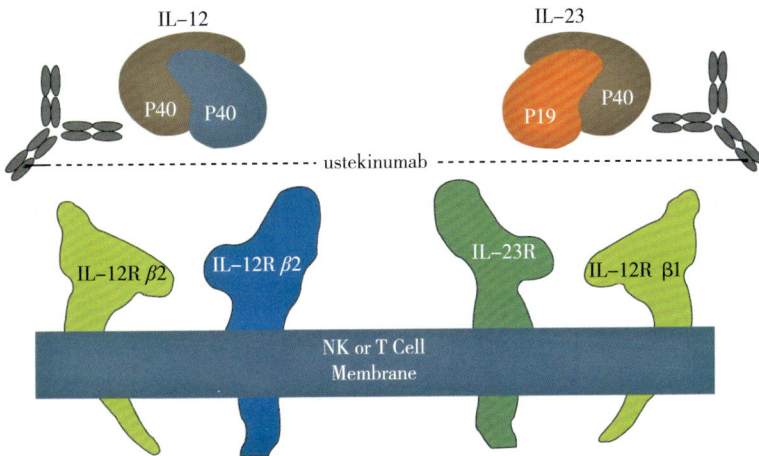

图5-2　乌司奴单抗作用机制

在阐述IL-12/23抑制剂的作用机制时，以乌司奴单抗为例进行说明具有重要意义。前文提及的细胞因子IL-12和IL-23拥有共同的p40亚基，确切来讲，p40亚基正是乌司奴单抗的结合位点。p40亚基由D1、D2、D3三个结构域构成，其中D2、D3结构域参与与IL-12的p35亚基以及IL-23的p19亚基的结合过程。依据乌司奴单抗Fab结构域和人IL-12复合物的晶体结构学数据可知，IL-12与乌司奴单抗的结合位点位于p40亚基的D1结构域。此外，突变分析证实，D1结构域内的氨基酸残基是乌司奴单抗与之结合所必需的。相关研究显示，乌司奴单抗对IL-12和IL-23展现出相当的结合能力，抗体与抗原的化学计量比均为2∶1。总体而言，大量研究明确了乌司奴单抗与IL-12/23的p40亚基之间存在特异性的分子相互作用。

乌司奴单抗能够阻断IL-12和IL-23与NK细胞或T细胞表面相应受体的结合，这一特性明确了乌司奴单抗的分子作用机制。乌司奴单抗不会与已和受体形成复合物的IL-12或IL-23相结合，因此，它不太可能介导Fc抗体效应功能，例如抗体依赖的细胞介导的细胞毒性作用或补体依赖的细胞毒性作用。在体外实验中，乌司奴单抗能够中和IL-12介导的反应，这些反应涵盖STAT4的胞内磷酸化、细胞表面标志物的表达以及IFNγ细胞因子的产生。同时，IL-23介导的反应同样会受到抑制，包括STAT3的胞内磷酸化以及IL-17A、IL-17F、IL-22等细胞因子的产生。综上所述，通过阻止IL-12与IL-23结合至IL-12受体β链，乌司奴单抗能够有效中和IL-12/IL-23介导的细胞信号传导、细胞活化以及细胞因子生成。值得关注的是，尽管乌司奴单抗可有效中和IL-12/23介导的功能反应，但它并不会对其他细胞因子介导的免疫反应或细胞活性产生影响。

IL-12/23在免疫反应进程中发挥着关键作用，针对这两个细胞因子及其信号通路的研究已成为药物研发和临床研究领域的热点方向。鉴于其作用机制清晰、疗效显著，除用于银屑病治疗外，IL-12/23抑制剂也成为银屑病关节炎、克罗恩病等炎症性疾病颇具潜力的候选药物。全球各大制药企业纷纷积极投身于IL-12/23抑制剂的研发工作。随着研发的持续深入，多款IL-12/23抑制剂陆续问世，并在临床实践中取得了令人瞩目的疗效。根据摩熵数科医药科技有限公司数据库数据，截至2025年1月22日，全球靶向IL-12/IL-23信号通路已获批上市的创新药共计5款，生物类似药有7款，具体信息如下表所示：

表5-2　靶向IL-12/IL-23信号通路已获批上市的创新药

药物名称	靶点	企业	最早上市时间
乌司奴单抗	IL-12/IL-23	强生公司/杨森制药公司	2009-09-25
古塞奇尤单抗	IL-23	强生公司/杨森制药公司	2017-07-13
替瑞奇珠单抗	IL-23	默沙东公司/太阳制药公司/康哲药业	2018-03-20
利生奇珠单抗	IL-23	艾伯维制药公司/勃林格殷格翰公司	2019-03-26
米吉珠单抗	IL-23	礼来公司	2023-03-27

　　首款获批上市的IL-12/23抑制剂为乌司奴单抗，由美国医药巨头强生公司旗下的杨森制药公司研发。2009年，乌司奴单抗于美国获批上市，其初始适应证为中重度斑块型银屑病。此后，该药物陆续获批用于银屑病关节炎、克罗恩病、溃疡性结肠炎等多个适应证。

　　乌司奴单抗自上市以来便取得了巨大成功，其独特优势主要体现在两个方面：其一，创新的给药模式。在维持期，患者每三个月仅需进行一次皮下注射，这一设计极大地提高了患者的用药依从性。其二，独特的作用机制。乌司奴单抗能够特异性地结合白细胞介素IL-12和IL-23的p40蛋白亚单位，通过阻断这两个细胞因子的信号通路，有效抑制促炎症细胞因子的释放。

　　凭借创新的作用机制、显著的治疗疗效等诸多优势，乌司奴单抗迅速在全球范围内获得广泛认可，并荣获多项殊荣，包括加拿大盖伦"创新产品奖"（2010年）、美国盖伦"最佳生物技术产品奖"（2011年）以及国际盖伦奖（2012年）。

　　在国内获批情况方面，乌司奴单抗于2017年首次在中国获批，用于治疗中重度斑块状银屑病，成为国内获批的首个全人源"双靶向"IL-12和IL-23抑制剂。2021年，乌司奴单抗被纳入国家医保目录，为广大患者带来了切实的福利。

三、乌司奴单抗的开发之旅

　　乌司奴单抗是由Centocor公司研发的一款人源化IgG1κ型单克隆抗体。从转基因小鼠的获取直至最终药物上市，乌司奴单抗的开发整合了多家公司的技术与资源。在其研发进程中，转基因小鼠成为一项关键技术来源。彼时，研发人员所采用的转基因小鼠购自GenPharm公司。GenPharm公司是一家专注于开发转基因动物模型，用以生产人源化抗体的生物技术企业。需留意的是，2001年，GenPharm公司被Medarex公司收购；2009年，Medarex公司又被百时美施贵宝公司收购，进而成为其子公司。

　　这些小鼠历经特定的基因改造，具体而言，小鼠的Ig基因被替换为人抗体基因，改造内容包括：其一，删除小鼠抗体重链J基因编码序列，借此阻断组装功能性小鼠抗体重链基因所必需的DNA重排过程；其二，删除小鼠抗体κ轻链恒定区编码序列，以阻止小鼠抗体κ轻链的表达；其三，将人抗体重链DNA的"迷你位点"克隆并插入小鼠基因组。该"迷你位点"涵盖4个可变区、16个多样化片段、6个J链片段、IgM恒定区以及IgG1恒定区等关键编码序列；其四，将人抗体κ链DNA的"迷你位点"克隆并插入小鼠基因组，其中包含至少10个恒定区、5个J链片段以及κ恒定区的编码序列。经此基因改造的小鼠品系，在相关抗原免疫后，能够产生多样化、高亲和力且高特异性的单克隆抗体。

　　为获取抗人IL-12治疗性单克隆抗体，研发人员依循以下步骤开展工作：首先，运用人IL-12抗原对上述转基因小鼠进行免疫，此为动物免疫阶段。随后，挑选抗IL-12抗体血清滴度呈阳性的小鼠进行杂交瘤融合。在IL-12滴度阳性小鼠的脾细胞中，含有能够产生抗体的B细胞，将这些脾细胞与骨髓瘤细胞进行融合，此为细胞融合步骤。接着，利用选择培养基筛选出成功融合的杂交瘤细胞株，即完成杂交瘤筛选环节。之后，对可分泌IL-12特异性抗体的杂交瘤细胞进行连续稀释，此过程称作单克隆鉴定。最后，开展基于细胞的功能检测，筛选出能够结合IL-12并抑制IL-12介导免疫反应的抗IL-12抗体，从而获得目标抗体。经筛选鉴定得到的抗体，起初被研发人员命名为12B75，后更名为CNTO1275，这便是日后声名远扬的乌司奴单抗。鉴于其出色的IL-12结合及中和活性，该抗体被选定进行后续深度开发。

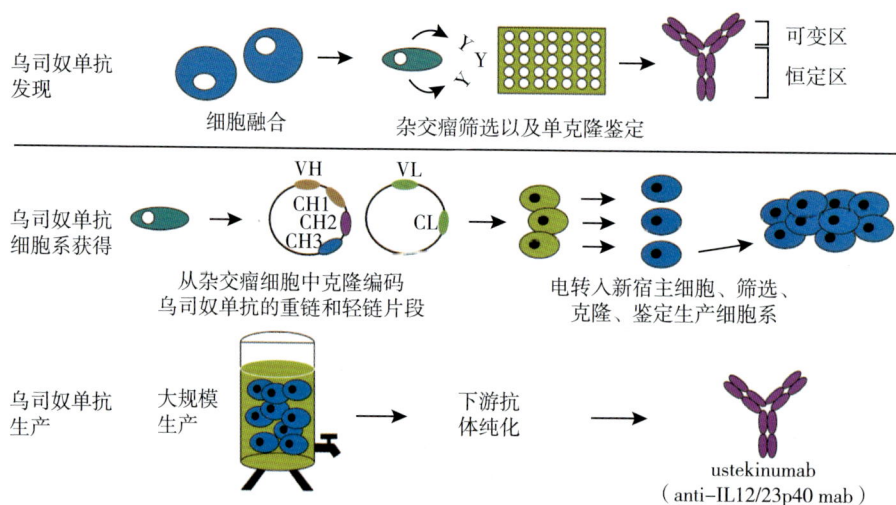

图5-3　乌司奴单抗开发过程示意图

　　在乌司奴单抗的开发进程中，为构建能够大量生产该药物的稳定细胞系，研发人员自前述杂交瘤细胞中克隆出可编码乌司奴单抗完整重链与轻链的基因片段。随后，深入开展基因测序、翻译以及抗体氨基酸序列比对工作，经严谨分析确证乌司奴单抗为人源化抗体，其包含人IgG1重链和κ轻链。紧接着，运用电穿孔技术将克隆所得的重链与轻链基因导入宿主细胞系，继而依次开展筛选、克隆以及鉴定工作，以确定生产细胞系。乌司奴单抗的大规模生产主要借助灌注生物反应器完成，最终从上清液中经纯化获取成品。

临床试验无疑是乌司奴单抗开发流程中最为关键的环节。依据摩熵数科医药科技有限公司全球临床试验数据库信息，自乌司奴单抗首次迈入临床开发阶段至今，在全球范围内，围绕该药物开展的Ⅰ至Ⅲ期临床试验共计45项。其中，由强生公司主导的临床试验有11项。经过临床开发并成功获批上市的适应证共有4个，分别为斑块状银屑病、银屑病关节炎、克罗恩病以及溃疡性结肠炎。

斑块状银屑病（2009年9月25日获批）是强生公司选定的首发适应证。针对这一适应证，开展了2项关键的Ⅲ期临床试验。以下为这两项试验的详细信息，包括试验编号、试验登记号、开始日期、主要终点完成日期、结束日期、实际入组人数以及年龄范围：

表5-3　乌司奴单抗2项针对斑块状银屑病的关键Ⅲ期临床1

试验编号	试验登记号	开始日期	主要终点完成日期	结束日期	实际入组人数	年龄范围
C0743T08（PHOENIX 1）	NCT00267969	2005-12	2006-07	2011-05	766	18周岁-无限制
C0743T09（PHOENIX 2）	NCT00307437	2005-05	2006-12	2011-10	1,230	18周岁-无限制

试验编号、试验设计、试验时长、治疗组别信息如下：

表5-4　乌司奴单抗2项针对斑块状银屑病的关键Ⅲ期临床2

试验编号	试验设计	试验时长	治疗组别
C0743T08（PHOENIX 1）	随机、双盲、安慰剂对照	76周	乌司奴单抗45mg乌司奴单抗90mg安慰剂
C0743T09（PHOENIX 2）	随机、双盲、安慰剂对照	52周	乌司奴单抗45mg乌司奴单抗90mg安慰剂

PHOENIX 1和PHOENIX 2这两项多中心、随机、双盲、安慰剂对照的Ⅲ期临床试验，共计纳入1,996名斑块状银屑病患者。患者的入组标准如下：其一，

年龄需在18周岁及以上；其二，银屑病斑块覆盖体表面积至少达10%；其三，银屑病面积和严重指数（PASI）评分≥12；其四，为适合光疗或系统疗法的候选对象。

PHOENIX 1试验实际入组766名患者，于2005年12月至2011年5月期间，在美国、加拿大、比利时等48个地点开展。该试验周期为76周，共分为三个阶段：0~12周为安慰剂对照阶段；12~40周为安慰剂与药物交叉治疗阶段；40~76周为随机退出阶段。试验结果表明，在乌司奴单抗治疗第2周时，银屑病皮损面积和严重指数改善至少50%的患者比例（PASI50）显著高于安慰剂组（P<0.001）；自第4周起，治疗组中达到PASI 75的患者比例显著高于安慰剂组（P<0.001）。在12周时，45mg与90mg治疗组的PASI 75应答率分别为67%和66%，并在第24周时达到峰值（分别为76%和85%），且该应答率维持至试验结束。在安全性方面，试验结果显示乌司奴单抗具有良好的安全性和耐受性。最常见的不良事件包括上呼吸道感染、头痛以及疲劳，严重不良事件的发生率较低。

PHOENIX 2试验实际入组1,230名患者，于2005年5月至2011年10月在欧洲和北美洲的70个地点（如奥地利、加拿大、法国、德国、瑞士、英国、美国等）进行。试验周期为52周，与PHOENIX 1试验相仿，同样包含三个阶段：0~12周为安慰剂对照期；12~28周为安慰剂和药物交叉治疗期；28~52周为随机剂量强化期。研究结果显示，在28周时，超过70%接受乌司奴单抗治疗的银屑病患者达到PASI 75。在长达5年的随访过程中，约80%的患者仍维持PASI 75，患者的焦虑、抑郁等精神状态得到大幅改善，在长期维持治疗期间，患者的生活质量持续提升。

PHOENIX 1和PHOENIX 2两项研究均有力证实，相较于安慰剂，乌司奴单抗能够显著提高中重度银屑病患者的PASI 75应答率，且具备良好的安全性。基于这两项试验结果，2009年9月25日，乌司奴单抗获得FDA批准上市，用于治疗成人中重度斑块状银屑病，由此开启了银屑病白介素治疗的崭新时代。

乌司奴单抗获批的第二项适应证为银屑病关节炎（2013年9月23日获批）。针对该适应证，开展了2项关键的III期临床试验，其试验编号、试验登记号、开始日期、主要终点完成日期、结束日期、实际入组人数以及年龄范围等信息如下：

表5-5　乌司奴单抗2项针对银屑病关节炎的关键Ⅲ期临床1

试验编号	试验登记号	开始日期	主要终点完成日期	结束日期	实际入组人数	年龄范围
CNTO1275PSA3001（PSUMMIT-1）	NCT01009086	2009-12	2011-10	2013-05	615	18周岁－无限制
CNTO1275PSA3002（PSUMMIT-2）	NCT01077362	2010-03	2012-03	2012-11	312	18周岁－无限制

试验编号、试验设计、试验时长、治疗组别信息如下：

表5-6　乌司奴单抗2项针对银屑病关节炎的关键Ⅲ期临床2

试验编号	试验设计	试验时长	治疗组别
CNTO1275PSA3001（PSUMMIT-1）	随机、双盲、安慰剂对照	24周	乌司奴单抗45mg 乌司奴单抗90mg 安慰剂
CNTO1275PSA3002（PSUMMIT-2）	随机、双盲、安慰剂对照	24周	乌司奴单抗45mg 乌司奴单抗90mg 安慰剂

　　PSUMMIT-1和PSUMMIT-2是两项设计相似的多中心、随机、双盲、安慰剂对照的Ⅲ期临床研究。PSUMMIT-1试验纳入了615名银屑病关节炎患者，PSUMMIT-2试验纳入了312名银屑病关节炎患者。在患者筛选方面，PSUMMIT-1试验所纳入的患者均未曾接受过TNF-α抑制剂治疗，而PSUMMIT-2试验的患者群体既涵盖使用过TNF-α抑制剂治疗的个体，也包含未使用过该类药物治疗的个体。入选患者按照1∶1∶1的比例随机分配至三个组别，即45mg乌司奴单抗组、90mg乌司奴单抗组以及安慰剂组。患者在第0周、第4周以及后续每间隔12周接受一次药物治疗。此两项试验的主要疗效终点为在24周时，依据ACR20，病情改善达到20%及以上的患者比例。

　　PSUMMIT-1研究在欧洲、北美洲和亚太地区的104个研究中心展开。在纳入的615名患者中，安慰剂组、45mg乌司奴单抗组、90mg乌司奴单抗组分别纳入206名、205名、204名患者。研究数据显示，在24周时，安慰剂组有47例（占比22.8%）患者达到ACR20标准，45mg乌司奴单抗组有87例（占比42.4%）患者达到ACR20标准，90mg乌司奴单抗组有101例（占比49.5%）患者达到ACR20标准，并且这些患者的治疗应答持续至52周。在安全性方面，第16周时，乌司奴单抗组和安慰剂组出现不良反应事件的患者比例相近，分别为41.8%和42.0%。PSUMMIT-2研究结果表明，在第24周时，乌司奴单抗组达到ACR20标准的患者比例为43.8%，显著高于安慰剂组的20.2%。两项试验结果一致表明，相较于安慰剂，乌司奴单抗能够显著改善活动性银屑病关节炎患者的病情。

基于PSUMMIT-1和PSUMMIT-2试验的研究成果，2013年9月23日，乌司奴单抗成功获批用于成人活动性银屑病关节炎的治疗适应证。针对克罗恩病（2016年9月26日获批）、溃疡性结肠炎（2019年10月21日获批）适应证所开展的Ⅲ期临床试验，其试验编号、试验登记号、开始日期、主要终点完成日期、结束日期、实际入组人数、年龄范围等关键信息如下表所示：

表5-7　乌司奴单抗针对克罗恩病、溃疡性结肠炎开展的Ⅲ期临床1

适应证	试验编号	试验登记号	开始日期	主要终点完成日期	结束日期	实际入组人数	年龄范围
克罗恩病	CNTO1275CRD3001	NCT01369329	2011-07	2013-06	2013-07	769	18周岁-无限制
	CNTO1275CRD3002	NCT01369342	2011-07	2014-08	2014-10	640	18周岁-99周岁
	CNTO1275CRD3003	NCT01369355	2011-09	2015-06	2019-10	1,282	18周岁-99周岁
克罗恩病	CNTO1275CRD3005	NCT03107793	2017-04	2020-04	2021-07	500	18周岁-无限制
	CNTO1275CRD3007	NCT03464136	2018-03	2020-12	2021-05	386	18周岁-无限制
	CNTO1275CRD3008	NCT03782376	2018-12	2022-08	2023-01	215	18周岁-无限制
溃疡性结肠炎	CNTO1275UCO3001	NCT02407236	2015-07	2018-08	2021-11	961	18周岁-无限制

试验编号、试验设计、试验时长、治疗组别信息如下：

表5-8　乌司奴单抗针对克罗恩病、溃疡性结肠炎开展的Ⅲ期临床2

适应证	试验编号	试验设计	试验时长	治疗组别
克罗恩病	CNTO1275CRD3001	随机、双盲、安慰剂对照	8周	乌司奴单抗130mg 乌司奴单抗6mg/kg 安慰剂
	CNTO1275CRD3002	随机、双盲、安慰剂对照	8周	乌司奴单抗130mg 乌司奴单抗6mg/kg 安慰剂
	CNTO1275CRD3003	随机、双盲、安慰剂对照	44周	乌司奴单抗90mg每8周一次 乌司奴单抗130mg 乌司奴单抗90mg每12周一次 安慰剂

续表

适应证	试验编号	试验设计	试验时长	治疗组别
	NTO1275CRD3005	随机、开放标签	48周	乌司奴单抗 常规护理
克罗恩病	CNTO1275CRD3007	随机、双盲、阳性对照	76周	乌司奴单抗6mg/kg 乌司奴单抗90mg 阿达木单抗40mg 安慰剂
	CNTO1275CRD3008	随机、双盲、安慰剂对照	36周	乌司奴单抗6mg/kg 乌司奴单抗90mg 安慰剂
溃疡性结肠炎	CNTO1275UCO3001	随机、双盲、安慰剂对照	44周	乌司奴单抗 安慰剂

四、乌司奴单抗的销售

2009年9月，喜达诺成功获得FDA的上市批准，此后，其在市场销售方面成绩斐然。具体数据显示，2012年，喜达诺的全球销售额首次突破10亿美元，达到10.25亿美元；2018年，销售额突破50亿美元，攀升至51.59亿美元；2022年，更是正式突破百亿美元大关，达101.70亿美元。截至2023年底，自喜达诺上市的15年间，其累计销售额约660亿美元，为强生公司创造了极为可观的经济效益。2023年，喜达诺单款产品销售额在强生公司总营收中占比13.34%。那么，喜达诺在全球市场畅销的原因究竟是什么呢？

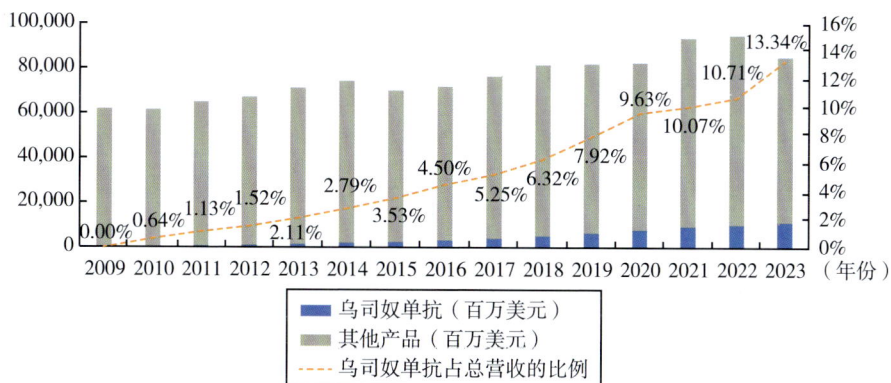

图5-4　强生公司乌司奴单抗销售额占比

从市场需求层面剖析，在全球范畴内，自身免疫性疾病是仅次于肿瘤的第二大疾病领域。银屑病作为最为常见的自身免疫性疾病之一，全球患者数量超过1.25亿。此外，银屑病关节炎、克罗恩病、溃疡性结肠炎等疾病的患者群体规模同样庞大。自身免疫性疾病通常属于慢性病，病程冗长，可能延续数年甚至伴随患者终身。以银屑病为例，其病程往往呈现出周期性发作与缓解的特点，患者的治疗疗程极为漫长，存在终身用药的可能性。如此庞大的患者基数以及漫长的治疗周期，为喜达诺提供了广阔的市场空间。

从市场竞争格局视角审视，喜达诺诞生于一个竞争相对缓和的时代。在银屑病治疗领域，各类药物产品处于持续迭代状态。第一代产品TNF-α抑制剂率先出现，其中包括辉瑞制药有限公司与安进公司联合研发的恩利；还有艾伯维制药公司的修美乐，作为TNF-α人源化单抗，于2002年12月获批上市。而靶向IL-12/IL-23的喜达诺属于第二代产品，此后，IL-23抑制剂、IL-17A抑制剂等药物也相继面市。从上市时间维度考量，喜达诺在问世初期面临的产品竞争压力相对较小，这使其能够在上市伊始便迅速赢得市场认可，在银屑病治疗领域成功树立品牌形象。

从适应证拓展方面来看，自首次上市起，喜达诺的治疗范围不断延伸，多个适应证陆续获批。2013年，喜达诺获批用于治疗银屑病关节炎；2016年，其适应证进一步扩大，获批用于治疗克罗恩病；2017年，获批用于治疗青少年斑块状银屑病；2019年，获批用于治疗溃疡性结肠炎；2020年，获批用于治疗儿童斑块状银屑病；2022年，获批用于治疗儿童银屑病关节炎。自上市后的14年间，喜达诺持续覆盖更为广泛的患者群体，不断挖掘并满足新的市场需求。在此过程中，喜达诺的产品生命周期得以显著延长，其在医疗领域的地位与影响力也日益稳固。

在国内市场方面，2017年11月，强生公司的乌司奴单抗获得NMPA批准上市，用于治疗中重度斑块状银屑病。2020年3月，再次获批用于治疗成年中重度活动性克罗恩病。进入国内市场后，该产品销售业绩颇为可观。依据摩熵数科医药科技有限公司销售数据库数据，2019~2021年为强生公司乌司奴单抗在中国市场的初步布局与推广阶段，销售额从2019年的0.65亿元增长至2021年的2.36亿元。自2022年起，其销售额呈现爆发式增长态势，达到7.13亿元。2023年，首次突破10亿元大关，达到11.18亿元。

国内销售额
（亿元）

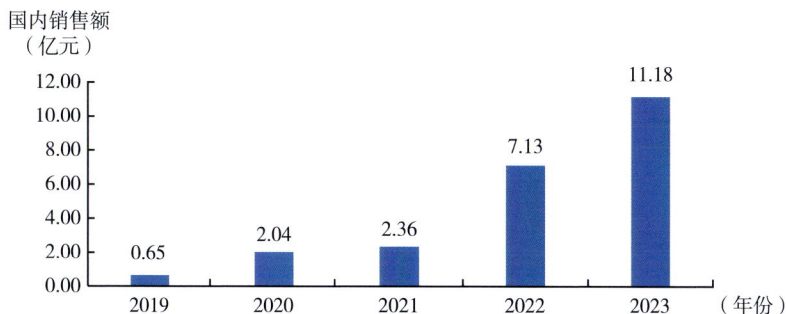

图5-5　乌司奴单抗国内销售额

在进入我国市场初期，喜达诺凭借其卓越的治疗效果以及便捷的三个月一次注射的给药频率，深受国内患者关注。然而，其高昂的价格却成为国内患者接受治疗的巨大阻碍。2019年，喜达诺在国内的定价为39,950元/支，若按照一年注射四次计算，患者每年的治疗费用将近16万元，这无疑给患者带来了极为沉重的经济负担。

2020年，喜达诺进行了首次价格调整，价格从39,950元/支降至29,350元/支。尽管每支价格仍接近3万元，但在一定程度上缓解了患者的经济压力，不过整体价格水平依旧偏高。2021年3月，喜达诺再次调价，价格从29,350元/支下调至17,059元/支，相较于刚上市时，价格下降幅度达57%。

2021年12月3日，国家医保局公布《国家基本医疗保险、工伤保险和生育保险药品目录（2021年版）》，乌司奴单抗成功被纳入国家医保目录，自2022年1月1日起正式实施。报销前，其价格为4,318元/支，按一年注射4针计算，患者年治疗费用约为17,272元，月均费用1,439元。若按照50%的报销比例计算，患者月均费用仅约719元。成功纳入医保后，喜达诺得以惠及更多国内患者，产品销售量显著提升，销售额也随之迅速增长。

五、IL-12/23 抑制剂的最新研究进展

依据摩熵数科医药科技有限公司所构建的全球药物研发数据库数据，截至2025年1月22日，全球范围内处于研发进程中的IL-12/23抑制剂（涵盖创新药以及生物类似药）总计达172款。在这172款药物中，已经获得批准并成功上市的有12款；有3款已提交上市申请；处于三期临床研究阶段的有6款；处于二期临

床研究阶段的有15款；处于一期临床研究阶段的有22款；尚处于临床前研究阶段的则有44款。

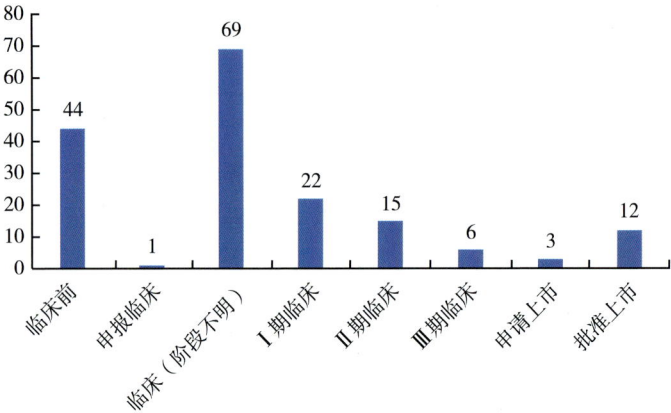

图5-6　全球在研的IL-12/23抑制剂开发阶段

自乌司奴单抗上市以来，截至2025年1月22日，全球范围内靶向IL-12/IL-23信号通路且已获批上市的创新药共计4款，其具体信息如下所示：

表5-9　乌司奴单抗上市后全球靶向IL-12/IL-23信号通路创新药研发情况

药品名称	公司	靶点	全球最高研发阶段	最高研发阶段适应证
古塞奇尤单抗	强生公司/杨森制药公司	IL-23	已上市	—
替瑞奇珠单抗	默沙东公司/太阳制药公司/康哲药业控股有限公司	IL-23	已上市	—
利生奇珠单抗	艾伯维制药公司/勃林格殷格翰公司	IL-23	已上市	—
米吉珠单抗	礼来公司	IL-23	已上市	—
AK-101	康方生物科技有限公司	IL-12/IL-23	申请上市	斑块型银屑病
BAT-2206	百奥泰生物制药股份有限公司	IL-12/IL-23	申请上市	斑块型银屑病
BmAb-1200	印度百康公司/强生公司	IL-12/IL-23	申请上市	斑块型银屑病
JNJ-2113	强生公司/Protagonist公司	IL-23/IL-23R	临床三期	斑块型银屑病、银屑病关节炎
HemaMax	Karyopharm Therapeutics Inc.	IL-12/IL-12R	临床三期	辐射病
GNR-068	International Biotechnology Center Generium	IL-12/IL-23	临床三期	斑块型银屑病
SYSA-1902	石药控股集团有限公司	IL-12/IL-23	临床三期	银屑病

古塞奇尤单抗作为一种IL-23抑制剂，系由强生公司旗下的杨森制药公司研发而成。该药物于2017年在美国获批上市，获批的适应证为中重度斑块状银屑病。古塞奇尤单抗堪称全球首款上市的靶向IL-23的单克隆抗体药物，其作用机制主要体现在以下两个方面：其一，能够选择性地与IL-23的p19亚基相结合，通过靶向阻断IL-23，破坏由IL-23介导的信号转导、激活过程以及细胞因子的级联反应，进而抑制IL-23的生物活性，对斑块状银屑病发挥治疗功效；其二，可减少17型辅助性T细胞（Th-17）的增殖，以此减少Th-17衍生的促炎细胞因子，尤其是IL-17和IL-22，从而抑制IL-23/Th17轴。

在银屑病治疗领域，古塞奇尤单抗展现出诸多显著优势。首先，其长期疗效几乎不受疾病严重程度、既往治疗史、并发症以及性别等因素的影响，因此适用的患者群体极为广泛。其次，该药物具有较高的皮损清除率。有研究显示，银屑病患者接受古塞奇尤单抗治疗28周后，PASI 75的应答率高达100%，PASI 90应答率同样高达100%，PASI 100应答率亦高达94.9%。再者，其药效持续时间较长。银屑病患者在结束古塞奇尤单抗用药后，平均复发时间为282天，约10个月左右。凭借受众面广、疗效卓越、药效持久以及安全性良好等诸多优势，古塞奇尤单抗目前已成为银屑病患者采用生物制剂治疗的理想选择。

替瑞奇珠单抗同样属于IL-23抑制剂，于2018年获得FDA和欧洲药品管理局（European Medicines Agency，EMA）的批准上市。这款药物最初由默沙东公司研制，2014年9月，印度太阳制药获得了替瑞奇珠单抗的全球独家权益。在国内权益方面，2019年6月，康哲药业控股有限公司从太阳制药引进了替瑞奇珠单抗在大中华区的开发与商业化权利。2023年5月26日，该产品的上市许可申请成功获得NMPA批准，用于治疗适合系统治疗或光疗的中度至重度斑块状银屑病成人患者，并且成为首款国产IL-23抑制剂。

利生奇珠单抗由勃林格殷格翰公司率先研发。2016年，艾伯维制药公司斥资6亿美元从勃林格殷格翰公司获取了该款药物的全球商业化权益。2019年3月26日，利生奇珠单抗首次在日本获批用于治疗斑块状银屑病，随后相继获得FDA和EMA的批准上市。上市之后，利生奇珠单抗取得了极为优异的销售成绩。2022年其全球销售额突破50亿美元，2023年全球销售额达到77亿美元，预计2024年全年销售额有望超过100亿美元。业内普遍认为，利生奇珠单抗将成为继修美乐之后，艾伯维制药公司培育的第二个百亿"药王"。

米吉珠单抗系由礼来公司研发的IL-23抑制剂。与前几款药物有所不同的是，为规避竞争激烈的银屑病赛道，礼来公司选择中重度活动性溃疡性结肠炎作为米吉珠单抗的首发适应证。该药物最早于2023年3月27日在日本获批，目前，米吉珠单抗已在美国、欧洲、日本上市，在国内也已申报上市。

六、启示

乌司奴单抗的研发历程，在疾病机制洞察、临床试验规划以及市场战略布局等多个维度，为药物研发领域提供了具有深远意义的启示。

在对疾病机制的深入理解层面，以银屑病为例，IL-12和IL-23这两种细胞因子于银屑病的发病进程中扮演着核心角色。它们通过激活特定的信号转导通路，引发下游一系列炎症反应。乌司奴单抗的作用靶点精准定位于IL-12和IL-23的共同亚基p40，其作用机制是阻断p40与细胞表面受体的结合，进而有效抑制由IL-12和IL-23介导的生物学效应。靶点的确定在整个药物研发流程中占据着极为关键的地位。研发人员依据靶点的独特生物学特性，设计并合成能够与之特异性相互作用的药物分子，以此实现对疾病进程的有效干预。对IL-12/IL-23靶点的深入研究与精准认知，无疑为乌司奴单抗的成功研发筑牢了根基。

在临床试验的设计与实施方面，科学且合理地规划临床试验，是确保药物研发成功的关键环节。临床试验作为验证药物疗效与安全性的核心手段，为药物的上市申请以及临床应用提供了坚实的科学依据。围绕乌司奴单抗开展的一系列关键性临床试验，诸如针对银屑病适应证的PHOENIX系列试验，以及针对银屑病关节炎的PSUMMIT系列试验等，均在人体试验中充分验证了该药物针对不同适应证所展现出的卓越治疗效果。同时，这些试验还成功确定了最适宜患者的用药方案，涵盖用药剂量、用药频率以及用药途径等关键要素。

从市场定位的视角审视，乌司奴单抗的市场策略极具精准性与前瞻性。其率先将目标锁定于银屑病这一患者基数庞大的疾病领域。此前，依那西普、阿达木单抗等针对银屑病市场的药物一经上市便迅速成为畅销产品，这在很大程度上得益于银屑病本身的疾病特点以及庞大的患者需求。乌司奴单抗凭借精准的市场定位策略，实现了快速的市场推广与广泛应用，极大地提高了资源利用效率，避免了不必要的资源损耗。

乌司奴单抗的成功应用，深刻诠释了一款药物的市场价值与患者受益程度之间存在的高度统一性。从市场层面剖析，乌司奴单抗在上市后的14年间，累计创造了超过660亿美元的经济收益，精准的市场定位无疑是其取得这一斐然成绩的关键驱动因素之一。从患者层面考量，该药物为众多饱受银屑病、银屑病关节炎、克罗恩病等自身免疫性疾病困扰的患者带来了切实的治疗希望，显著改善了患者的生活质量，使其能够重新回归正常生活。在大健康产业蓬勃发展的当下，患者始终处于医疗服务体系的核心位置。患者尚未得到满足的临床需求，构成了每一款药物研发的源动力与出发点。"以临床价值为导向，以患者为中心"的理念，应当成为每一位医药行业从业者始终坚守的职业准则与行动指南，贯穿于药物研发、生产、销售以及临床应用的全过程。

附：喜达诺开发大事记

1989年，美国科学家Leonard H. Calabrese首次描述细胞因子IL-12

2000年，科学家Oppmann B鉴定到一种新的p19蛋白亚基，可结合至IL-12 p40亚基组成新的复合物，命名为细胞因子IL-23

2000年，乌司奴单抗首次进入临床研究

2001年，首次获得乌司奴单抗治疗银屑病的人体内疗效数据

2007年，强生公司递交乌司奴单抗监管申请，拟用于治疗银屑病

2008年，克罗恩病适应证2b期临床试验启动

2009年，乌司奴单抗在美国获批上市，商品名为Stelara（喜达诺）

2009年，银屑病关节炎适应证3期临床试验启动

2012年，喜达诺全球销售额突破10亿美元

2013年，乌司奴单抗第二个适应证银屑病关节炎获得批准

2016年，第三个适应证克罗恩病成功获批

2019年，适应证再次拓展，获批用于治疗溃疡性结肠炎

2022年，喜达诺全球销售额达到101.70亿美元

2023年，喜达诺全球销售额再次突破百亿，达到113.63亿美元

参考文献

［1］晋红中，唐珂韵.炎症性皮肤病——传统与现代：疾病概念，发病机制，治疗方法的演变历程［J］.中华临床免疫和变态反应杂志，2024，18（4）：335-342.

［2］王媛中，黄旦.中医药治疗银屑病研究进展［J］.吉林中医药，2015（008）：000.

［3］李玉慧，姚海红，贾园，等.以关节炎为首发表现的银屑病关节炎患者的临床及实验室特征［J］.中华医学杂志，2016，96（11）：883-885.

［4］郑华宁，甘慧，周大兴，等.白细胞介素12的生物学功能与药理学作用［J］.国际药学研究杂志，2008（03）：36-39.

［5］郭薇，朱玥，罗成，等.P40家族成员及其在自身免疫性疾病中的作用［J］.药物生物技术，2011（001）：018.

［6］摩熵数科医药科技有限公司数据库［DB/OL］. https：//pharma.bcpmdata.com/.

［7］Yawalkar N，Karlen S，Hunger R，et al.Expression of interleukin-12 is increased in psoriatic skin.［J］.Journal of Investigative Dermatology，1998，111（6）：1053.

［8］Benson J M，Peritt D，Scallon B J，et al.discovery and mechanism of ustekinumab：a human monoclonal antibody targeting interleukin-12 and interleukin-23 for treatment of immune-mediated disorders［J］.mabs，2011，3（6）：535.

［9］Yeilding N，Szapary P，Brodmerkel C，et al.Development of the IL-12/23 antagonist ustekinumab in psoriasis：past，present，and future perspectives［J］.Annals of the New York Academy of Sciences，2011.

［10］Luo J，Wu S J，Lacy E R，et al.Structural basis for the dual recognition of IL-12 and IL-23 by ustekinumab.［J］.Journal of Molecular Biology，2010，402（5）：797-812.

［11］Teng M W L，Bowman E P，Mcelwee J J，et al.IL-12 and IL-23 cytokines：from discovery to targeted therapies for immune-mediated inflammatory diseases［J］.Nature Medicine，2015，21（7）：719.

［12］Benson J M，Sachs C W，Treacy G，et al.Therapeutic targeting of the IL-12/23 pathways：generation and characterization of ustekinumab［J］.Nature Biotechnology，2011，29（7）：615-624.

［13］Chehad A，Boutrid N，Rahmoune H .Ustekinumab in Dermatology：Approved Indications and Off-label Uses［J］.Journal of Exploratory Research in Pharmacology，2023.

［14］Mcinnes I B，Kavanaugh A，Gottlieb A B，et al.Efficacy and safety of ustekinumab in patients with active psoriatic arthritis：1 year results of the phase 3，multicentre，double-blind，placebo-controlled PSUMMIT 1 trial［J］.The Lancet，2013，382（9894）：780-789.

第六章

小分子药物开发的极致
演绎：艾乐妥

2011年5月18日，艾乐妥（英文商品名Eliquis，英文通用名apixaban，中文通用名阿哌沙班）获EMA批准在欧盟上市，2012年12月28日获FDA批准在美国上市，销售额持续上涨，2021年销售额超过100亿美元，跻身标志性重磅药物行列。

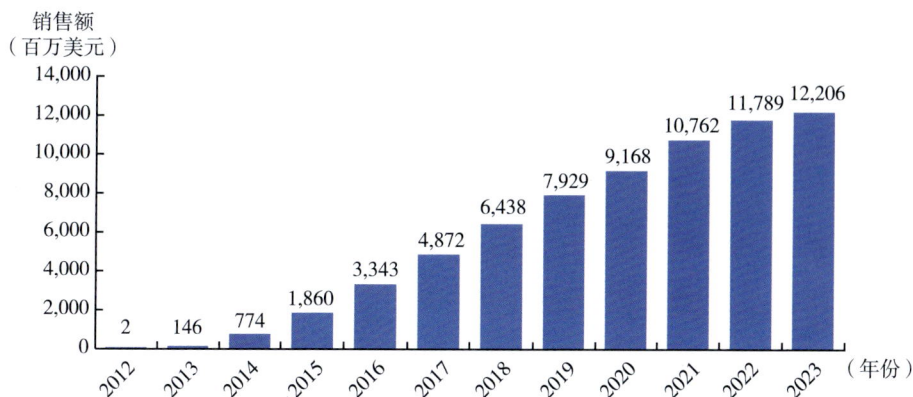

图6-1 艾乐妥历年销售额

一、从血栓说起

人体血液循环犹如河流奔腾，血管则似承载水流的河床。当河床中出现较大石块时，河流的流淌便会受阻。与之相似，在人体血液循环中，若血管内出现"血块"，血流速度便会减缓。在严重情况下，供血将受到影响，致使相应区域的组织或器官因缺血缺氧而引发各类症状，进而导致疾病产生。倘若血管被"血块"完全堵塞，该区域的组织或器官则会发生坏死，甚至可能导致机体迅速死亡。这种存在于血管中的"血块"，医学上称之为血栓。

血栓究竟是如何形成的呢？当人体出现伤口时，会迅速出血。此时，人体自身的保护机制便会启动。为避免失血过多危及生命，血液会在出血部位逐渐凝固，即在破损的血管内形成血栓，从而阻止出血。这一促使血栓形成的机制，被称为凝血系统。而在出血停止后，人体又会逐步将形成的血栓溶解，使血管内的血液重新恢复流通，这一清除血栓的机制则被称作纤溶系统。凝血系统与纤溶系统处于动态平衡状态，共同保障机体既不会因失血过多而受损，也不会因血液过度凝固而出现异常。然而，在某些特定因素作用下，体内这种平衡会被打破。一且纤溶系统无法及时或充分溶解血栓，血栓便会对人体健康构成危害。

血栓的形成受遗传与环境两方面因素影响。在遗传因素方面，部分个体由于血液存在先天性缺陷，处于高凝状态，故而容易形成血栓。就环境因素而言，动脉血栓与静脉血栓的形成原因存在较大差异，需要分别加以阐述。动脉血栓的主要成因是动脉粥样硬化。在之前关于立普妥的章节中曾提及，体内胆固醇含量过高会引发动脉粥样硬化。动脉粥样硬化通常会在局部形成斑块，斑块的出现改变了周围的血流动力学状态，致使斑块周围形成涡流，进而促使血小板、红细胞等脂质细胞发生沉积。在这一过程中，血栓逐渐形成。随着动脉硬化程度的不断加重，血管会进一步狭窄，甚至完全闭塞，局部血流出现淤滞，最终导致慢性血栓形成。此外，动脉粥样硬化还会使血管壁弹性降低，变得僵硬且脆弱。当动脉粥样硬化发展到一定阶段，血管内皮难以承受压力，极易破裂。一旦血管内皮破裂，血管内便会出血，此时机体的凝血系统启动，血栓随之形成。

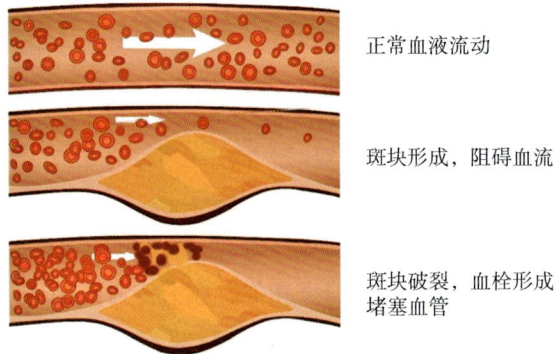

正常血液流动

斑块形成，阻碍血流

斑块破裂，血栓形成
堵塞血管

图6-2 动脉血栓形成

当血栓形成后，若病情持续恶化，血管内皮将频繁破裂。在此过程中，血栓会不断增大，而随着体积的增大，血栓稳定性下降，极易发生脱落。脱落的栓子会随血液在大动脉、中动脉以及小动脉中流动。一旦前方动脉管径小于栓子直径，栓子便会被卡住，进而导致该段动脉发生栓塞。栓塞发生后，栓塞处的动脉会出现痉挛，致使血管管径进一步缩小，栓塞程度加剧。在栓子后方，由于血流被迫停滞，血液会逐渐凝结成一个整体，使得栓子体积进一步增大。部分栓子的尾部可长达100厘米左右，能够将该段动脉血管完全堵塞。这种现象被称为血栓栓塞。血栓栓塞会给机体带来极为严重的后果，如引发心肌梗死、脑梗死等疾病。

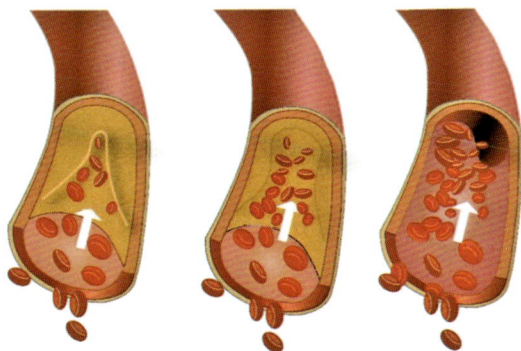

图6-3 血栓栓塞形成

静脉血栓的形成与血流缓慢密切相关。诸多因素可致使血流速度减缓，其中较为常见的因素为久坐。长期保持久坐状态，会使肌肉缺乏收缩与舒张的交替活动，进而导致下肢静脉血液回流受阻，血流速度显著减缓。静脉血流缓慢易造成血液在静脉内淤积，而血液的淤积为血栓形成提供了有利条件。静脉血栓最为严重的后果是血栓随血流进入肺血管，堵塞肺血管，进而形成肺栓塞。

据相关统计数据显示，在血管疾病中，静脉血栓栓塞的发生率仅次于急性冠状动脉综合征和脑卒中，是第三大常见的血管疾病。尸检资料亦证实，静脉血栓的发生率约为动脉血栓的四倍。然而，由于静脉血栓栓塞的临床表现并不显著，其精确的年发病率难以确切获取。国外文献报道，静脉血栓栓塞的年发病率约在（1~2）/1,000区间。2003年，White针对静脉血栓栓塞开展了流行病学研究。该研究综合了美国多家医学中心的报告，并对年龄、性别等因素进行了标准化处理后指出，美国有症状的静脉血栓年发病率约为0.71‰~1.17‰，其中约三分之二的患者表现为深静脉血栓，约三分之一为肺动脉血栓栓塞。Spencer等人对美国Worcester地区医院内检出的静脉血栓栓塞患者进行了统计分析。结果显示，该地区静脉血栓栓塞的发生率和发病率分别为1.04‰和1.28‰，肺动脉血栓栓塞的发生率和发病率分别为0.29‰和0.31‰，深静脉血栓的发生率和发病率分别为0.92‰和1.11‰。尽管此项调查涵盖了该地区12家医院的就诊患者，但对于未能前往医院就诊的静脉血栓栓塞患者以及因致命性肺动脉血栓栓塞在院外死亡的患者，未能纳入统计范围。因此，该研究所得出的统计结果可能低于静脉血栓栓塞的实际发生数量。Cohen等人针对欧洲6个国家开展了静脉血栓栓塞的流行病学调查。调查结果显示，深静脉血栓和肺动脉血栓栓塞的年发生率分别为1.48‰和

0.95‰，静脉血栓栓塞相关的病死率为12%。在这些死亡病例中，生前仅7%得到正确诊断，其中34%为致命性肺动脉血栓栓塞，59%为漏诊或误诊的肺动脉血栓栓塞。在亚洲，有关静脉血栓栓塞流行病学的研究数据相对匮乏，我国在此方面的流行病学资料更是有限。静脉血栓栓塞在临床上的漏诊率较高，未经治疗的患者病死率可高达25%~30%，主要死因是肺动脉血栓栓塞。在美国，每年至少有5万人死于肺动脉血栓栓塞，其死亡人数在全部疾病死亡原因中位居第三，仅次于肿瘤和心肌梗死。不过，经积极治疗后，肺动脉血栓栓塞患者的病死率可降至2%~8%。

二、凝血机制

前文已提及，凝血系统在血栓形成过程中发挥着关键作用，那么，凝血系统究竟是如何运作的呢？以堤坝出现缺口为例，首先人们会搬运一些石块至缺口处进行初步封堵，以阻挡水流。人体的凝血机制与之类似，当机体出现伤口时，血小板便如同这些石块，会受到损伤部位激活因素的刺激而发生聚集，形成血小板凝块，从而发挥初级止血的作用。然而，单纯以石块封堵缺口，效果往往有限。若使用网兜将石块包裹起来再行封堵，效果则会显著提升。在人体内部，起到类似"网"作用的是相互交织的纤维蛋白。正常生理状态下，人体内并不存在纤维蛋白。这是因为纤维蛋白会自发相互连接，形成纤维蛋白聚合体，而纤维蛋白聚合体如同编织网的丝线，会将血小板聚集起来，进而形成血栓。所以，在正常情况下，体内仅存在纤维蛋白原。当机体出现伤口时，纤维蛋白原在凝血酶的作用下转化为纤维蛋白，纤维蛋白随即自发形成聚合体。此时，凝血因子XIII在凝血酶的作用下被活化，促使纤维蛋白聚合体形成稳定且相互交织的网状结构。由此可见，凝血酶在这一过程中扮演着极为关键的角色，它一方面促使纤维蛋白原转化为纤维蛋白，另一方面使凝血因子XIII活化为XIIIa。在正常机体中，凝血酶是以凝血酶原的形式存在，只有当机体发生出血情况时，才会被活化为凝血酶。而在体内促使凝血酶原转化为凝血酶的关键物质，正是我们的主角——凝血因子Xa。需要指出的是，纤维蛋白原又被称为凝血因子Ⅰ，纤维蛋白称为凝血因子Ia，凝血酶原称为凝血因子Ⅱ，凝血酶称为凝血因子Ⅱa。

凝血因子Xa由凝血因子X活化而来，而凝血因子X的活化存在内源性凝血途径和外源性凝血途径。内源性凝血途径，指的是参与凝血的所有因子均来源于血液（内源性）。当血管壁遭受损伤，内皮下组织暴露，带有负电荷的内皮下胶原纤维便会与凝血因子接触，其中因子 XII 与之结合后被活化为 XII a。因子 XII a 进而激活因子 XI，活化的 XI a 又激活因子 IX。单独的 IX a 对因子 X 的激活效力较为低下，它需要与 VIII a 结合，形成 1∶1 的复合物，即因子 X 酶复合物。该复合物能够高效地激活因子 X。外源性凝血途径，则是指参与凝血的因子并非全部来自血液，还有外来的凝血因子参与止血过程。组织因子是一种存在于多种细胞质膜中的特异性跨膜蛋白。当组织受到损伤后，会释放出该因子。在钙离子的参与下，组织因子与因子 VII 结合形成 1∶1 复合物。单独的因子 VII 或组织因子本身并无促凝活性，但当因子 VII 与组织因子结合后，会迅速被活化的因子 X 激活为 VII a，进而形成 VII a– 组织因子复合物。此复合物对因子 X 的激活能力相较于 VII a 单独作用时增强了 16,000 倍。外源性凝血途径所需时间较短，反应迅速。此外，研究表明，内源性凝血途径和外源性凝血途径并非相互独立，二者能够相互活化。

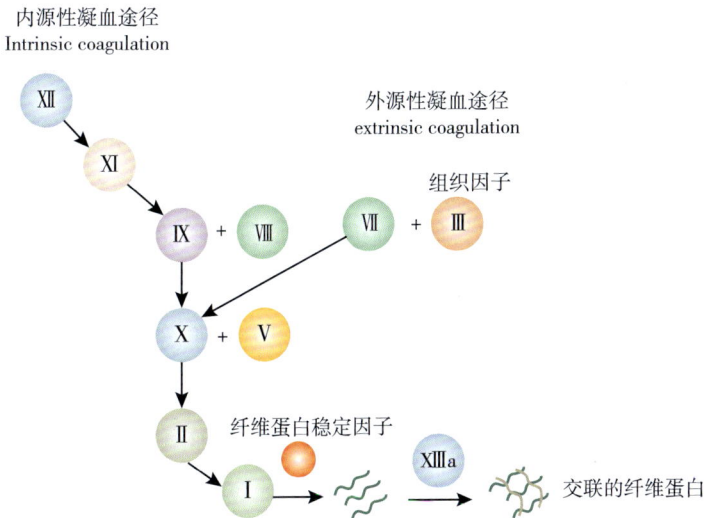

图6-4　凝血机制

内源性凝血途径与外源性凝血途径，虽启动机制及参与因子来源有所不同，但其共同的终极目标均指向凝血因子 X 的活化。而凝血因子 X 的活化，堪称后续凝血酶生成以及纤维蛋白形成的起始环节。由此可见，凝血因子 X 的活化在整个凝血进程中占据着核心且关键的地位，对凝血级联反应的顺利推进起着至关重要的作用。

三、抗凝血药物的发展

在血栓形成过程中，凝血系统扮演着举足轻重的角色，故而抗凝血成为血栓类疾病治疗的重要方向。抗凝药物应用于临床的历史颇为悠久，最早登上临床舞台的抗凝药物当属肝素类药物。1916年，美国约翰霍普金斯大学的博士生Mclean发现了一种物质，该物质可致使小牛罹患出血性疾病。在此基础上，Mclean的导师Howell最终成功提炼出这种物质，并将其命名为"肝素"。1937年，多伦多科学家Best及其同事成功提纯肝素。肝素能够与抗凝血酶相结合，形成肝素–抗凝血酶复合物。此复合物可与多种凝血因子（Ⅱa、Ⅹa、Ⅸa、Ⅺa、Ⅻa）相结合，进而抑制这些凝血因子的活性。肝素的发现，拉开了抗凝治疗历史的序幕。然而，由于肝素对多种凝血因子均有抑制作用，这无疑增加了药物的副作用。基于此，科学家们以肝素为蓝本，致力于研发副作用更小的抗凝药物。1974年，首个类肝素类抗凝药物舒洛地特获批上市，它由快速移动肝素和硫酸皮肤素混合而成。除舒洛地特外，类肝素药物还有达那肝素，达那肝素主要通过抑制Xa因子发挥抗凝功效。1985年，全球首个低分子肝素——那曲肝素上市。低分子肝素从肝素中分离获得，其抗凝机制与肝素相似。但低分子肝素分子链相对较短，与抗凝血酶结合后，无法同时与其他凝血因子形成复合物。所以，低分子肝素主要与抗凝血酶、Xa因子结合形成复合物来发挥作用，对其他凝血因子的影响较小，相较于肝素，其不良反应更低。同时，与肝素相比，低分子肝素半衰期较长，无需频繁监测凝血指标，生物利用度高，使用更为便捷。2001年，磺达肝癸钠上市。磺达肝癸钠依据肝素和低分子肝素中所含的天然戊糖结构，经结构改良后完全人工合成。磺达肝癸钠对抗凝血酶的亲和力显著增强，可快速抑制Xa因子。

除肝素类药物外，维生素K拮抗剂也是较早应用于临床的抗凝药物。20世纪20年代，北美畜牧场主发现部分牲畜患上一种出血性疾病，患病牲畜常因微小外伤出血不止或内出血而死亡。1924年，加拿大兽医Frank W.Schofield在《美国兽医学学报》发表文章，对该疾病进行了详细描述，并推测该病可能与发霉干草中的黑青霉等有关。由于该疾病与甜苜蓿干草相关，故被称为"甜苜蓿病"。"甜苜蓿病"给北美畜牧业带来了巨大威胁，致使牧民遭受惨重经济损失。在因该病损失牲畜的居民中，有一位名为 Ed Carlson 的农夫。在一场暴风雪中，他用卡车装载着一头死亡的奶牛、一桶来自这头奶牛的不凝血以及约45千克甜苜蓿干草，长途跋涉约300公里，前往当地一所不太起眼的农业试验站。在那里，他偶然遇到了1个月前刚刚着手研究"甜苜蓿病"的生化学家 Karl Link。经过6年坚持不懈的努力，1941年，Karl Link 发现甜苜蓿中含有天然香豆素。香豆素本身并无抗凝作用，但在真菌（发霉）作用下可被氧化为双香豆素，进而干扰维生素 K 依赖性凝血因子的功能，引发出血症状。至此，困扰北美牧区近20年的"甜苜蓿病"病因得以明晰。第二次世界大战期间，美国鼠患猖獗。1945年，正在住院休养的 Karl Link 萌生了利用双香豆素衍生物灭鼠的想法。于是，Karl Link 及其同事开始筛选双香豆素衍生物。1948年，他们最终发现了苄丙酮香豆素，并将其作为灭鼠药。鉴于此项研究工作由威斯康辛大学校友基金会（Wisconsin Alumni Research Foundation，WARF）资助完成，因此将这种香豆素衍生物命名为 Warfarin（WARF：基金会；-arin：香豆素词尾），中文译名为华法林，这一名称沿用至今。华法林在灭鼠方面取得了巨大成功，亦是后续药效更强的灭鼠药溴敌隆（又称"超级华法林"）的原型药物。随着华法林在灭鼠领域的成功应用，逐渐有医生尝试将其用于人体抗凝治疗。1954年，FDA 批准华法林用于人体。然而，由于华法林曾作为灭鼠药，患者对此药接受度较低。1955年，美国总统艾森豪威尔在打完高尔夫球后突发心肌梗死，随后接受华法林治疗。这一事件极大地提高了民众对华法林的接受程度，此后华法林开始在临床大量应用。20世纪80年代，世界卫生组织推荐采用国际标准化比值监测华法林疗效，成功解决了制约华法林广泛应用的剂量控制难题。自此，在全球范围内，华法林正式成为应用最为广泛的口服抗凝药物。

再者，直接凝血酶抑制剂也是一类重要的抗凝药物。直接凝血酶抑制剂能够直接且特异性地抑制凝血酶，对其他凝血因子影响甚微。较早使用的直接凝血酶抑制剂为水蛭素类。1884年，威尔士国家医学院的 Haycraft 首次在水蛭唾液中发现一种具有抗凝作用的物质。1904年，Jacoby 将该物质命名为"水蛭素"。1955年，F.Markwardt 从水蛭中成功分离出天然水蛭素。水蛭素是迄今所知世界上最强的天然抗凝血酶物质，具有极强的抗凝、溶栓等功效。它能与凝血酶分子的活性部位紧密结合，形成近乎不可逆的"水蛭素-凝血酶复合物"，即便在极低浓度下也能抑制凝血酶活性。然而，由于水蛭素出血不良反应发生率较高，极大地限制了其临床应用。通过基因技术对水蛭素进行改造后得到的重组水蛭素，出血不良反应发生率较水蛭素显著降低，临床应用范围得以进一步拓展。1997年，重组水蛭素来匹卢定和地西卢定在欧洲上市，同类药物比伐卢定于2000年在美国上市。研究表明，在治疗某些血液性疾病方面，水蛭素优于肝素，能更有效地抑制凝血酶诱发的弥散性血管内凝血和静脉血栓形成。在处理诸如败血症性休克、动脉粥样硬化、脑血管梗塞、心血管病、眼科以及遗传性疾病等缺乏抗凝血酶Ⅲ的病例时，水蛭素展现出巨大优势。不过，水蛭素类直接凝血酶抑制剂也存在诸多缺陷，如治疗窗口狭窄、严重出血风险显著增加，且因其多肽结构特殊，只能静脉给药，给临床应用带来诸多不便。鉴于此，小分子直接凝血酶抑制剂应运而生。1990年，阿加曲班在日本上市，2000年在美国上市。阿加曲班是一种精氨酸衍生物，与水蛭素类凝血酶抑制剂相比，它能够深入血栓内部，直接灭活已与纤维蛋白结合的凝血酶。美拉加群是一种类似纤维蛋白肽A的二肽，可迅速、可逆且竞争性地与凝血酶结合，从而发挥抗凝作用。由于美拉加群口服吸收效果不佳，科研人员继而研制出美拉加群前体药物希美加群，希美加群在体内可快速转化为美拉加群。美拉加群和希美加群于2003年在欧洲上市。但因美拉加群肝功能损害发生率较高，严重者可致急性肝功能衰竭甚至死亡，该药于2006年退出市场。2008年，达比加群酯在欧洲上市，2010年在美国上市。达比加群酯是一种前药，口服吸收后在体内代谢生成具有生物活性的达比加群，达比加群可与凝血酶结合，有效抑制凝血酶活性。达比加群的特点是可口服吸收，无需进行凝血功能监测，药物相互作用发生率低，在临床应用中优势明显。达比加群酯亦是一款重磅药物，2012年销售额突破10亿美元，此后每年销售额均在10亿美元以上。

除上述抗凝血药物外，还有一类较为新型的口服抗凝药物——Xa因子直接抑制剂。前文已述，Xa因子在抗凝过程中发挥着关键作用，抑制Xa因子可有效实现抗凝效果。目前，在Xa因子直接抑制剂中，沙班类药物的研究相对较为成熟。

四、沙班类药物的开发

如前文所阐述，20世纪80年代，低分子肝素成功上市。与此同时，世界卫生组织推荐采用国际标准化比值对华法林的疗效进行监测，这一举措有效攻克了制约华法林广泛应用的剂量控制难题。自此，肝素类药物与华法林成为抗凝市场的主导力量。然而，这两类药物在临床实际应用中依然存在诸多局限性。以低分子肝素为例，其给药方式为注射，这给患者带来了诸多不便，且存在引发潜在血小板减少症的风险，临床使用过程中需要进行监测并适时调整剂量。华法林虽属于口服制剂，却也受到诸多因素的限制，诸如治疗窗狭窄，需要常规监测药效学指标，药物起效较为缓慢，存在大量潜在的药物与食物相互作用，并且因遗传因素导致的个体差异较大等。鉴于此，自20世纪80年代起直至当下，科研人员始终致力于研发新型抗凝药物。

一种理想的抗凝剂应当具备以下特性：其一，给药方式便捷，宜采用口服给药途径；其二，能够快速起效；其三，治疗窗相对较宽；其四，不仅要迅速发挥药效，还需具备高度安全性，即血药浓度的峰值与谷值效应保持平稳；其五，无需进行药效学监测；其六，潜在的药物相互作用发生率极低甚至不存在；其七，对于特殊人群无需进行剂量调整。

研究人员围绕抗凝药物展开了系统性研究，首要工作便是深入探究出凝血级联过程，以期寻找全新的作用靶点。尽管凝血因子X在止血进程中的关键作用早已为人所知，凝血因子Xa在血液凝固过程中亦占据核心地位，能够催化凝血酶原转化为凝血酶，然而，Xa与止血过程之间的量效关系彼时仍不够明晰。相关研究表明，当体内凝血因子X活性降至正常平均值的6%~10%时，对止血过程仅产生轻度影响；而当活性低至1%时，则会造成严重影响。理想的抗凝剂应能够有效预防血栓形成，同时又不会诱导体内出现低凝状态，避免引发出血倾向等并发症。基于此，凝血因子Xa抑制剂成为极具潜力的研究方向。

1987年，首个Xa因子抑制剂Antistasin从墨西哥水蛭的唾液腺中成功分离。该物质由119个氨基酸组成，属于多肽类，对Xa的抑制常数处于0.3~0.6nm范围，由此开启了凝血因子Xa抑制剂的研究新纪元。此后，陆续有关于Xa因子抑制剂的研究报道见诸文献。例如，1990年，Waxman L等人报道从蜱虫中分离出一种蜱虫抗凝血多肽，该多肽即为Xa因子抑制剂；1997年，Sato K等人报道了一种Xa因子抑制剂YM-60828。尽管研究不断推进，但在此期间始终未能发现极为理想的化合物。

1998年，拜耳公司组建专业研发团队，正式开启小分子Xa因子抑制剂的研究工作。通过对20万种化合物进行高通量筛选，获得了苗头化合物1，这是一种通过组合化学库得到的含有磷酸盐基团的小分子化合物，其半抑制浓度（half maximal inhibitory concentration，IC50）值为70nM。随后，研发人员将其中的磷酸盐基团替换为脒基，得到苗头化合物2，其IC50值为120nM。为降低脒基的碱性和离解性，使其更有利于吸收并增强化合物活性，研发人员又合成了异吲哚啉类化合物3与4，二者的IC50值分别为2nM与8nM。尽管这两种化合物的IC50值较低，显示出较强的抑制活性，但它们的生物利用度极低，这在很大程度上限制了药物药效的发挥。于是，研发人员在此基础上进一步合成了活性稍低的化合物5，其IC50值为48nM。在大鼠实验中，测得该化合物的口服生物利用度为38%。尽管生物利用度有所提升，但整体性能仍未能达到理想状态。

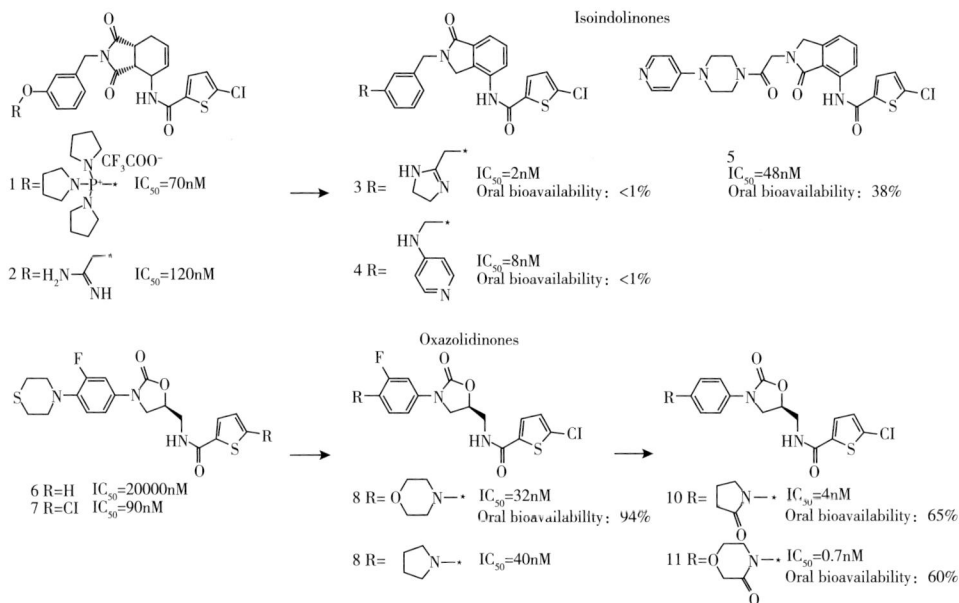

图6-5 化合物结构优化得到利伐沙班的过程

在前期合成了众多化合物后，均未能达到预期的理想状态。在此情形下，研发人员不得不重新审视一味追求高活性化合物这一研究思路的正确性。为深入验证化合物基团的重要性，他们经总结分析发现，苯脒基并非化合物发挥活性所必需的基团，化合物3、4、5均不含有这一基团。通过对化合物结构与活性关系（构效关系）的深入研究，得出这些化合物右侧的氯噻吩甲酰胺基具有至关重要的作用。基于此，研发人员将目光重新聚焦于那些活性较低的化合物，期望从中发现具有潜在价值的化合物。经过二次筛选，他们发现了两个恶唑烷酮类化合物6与7。其中，化合物6对Xa因子的抑制作用极为微弱，其IC50值高达20,000nM。化合物7与化合物6的区别在于，化合物7中噻吩环上的氢原子被氯原子取代，这一改变使得化合物7的IC50值提升了200多倍，降至90nM。尽管这两个化合物的活性并不高，但它们却展现出良好的生物利用度。这两个实例充分表明：恶唑烷酮片段对整个化合物具有积极影响，因其显著提高了化合物的溶解性与生物利用度；同时，噻吩环的氯代修饰对于增强化合物的生物活性也至关重要。

鉴于上述发现，研发人员将化合物7选定为先导化合物，开展进一步的优化工作。当使用吗啉环替换化合物7中的硫代吗啉环时，所得到的化合物8活性提升近2倍，其IC50值为32nM；若以四氢吡咯替代硫代吗啉环，化合物9的IC50值为40nM。尽管化合物8并非具有最强的活性，但其呈现出最为理想的药物动力学结果，口服生物利用度高达94%。

随后，研发人员在吗啉环与四氢吡咯结构中引入羰基，分别得到化合物10与11。引入羰基后，化合物的活性显著提高，且生物利用度下降幅度并不明显。化合物10与11的IC50值分别为4nM与0.7nM；它们的口服生物利用度分别为65%与60%。然而，在大鼠体内实验中，化合物10的活性出现降低；与之不同的是，化合物11无论是在体内实验还是体外实验中，均表现出良好的活性。此外，化合物11的R对映体的IC50值为2,300nM，这充分证明S构型为最佳构型，而化合物11正是后来的利伐沙班。

X射线晶体衍射图谱对于深入理解利伐沙班与Xa因子之间的构效关系具有重要意义。在晶体结构中，利伐沙班与Xa因子中的Gly219残基形成两个关键的氢键。其中，恶唑烷酮的羰基与Gly219形成强氢键作用，键长为2.0Å；氯代噻吩环上酰胺的NH与Gly219形成弱氢键作用，键长为3.3Å。这两个氢键的形成，促使恶唑烷酮部分能够顺利进入Xa因子的S1与S4口袋区域，进而导致S构型的恶唑烷酮呈现出L-形状的构象。Xa因子中的Tyr99、Phe174与Trp215共同构成了包含S4口袋的狭窄疏水区域。利伐沙班的吗啉酮部分恰好紧密地"夹在"Tyr99和Phe174之间，其芳基环垂直取向并延伸穿过Trp215的表面。值得注意的是，吗啉酮羰基与Xa因子之间虽无直接相互作用，但它有助于使吗啉酮结构平面化，从而使吗啉酮部分能够更好地契合于相应口袋区域。利伐沙班的氯代噻吩环结合于Xa因子的S1腔，其中氯原子与Tyr228的苯环发生卤素-π电子相互作用，并与Asp189在S1腔中形成静电相互作用，这些相互作用有效地增强了利伐沙班的活性与生物利用度。

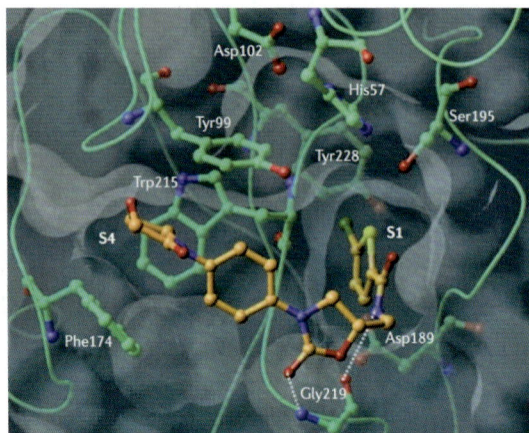

图6-6　利伐沙班与Xa因子的X衍射结构图

在成功获得利伐沙班这一化合物后，拜耳公司于2000年正式启动利伐沙班的临床前研究工作。在确认该化合物具备良好的活性后，2002年，拜耳公司顺势开启了利伐沙班的临床试验征程。Ⅰ期临床试验结果表明，利伐沙班展现出优异的药代动力学与药效学特性，同时在人体中的耐受性良好。基于Ⅰ期试验的积极成果，2003年，利伐沙班的Ⅱ期临床试验顺利启动。Ⅱ期临床试验数据显示，利伐沙班在收益与风险的权衡方面表现出色，具有良好的收益-风险比。

2005年，拜耳公司针对利伐沙班开展了大型临床试验项目RECORD。2007年，RECORD1和RECORD3的试验结果显示，在预防静脉血栓栓塞方面，利伐沙班相较于依诺肝素表现出更为显著的有效性，且二者安全性相当。RECORD2的试验结果则进一步表明，利伐沙班在预防静脉血栓栓塞的持续时间上具有优势，能够实现更长时间的预防效果。同年，拜耳公司分别向加拿大和欧盟提交了利伐沙班的上市申请。

2008年，利伐沙班在欧盟和加拿大获得批准，被用于预防髋关节或膝关节置换术后的静脉血栓栓塞，其商品名为Xarelto（中文名为拜瑞妥），至此，全球首个沙班类药物成功上市。2011年，FDA批准利伐沙班在美国上市。自上市以来，利伐沙班的销售额呈现出迅猛增长的态势，至2021年达到峰值，销售额高达82亿美元。

销售额
（百万美元）

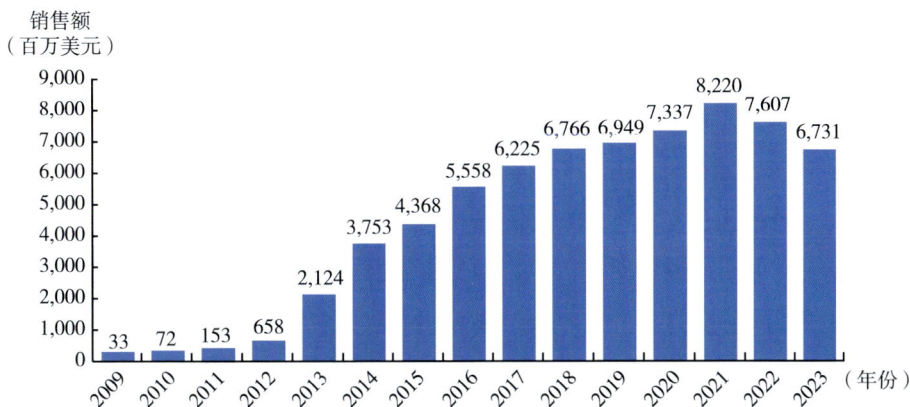

图6-7 拜瑞妥历年销售额

2011年，艾多沙班于日本获批上市，阿哌沙班在欧盟成功上市，二者分别成为全球第二款和第三款正式上市的沙班类药物。2017年，贝曲沙班获FDA批准，在美国上市。然而，2020年，其生产商Portola公司将该药从市场撤回，撤回原因未作详细披露。值得注意的是，贝曲沙班在获批之际便引发广泛热议，主要是由于其临床试验未能达到主要临床终点。截至目前，已上市的沙班类药物仅有上述三款。此外，还有部分沙班类药物处于临床研发阶段，例如天津药物研究院的知非沙班。

沙班类药物的开发历程充满挑战与艰辛。众多大型药企在该领域的研发项目遭遇挫折，诸多药物折戟于临床试验阶段。赛诺菲集团-万安特公司的otamixaban在临床三期宣告终止，辉瑞制药有限公司的Eribaxaban止步于临床二期，武田药品工业株式会社的Letaxaban同样在临床二期被迫中断。这些研发项目终止的主要原因多为药物引发严重的不良反应或副作用，其中最为突出的是出血问题。由此可见，沙班类药物对化合物结构设计的要求极为严苛，阿哌沙班的研发过程充分体现了这一特性。

五、阿哌沙班的开发之旅

20世纪90年代初期，杜邦制药公司（该公司于2001年被百时美施贵宝公司以78亿美元的价格收购）在血小板糖蛋白Ⅱb/Ⅲa拮抗剂的研究方面投入了大量精力，在此过程中，成功获得了一些进入临床试验阶段的化合物。至20世纪90

年代中期，杜邦制药公司的科学家们敏锐地察觉到血小板糖蛋白Ⅱb/Ⅲa的肽序列与Xa因子的序列存在相似之处。基于此，他们对Ⅱb/Ⅲa拮抗剂针对Xa因子的活性展开筛选，进而发现了数个对Xa因子具有较弱作用的化合物，其中化合物1对Xa因子的抑制常数（Inhibition constant，Ki）值为38.5μM。

随后，研究人员对化合物进行了进一步优化。鉴于当时双芳脒结构在相关研究领域占据主流地位，研究人员以异噁唑苯脒作为母核结构，将右侧的四氢异喹啉丁酮酸片段替换为苯脒。实验结果表明，双芳脒结构显著提升了化合物的活性，且间位取代的脒基对Xa因子展现出更好的选择性。为降低分子的柔性，研究人员又去除了异噁唑环与酰胺之间的亚甲基，并在异噁唑环上引入含羰基的侧链，这一系列操作使得化合物的活性得到进一步增强。通过分子模拟技术，将化合物对接至酶的活性部位，研究发现异噁唑苯脒上的脒基能够进入Xa因子的S1腔，与Asp189残基形成静电相互作用和氢键作用；羰基则与Gly318残基的NH形成较弱的氢键结合。另一个苯脒上的脒基与Phe174和Tyr99的芳环发生阳离子–π相互作用。这些研究成果为后续化合物的结构设计提供了极具价值的指导信息。考虑到提高化合物过膜吸收效率的需求，需要降低其极性。为此，研究人员将另一个苯脒（非异噁唑苯脒）用联苯基进行替换。与双苯脒不同的是，联苯基与Xa因子的结合腔S4由Trp215、Tyr99和Phe174等氨基酸残基构成，属于疏水腔。研究人员对联苯进行了多种取代尝试，最终成功获得了化合物2（SF303）。该化合物展现出更强的活性，对Xa因子的Ki值降至6.3nM，并且在血栓形成实验模型中表现出强效的抗血栓活性。

在化合物2的基础上，研究人员继续开展优化工作，得到了异噁唑邻位取代的化合物，如化合物3，其对Xa因子的Ki值低至0.1nM，以及吡唑类化合物4（SN429），其对Xa因子的Ki值达到13pM，并且在兔血栓模型中呈现出良好的抗血栓活性。SN429的发现意义重大，因其为后续的优化策略奠定了坚实基础。以SN429为基础，研究人员又相继发现了几种重要的化合物，例如化合物5（DPC423）。该化合物在人体中的终末半衰期约为30小时，并已进入临床试验阶段（但目前尚未有后续进展的相关报道）。除DPC423外，还有化合物6（razaxaban），razaxaban同样进入了临床试验（但在临床二期终止），并且它是首个为Xa因子抑制剂策略的有效性提供临床验证的小分子抑制剂。

在对razaxaban进行开发研究后，研究人员很快发现了一种新型的双环四氢吡唑吡啶酮类化合物7（BMS-740808，其对Xa因子的Ki值为0.03nM）。对双环吡唑结构的优化使得一系列不同的P1基团取代成为可能，其中最为重要的是对甲氧基苯基类化合物8（Ki=0.14nM）。化合物8不仅保留了对Xa因子高度的亲和力和良好的体外抗凝活性，在兔体内抗血栓模型中也表现出显著效果，并且在犬实验中显示出较高的口服生物利用度。

以化合物8为基础，研究人员通过将P4内酰胺基团和羧胺吡唑部分进行结合，成功得到了化合物9（BMS-562247，对Xa因子的Ki值为0.08nM）。这是一种具有高度活性和选择性的Xa因子抑制剂，在多种动物血栓模型中均展现出良好的治疗效果。尤为重要的是，化合物9在犬体内也呈现出良好的药代动力学特征，具有低清除率、低分布量和高口服生物利用度等优势。鉴于化合物9在临床前研究中展现出的卓越特性，其迅速进入临床试验阶段，并被命名为阿哌沙班。

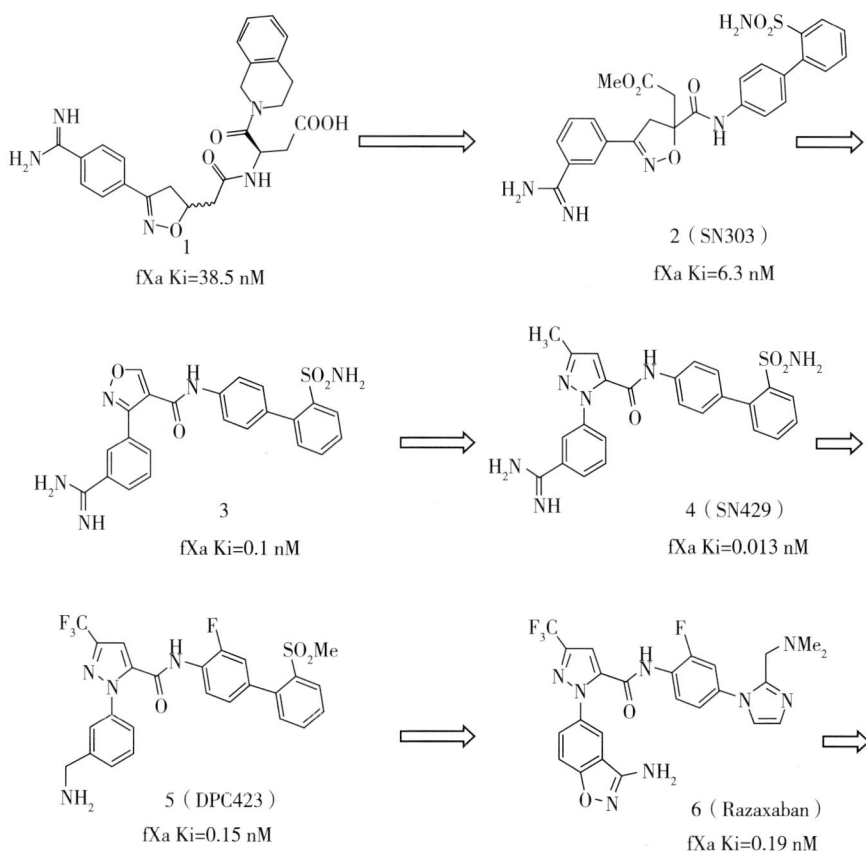

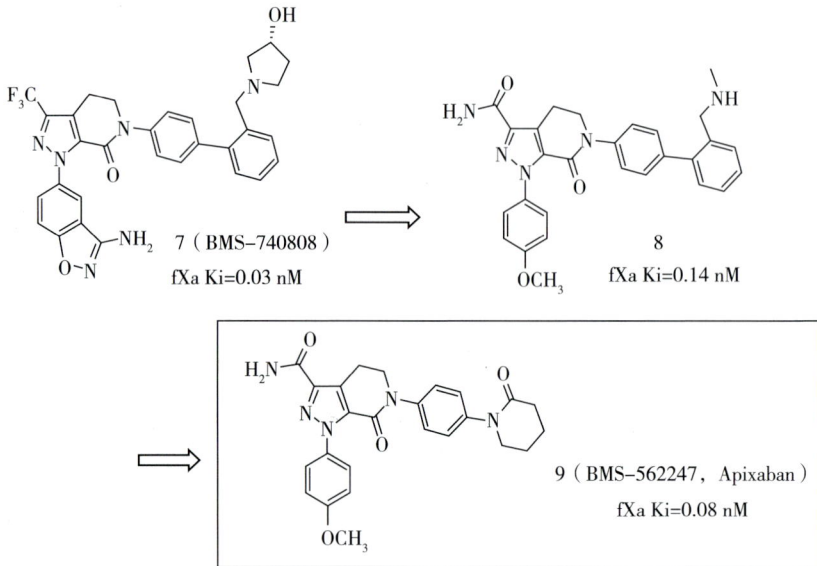

图6-8　化合物结构优化得到阿哌沙班的过程

下图显示了阿哌沙班与Xa因子结合的X射线结构，并显示了深深插入S1口袋的对甲氧基苯基P1，而芳基内酰胺P4部分整齐地堆叠在疏水性S4口袋中。

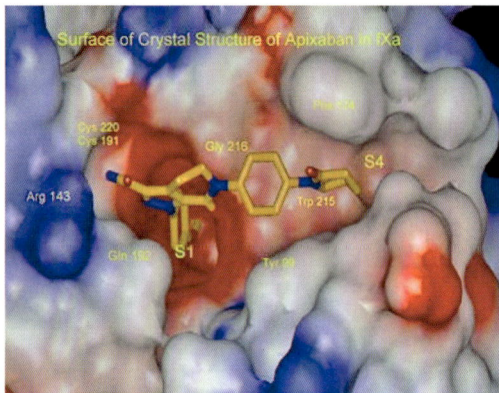

图6-9　阿哌沙班与Xa因子结合的X射线图

在成功获得阿哌沙班这一化合物后，百时美施贵宝公司迅速推进其临床前研究工作。在动脉与静脉血栓形成模型实验中，研究人员发现，预防性给予大鼠和家兔阿哌沙班，可使其产生剂量依赖性的抗血栓活性，且能够有效阻止原有血栓进一步生长。对于体内Xa因子活性较低的大鼠，阿哌沙班发挥作用所需的有效浓度相对更高。剂量反应研究结果显示，在抑制血栓形成的剂量与诱发出血的剂量之间，存在一个具有临床意义的治疗窗。当在阿司匹林或阿司匹林联合氯吡格雷的用药基础上加用阿哌沙班时，阿哌沙班能够显著提高抗血栓活性，同时不会过度延长出血时间。

阿哌沙班具备诸多优良特性。其口服生物利用度良好，清除率较低，在动物及人体中的分布容积较小，发生药物相互作用的可能性较低。阿哌沙班的代谢途径主要包括肾脏代谢和胆汁/肠道代谢。在体内产生的主要代谢物对Xa因子无活性。在多项临床前毒理学研究中，阿哌沙班均未表现出毒性，这些研究涵盖了大鼠和狗的慢性安全性研究、小鼠和大鼠的致癌性研究、大鼠和兔子的生殖毒性研究以及诱变性研究等。上述临床前研究结果充分证实了阿哌沙班具有良好的药理特性和安全性，为后续开展临床开发工作奠定了坚实基础。

随后，百时美施贵宝公司将阿哌沙班推进至临床试验阶段。对健康人群开展的初步研究结果显示，阿哌沙班的终末半衰期为8~15小时，基于此，在给药方案设计上，考虑采用一日一次（quaque die，QD）给药或一日两次（bis in die，BID）给药方式。一项针对全膝关节置换手术患者预防静脉血栓栓塞的剂量范围研究表明，阿哌沙班的抗血栓疗效及出血副作用均与剂量相关。每日给予相同剂量时，QD给药和BID给药所产生的出血副作用程度相近，但BID给药方案在疗效方面表现更优。这一结果表明，采用最大限度减少峰谷浓度波动的给药策略，能够为患者带来更理想的获益–风险曲线。因此，在阿哌沙班的3期临床研究中，均采用BID给药方案。

2007年，在阿哌沙班的3期临床研究正在稳步开展之时，百时美施贵宝公司与辉瑞制药有限公司宣布，将在全球范围内针对阿哌沙班展开合作开发与商业化推广。双方达成的具体合作协议内容如下：辉瑞制药有限公司自2007年1月1日起，向百时美施贵宝公司支付2.5亿美元预付款。在后续开发成本分担方面，辉瑞制药有限公司承担60%，百时美施贵宝公司承担40%。根据阿哌沙班的研发进度及注册获批等情况，百时美施贵宝公司最多还可获得7.5亿美元的里程碑付款。在合作过程中，两家公司将共同制定阿哌沙班的临床研究方案和市场推广策略，并在全球范围内平等分担商业化推广费用，共享收益、共担风险。百时美施贵宝公司与辉瑞制药有限公司之间展开此番合作，是基于双方的共同利益及战略考量。百时美施贵宝公司期望借助与辉瑞制药有限公司的合作，加速阿哌沙班的开发进程并推动其早日上市，从而在抗凝药物市场中获取更大的市场份额。而对于辉瑞制药有限公司而言，与百时美施贵宝公司合作也是一次拓展公司业务范围、进一步巩固其在抗凝领域领先地位的良好契机。

从临床试验结果来看，在预防膝关节或髋关节置换手术后静脉血栓栓塞方面，阿哌沙班采用2.5mgBID的给药方案，其疗效优于依诺肝素40mgQD，且不会增加出血风险。在与依诺肝素30mgBID的对比研究中，尽管两者在主要终点发生率方面相近，阿哌沙班未能证实其非劣效性，但阿哌沙班在减少出血方面表现更为出色。

一项为期3个月的2期临床试验，对阿哌沙班分别采用5mg或10mg BID、20mg QD的给药方案与标准治疗方案（低分子肝素序贯华法林治疗）在深静脉血栓治疗效果上进行了比较。该临床研究结果为后续大型临床试验方案的设计提供了重要参考。在后续开展的大型临床试验AMPLIFY（ClinicalTrials.gov：NCT00643201）中，选择先给予患者10mg BID治疗一周，之后改为5mg BID，以此与低分子肝素/华法林方案对比治疗静脉血栓栓塞的效果；在AMPLIFY-EXT（ClinicalTrials.gov：NCT00633893）研究中，则采用2.5mg或5mg BID与安慰剂进行对比。

针对近期发生急性冠状动脉综合征的患者，在常规单药或双联抗血小板治疗基础上，评估阿哌沙班的治疗效果。尽管在APPRAISE-1的2期研究中观察到了较为良好的结果，但在APPRAISE-2的3期研究中，由于观察到患者大出血风险显著增加，该研究被迫终止。

两项大型3期临床试验对阿哌沙班分别采用5mg BID或2.5mg BID的给药方案在房颤患者卒中预防方面的效果进行了评估。在VERROES研究中，与阿司匹林相比，阿哌沙班可使不适合接受维生素K拮抗剂治疗的患者中风或全身性栓塞发生率降低55%。接受阿哌沙班治疗的患者大出血发生率虽有所升高，但差异无统计学意义，且颅内出血或致命性出血情况未见增加。在ARISTOTLE研究中，与盲法使用华法林相比，阿哌沙班可显著降低21%的卒中和全身性栓塞发生率、31%的大出血发生率以及11%的全因死亡率。

2011年5月18日，阿哌沙班在欧盟获批上市，商品名为Eliquis；2012年12月28日，阿哌沙班在美国获批上市。

六、阿哌沙班的销售

阿哌沙班作为全球第三款上市的沙班类药物，其主要竞争对手为利伐沙班。第二款沙班类药物艾多沙班于日本率先上市，直至2015年才在美国获批，2017年在欧洲上市。相较于利伐沙班，阿哌沙班在安全性方面表现更为突出，出血风险更低。尽管缺乏阿哌沙班与利伐沙班的头对头临床试验对比，但在ARISTOTLE试验中，阿哌沙班的出血风险相较于华法林降低了31%；而在ROCKET-AF试验中，利伐沙班的出血风险与华法林处于相当水平。

两种药物均主要经肾脏清除，然而多数老年人常伴有肾功能不全的状况。对于利伐沙班，在中、重度肾功能不全（肌酐清除率15~50ml/min）患者中，需将剂量调整至15mg，且于晚餐时服用；当肌酐清除率低于15ml/min时，则禁止使用。阿哌沙班在终末期肾病且需透析的患者（年龄≥80岁或体重≤60kg）中应进行减量。在肾功能不全患者使用口服抗凝药物时，关键问题并非疗效，而是出血风险。在此方面，阿哌沙班优势显著，因其剂量调整需求相对较小，且是唯一被批准用于慢性透析患者的药物。

除药物自身在安全性与疗效上的优势外，百时美施贵宝公司与辉瑞制药有限公司作为心血管领域的全球领军企业，在市场营销方面成绩斐然。通过广告宣传、医学会议推广、学术出版物传播等多种手段，积极向市场推介阿哌沙班的疗效与安全性，极大地提升了患者及医生对该药物的认知程度与信任水平。百时美施贵宝公司与辉瑞制药有限公司合作开发阿哌沙班，初衷便是借助双方优势拓展市场份额。至2019年，阿哌沙班的销售额成功超越利伐沙班，成为沙班类药物中销售额最高的产品。

在专利保护层面，百时美施贵宝公司和辉瑞制药有限公司始终积极应对仿制药竞争对手的挑战。仅在2017年，百时美施贵宝公司和辉瑞制药有限公司便针对25家已向FDA递交上市申请的仿制药公司发起专利侵权诉讼。2017年8月，美国专利商标局授予Eliquis一项关键的组合物专利，将其专利保护期从2023年2月延长至2026年11月。此外，该药物的另一项制剂专利直至2031年才到期。2021年8月，百时美施贵宝公司和辉瑞制药有限公司迎来重大胜诉，特拉华州地方法院法官支持了Eliquis的专利有效性，驳回了Sigmapharm公司、SunshineLake公司和Unichem公司等公司的专利挑战。依据该裁决，仿制药制造商最早被允许推出阿哌沙班仿制药产品的时间为2028年4月1日，但实际情况可能受额外诉讼及其他挑战因素的影响。目前，阿哌沙班仿制药进入市场的具体时间仍不明确。百时美施贵宝公司表示，仿制药预计将在2026年之后，但在2031年之前进入市场。

七、血栓栓塞治疗药物的最新进展

依据摩熵数科医药科技有限公司的全球药物研发数据库信息，截至2025年1月22日，全球范围内处于研发进程中的血栓栓塞治疗药物（涵盖创新药、改良型新药以及生物类似药）总计88款。在这些药物中，已获批准上市的药物数量为46款；处于三期临床试验阶段的有6款；处于一期临床试验与二期临床试验阶段的药物合计23款；尚处于临床前研究阶段的有6款。

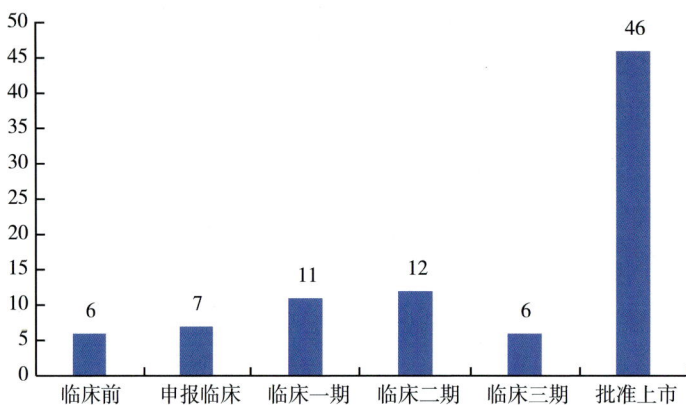

图6-10　全球在研的血栓栓塞治疗药物开发阶段

自艾乐妥上市后，截至2025年1月22日，在全球范围内，仅有1款用于血栓栓塞治疗的创新药获得批准上市。其具体信息呈现于下表：

表6-1　艾乐妥上市后获批上市的血栓栓塞治疗创新药

药品名称	公司	首次获批上市国家或地区	首次获批上市时间	备注
沃拉帕沙（vorapaxar）	Xspire公司	美国	2014-05-08	PAR1拮抗剂

2014年5月8日，FDA批准Xspire公司的沃拉帕沙上市。该药物适用于有心肌梗死病史或外周动脉疾病病史的患者，旨在减少血栓性心血管事件的发生。沃拉帕沙属于蛋白酶激活受体1（Protease Activated Receptor 1，PAR1）拮抗剂。血小板在血栓形成与止血过程中发挥着关键的生理作用，任何凝血进程均涉及血小板的活化，而这是一个极为复杂的信号级联反应，凝血酶在其中占据核心地位。凝血酶对血小板的活化作用主要通过蛋白酶激活受体介导，其中PAR1在动脉粥

样硬化斑块中呈现高表达状态。抑制凝血酶与PAR1的结合，能够有效地抑制血小板聚集，进而发挥抗血栓功效。

FDA批准沃拉帕沙上市，主要依据TRA2°P-TIMI50试验的研究成果。TRA2°P-TIMI50是一项多中心、随机、双盲、安慰剂对照研究，研究对象为具有冠状动脉、脑（缺血性卒中）或外周血管系统动脉粥样硬化证据或病史的患者。受试者被随机分为两组，分别在标准治疗基础上，每日接受沃拉帕沙（n=13,225）或安慰剂（n=13,224）治疗。该研究的主要终点为心血管死亡、心肌梗死、卒中和紧急冠状动脉血运重建的综合结果；关键的次要终点为心血管死亡、心肌梗死和卒中的综合结果。研究的中位随访时间为2.5年，最长可达4年。

在所有随机分组患者中，主要疗效复合终点结果显示，沃拉帕沙组的3年Kaplan-Meier（K-M）事件发生率为11.2%，安慰剂组为12.4%。关键次要疗效终点结果表明，沃拉帕沙组的3年K-M事件发生率为9.3%，安慰剂组为10.5%。然而，应用沃拉帕沙面临的最大风险是出血问题。约25%的患者出现出血情况，其中1%的患者发生严重的、危及生命且需要进行干预的出血事件，如颅内出血、大出血等。鉴于此，对于有卒中、短暂性脑缺血发作、颅内出血病史的患者，严禁使用沃拉帕沙，因其会显著增加颅内出血风险。同时，患有活动性出血疾病，例如颅内出血、胃溃疡的患者，也禁止使用沃拉帕沙。该出血风险已以黑框警告形式列入沃拉帕沙的药品标签中。总体而言，沃拉帕沙作为一种新型抗凝血药物，为有心肌梗死史或外周动脉疾病史的患者降低血栓栓塞风险提供了新的治疗选择。

截至2025年1月22日，有2款针对血栓栓塞治疗的药物处于临床三期阶段，其具体信息如下表所示：

表6-2　处于临床三期的血栓栓塞治疗创新药

药品名称	公司	全球最高研发阶段	作用机制
milvexian	百时美施贵宝公司/强生公司	临床三期	凝血因子XIa拮抗剂
abelacimab	Anthos Therapeutics公司/Lonza公司	临床三期	凝血因子XIa拮抗剂

Milvexian是百时美施贵宝公司自主研发的一款口服小分子凝血因子XIa抑制剂。在前文关于凝血机制的阐述中可知，凝血因子XI活化为XIa是内源性凝血途径中不可或缺的关键步骤。通过抑制XIa的活性，能够有效地阻断内源性凝血

途径，进而发挥抗凝血作用。鉴于此，百时美施贵宝公司、强生公司、拜耳公司、小野药品工业株式会社等众多大型制药企业纷纷布局凝血因子XIa抑制剂的研发。

2021年，百时美施贵宝公司/强生公司在美国心脏协会科学年会上公布了AXIOMATIC-TKR研究的结果。AXIOMATIC-TKR研究属于一项理论验证性的2期临床研究，其目的在于对比milvexian与依诺肝素在预防择期膝关节置换术患者急性静脉血栓形成事件方面的疗效与安全性。研究结果显示，在每日两次服用milvexian的患者群体中，服用25mg剂量的129名患者里，有27人（占比21%）发生静脉血栓栓塞；服用50mg剂量的124名患者中，有14人（占比11%）出现静脉血栓栓塞；服用100mg剂量的134名患者中，有12人（占比9%）发生静脉血栓栓塞；服用200mg剂量的131名患者中，有10人（占比8%）出现静脉血栓栓塞。在每日一次服用milvexian的患者群体中，服用25mg剂量的28名患者里，有7人（占比25%）发生静脉血栓栓塞；服用50mg剂量的127名患者中，有30人（占比24%）出现静脉血栓栓塞；服用200mg剂量的123名患者中，有8人（占比7%）发生静脉血栓栓塞。与之对比，接受依诺肝素（40mg每日一次）注射治疗的252名患者中，有54人（占比21%）发生静脉血栓栓塞。

在安全性评估方面，服用milvexian的923例患者中，有38例（占比4%）出现不同程度的出血情况；接受依诺肝素注射的296例患者中，有12例（占比4%）发生不同程度的出血。其中，大出血或临床相关非大出血在服用milvexian和依诺肝素的患者中分别占比1%和2%，严重不良事件在两组患者中分别占比2%和4%。这些研究结果充分表明，对于膝关节置换术患者，术后口服milvexian能够有效地预防静脉血栓栓塞，且出血风险较低。截至目前，尚无凝血因子XIa抑制剂获批上市。自2018年4月起，百时美施贵宝公司与强生公司达成合作，共同推进milvexian的开发与商业化进程。目前，milvexian已进入临床三期研究阶段，极有可能成为该领域的First-in-class。

Abelacimab是另一款已进入临床三期的凝血因子XIa抑制剂，它是一种全人源单克隆抗体，由Anthos Therapeutics公司和Lonza公司联合开发。2021年7月，《新英格兰医学杂志》发表了一项随机、平行分配、多中心、盲法分配的Ⅱ期临床试验结果。该结果显示，Abelacimab在降低静脉血栓栓塞发生率方面表现显著：30mg abelacimab组的发生率为13%（13/102），75mg abelacimab组为5%（5/99），

150mg abelacimab组为4%（4/98），而40mg依诺肝素组为22%（22/101）。经统计学分析，30mg abelacimab剂量组在疗效上不劣于依诺肝素组，75mg和150mg剂量组则显著优于依诺肝素组（P<0.001）。

此外，2023年9月18日，Anthos Therapeutics公司宣布abelacimab用于治疗中高风险中风的房颤二期临床研究AZALEA-TIMI71因展现出"压倒性的疗效"而提前终止。AZALEA-TIMI71是一项在95个国家开展的二期临床研究，共纳入1,287例房颤患者。在该项研究中，Abelacimab的给药频率为每月1次，相较于传统抗凝血药物每日服用的高频率给药方式，具有明显优势。同时，作为一种抗体类药物，其在体内的代谢途径避免了对肝脏、肾脏造成额外负担，对于患有肝脏、肾脏相关病症的患者而言，更为友好。同样地，Abelacimab也极具潜力成为凝血因子XIa抑制剂这一研发赛道的First-in-class。

八、启示

抗凝药物的临床应用历史颇为悠久。自早期应用以来，发展至20世纪80年代，华法林和低分子肝素成为临床抗凝治疗的主要用药，并且直至当下，仍在临床实践中被广泛使用。然而，华法林与低分子肝素存在的固有局限性，致使诸多临床需求难以得到有效满足。随着科技的不断进步，针对现有口服药物局限性的新一代口服抗凝药物得以研发，其中沙班类药物堪称最为成功的一类新型口服抗凝药物。

不过，沙班类药物的开发面临着极大的挑战。由于出血等严重副作用问题，众多相关研发项目在临床阶段被迫终止。截至2022年底，成功上市的沙班类药物仅有4款（其中1款已从市场撤回）。回顾利伐沙班和阿哌沙班的研发历程，堪称化学药物开发领域的经典范例，尤其是阿哌沙班的研发过程，更是展现出药物研发的极致水准。

在阿哌沙班的先导药物优化阶段，计算机辅助药物设计、X射线晶体学等先进技术手段得到了充分且高度的应用。每当获得一个新的化合物骨架结构，研发团队便借助这些技术工具深入且透彻地研究其构效关系。在此基础上，将化合物的生物活性逐步优化至最佳状态，从而为后续的成药性改造工作积累足够的"活性余量"，以便在不影响整体疗效的前提下，能够对化合物进行必要的结构调整和优化。

并且，在得到具有较高活性的化合物后，百时美施贵宝公司一方面积极推进高活性化合物的开发进程，另一方面持续开展对化合物的进一步优化工作，直至将其优化至极致，最终成功获得阿哌沙班。此外，在阿哌沙班进入3期临床阶段时，百时美施贵宝公司便与辉瑞制药有限公司展开联合研发。两大制药巨头的强强联合，显著加快了阿哌沙班的研发推进速度，为其后续在市场上超越利伐沙班，成为同类药物中销售额最高的产品，并发展成为标志性的重磅药物奠定了坚实基础。

附：艾乐妥开发大事记

1954年，FDA批准华法林用于人体

1985年，全球第一个低分子肝素——那曲肝素上市

20世纪80年代，世界卫生组织推荐采用国际标准化比值监测华法林疗效，克服了制约华法林广泛应用的剂量控制问题，低分子肝素与华法林成为抗凝药市场的主力，但仍然具有局限性

1987年，第一个Xa因子抑制剂Antistasin在墨西哥水蛭唾液腺中分离出来

20世纪90年代初，杜邦制药公司投入大量努力研究血小板糖蛋白IIb/IIIa的拮抗剂

20世纪90年代中期，杜邦的科学家们意识到血小板糖蛋白IIb/IIIa的肽序列与Xa因子的序列有相似之处，因此他们筛选IIb/IIIa拮抗剂对Xa因子的活性，因此发现了数个具有弱作用的化合物，并以此进行优化

1998年，拜耳公司组建研发团队开始着手小分子Xa因子抑制剂的研究

2001年，百时美施贵宝公司收购杜邦制药公司

2002年，利伐沙班临床试验启动

2007年，百时美施贵宝公司与辉瑞制药有限公司宣布在全球范围内合作和使阿哌沙班商业化

2008年，首个沙班类抗凝药物利伐沙班上市

2011年，阿哌沙班在欧盟获批上市

2021年，阿哌沙班销售额突破100亿美元，跻身标志性重磅药物行列

参考文献

［1］贾奇柯，孔瑞泽，张承磊等.静脉血栓栓塞症的流行病学［J］.中国血管外科杂志（电子版），2013，5（01）：62–64.

［2］王兆钺.血栓相关性疾病的临床流行病学［J］.中华医学杂志，2004（05）：84–86.

［3］赵明明，陈国良，张树祥.抗凝血药物研究进展［J］.广东化工，2022，49（03）：117–119.

［4］张路.华法林的发现史：从灭鼠药到救命药［J］.协和医学杂志，2018，9（02）：190–192.

［5］张良，邱伟庆，陈阳等.直接凝血酶抑制剂研究进展［J］.海峡药学，2017，29（01）：1–5.

［6］黄仲义.口服凝血因子Xa直接抑制剂阿哌沙班的临床药理学［J］.中国新药与临床杂志，2013，32（07）：530–533.

［7］刘泽清，刘冬，彭礼飞.凝血因子Xa直接抑制剂的研究现状及应用［J］.中国医药科学，2014，4（07）：35–38+58.

［8］罗西.沙班类抗凝血药物研究进展［J］.天津药学，2015，27（01）：51–54.

［9］郭宗儒.阿哌沙班创制的多维优化［J］.药学学报，2018，53（05）：819–833.

［10］摩熵数科医药科技有限公司数据库［DB/OL］. https：//pharma.bcpmdata.com/.

［11］Hanna MS，Mohan P，Knabb R，et al. Development of apixaban：a novel anticoagulant for prevention of stroke in patients with atrial fibrillation［J］. *Ann N Y Acad Sci*. 2014，1329（1）：93–106.

［12］Waxman L，Smith DE，Arcuri KE，et al. Tick anticoagulant peptide（TAP）is a novel inhibitor of blood coagulation factor Xa［J］. *Science*. 1990，248（4955）：593–596.

［13］Sato K，Kawasaki T，Taniuchi Y，et al. YM–60828，a novel factor Xa inhibitor：separation of its antithrombotic effects from its prolongation of bleeding time.

Eur J Pharmacol [J]. 1997, 339（2-3）: 141-146.

[14] Wong PC, Pinto DJ, Zhang D. Preclinical discovery of apixaban, a direct and orally bioavailable factor Xa inhibitor [J]. *J Thromb Thrombolysis.* 2011, 31（4）: 478-492.

[15] Perzborn E, Roehrig S, Straub A, et al. The discovery and development of rivaroxaban, an oral, direct factor Xa inhibitor [J]. *Nat Rev Drug Discov.* 2011, 10（1）: 61-75.

[16] Chaudhary R, Mohananey A, Sharma SP, et al. Improving Outcomes in Cardiovascular Diseases: A Review on Vorapaxar [J]. *Cardiol Rev.* 2022, 30（5）: 241-246.

第七章

科学发展战胜病毒的典型范例：索华迪/夏帆宁

2013年12月6日，索华迪（英文商品名Sovaldi，英文通用名sofosbuvir，中文通用名索磷布韦），又称"吉一代"，获FDA批准上市。次年，其销售额突破100亿美元，成功跻身标志性重磅药物之列。

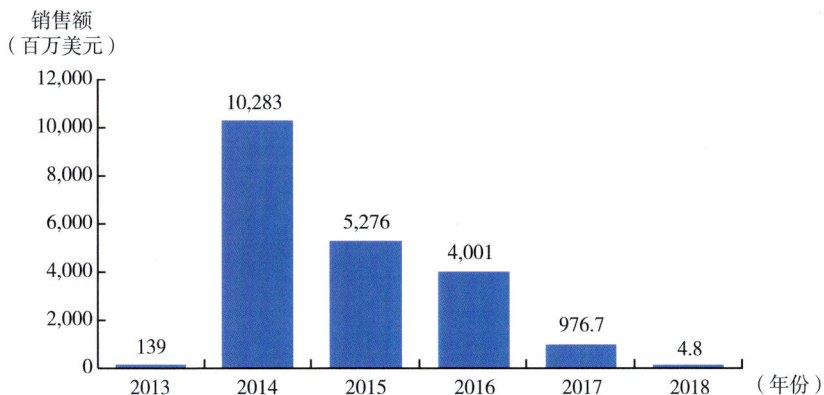

销售额
（百万美元）

图7-1　索华迪历年销售额

2014年10月10日，夏帆宁（英文商品名Harvoni，英文通用名sofosbuvir+ledipasvir，中文通用名索磷布韦+来迪派韦），亦被称作"吉二代"，获FDA批准上市。在上市后的次年，其销售额便超过了100亿美元。

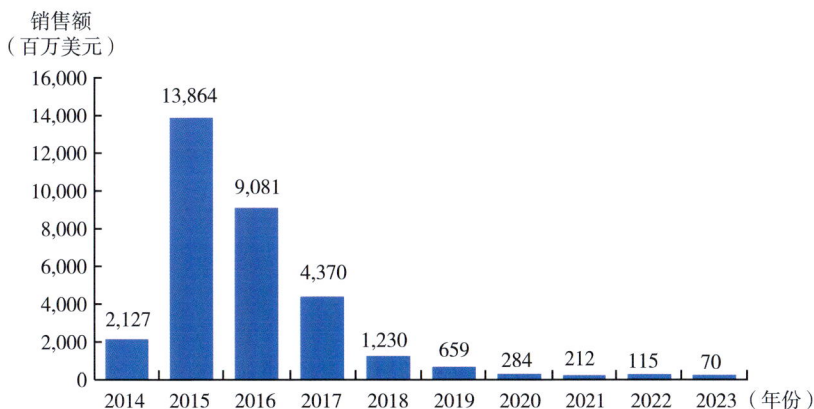

销售额
（百万美元）

图7-2　夏帆宁历年销售额

一、从丙型肝炎说起

2020年，诺贝尔生理学或医学奖授予了三位发现丙型肝炎病毒的科学家，他们分别是美国病毒学家哈维·詹姆斯·阿尔特（Harvey James Alter）、英国病毒学家迈克尔·霍顿（Michael Houghton）以及美国病毒学家查尔斯·莱斯（Charles M.Rice）。

丙型肝炎病毒究竟是如何被发现的？这需先对肝炎有所了解。肝炎是肝脏发生的炎症，引发肝炎的因素众多，包括酗酒、环境毒素以及自身免疫系统疾病等，而病毒感染则是最为主要的原因。20世纪70年代，甲型肝炎病毒和乙型肝炎病毒均已被成功鉴定。彼时，美国国立卫生研究院中，正在研究接受输血患者肝炎发病率的阿尔特发现，即便实施了针对乙型肝炎病毒表面抗原的严格筛查，仍有大量患者在输血后患上肝炎，并且经检测，这些输血后肝炎的病因并非甲型肝炎病毒。进一步的实验研究表明，这些肝炎患者的血液能够致使黑猩猩感染。随后的系统性研究显示，该未知病原体具备囊膜病毒的特征。阿尔特将这种新型的、独特的慢性病毒性肝炎命名为"非甲非乙型肝炎"。

自那之后，全球的科学家们纷纷尝试分离并鉴定这种病毒。他们运用了当时所有研究病毒的技术手段，如组织培养法、电子显微镜法、血清学鉴定等。然而，历经十余年，该病毒依旧未被成功鉴定。直至1989年，霍顿团队借助分子生物学方法，成功鉴定出了这种新型病毒。霍顿团队的研究路径与传统病毒发现方式截然不同，传统方式是先培养分离出病毒，而后对病毒展开鉴定研究；而霍顿团队则是先从被感染的黑猩猩血浆中完成"非甲非乙型肝炎"病毒的克隆，再对克隆的病毒基因组进行鉴定。经鉴定表明，该病毒属于一种与黄病毒家族相关的RNA病毒，霍顿团队将其命名为丙型肝炎病毒。丙型肝炎病毒的鉴定意义重大，以此为基础，建立了全新的血液筛查方法，极大地降低了输血性肝炎的传播风险。

按照科学发展的一般历程，在确定某种新的致病性病毒后，下一步便是在细胞模型中构建病毒复制体系，进而开展基础研究与药物开发。于是，科学家们尝试将克隆的丙型肝炎病毒全长序列导入宿主细胞中。然而，结果并不理想，丙型肝炎病毒全长序列在宿主细胞中并未发生复制，科学家们遂开始探寻病毒不复制的原因。1996年，查尔斯·莱斯团队经过多次尝试，发现克隆的病毒序列无法复制的原因在于缺少3'最末端的序列。最终，该团队成功克隆出病毒的3'最末端序列，并将其组装到之前的序列中，从而获得了完整的丙型肝炎病毒基因组。1997年，莱斯团队将组装了3'最末端序列的完整病毒基因组导入黑猩猩体内。

最终，丙型肝炎病毒基因组在黑猩猩肝脏内实现复制，并引发了肝炎。至此，丙型肝炎病毒感染引发肝炎这一事实得以完全确定。此后，查尔斯·莱斯和德国科学家拉尔夫·巴通施拉格（Ralf F.W.Bartenschlager）创造出了能够使丙型肝炎病毒在实验室培养的人体细胞内进行复制的方法，这使得人们对丙型肝炎病毒的结构和复制过程有了更为深入的认识。

据世界卫生组织估计，2015年，全球慢性丙型肝炎病毒感染者达7,100万例，39.9万人死于丙型肝炎病毒感染引发的肝硬化或肝细胞癌。2019年，全球慢性丙型肝炎病毒感染者为5,800万例，估计有320万名青少年和儿童感染丙型肝炎病毒，29万人死于丙型肝炎病毒感染引发的肝硬化或肝细胞癌，2019年约有150万新发感染病例。2006年，我国结合全国乙型肝炎病毒性肝炎血清流行病学调查显示，1~59岁人群抗－丙型肝炎病毒阳性率为0.43%，据此推算，2006年我国一般人群丙型肝炎病毒感染者约560万，若加上高危人群和高发地区的感染者，数量约为1,000万。根据Polaris Observatory HCV Collaborators发表的数据，2020年我国估计丙型肝炎病毒感染者有948.7万例。丙型肝炎病毒感染人体后，大约45%的急性感染者可自发清除病毒，且大多发生在出现症状后的12周内。若病毒血症持续6个月仍未清除，则判定为慢性丙型肝炎病毒感染，急性转慢性转化率为55%~85%。慢性丙型肝炎病毒感染的病情进展大多较为缓慢，感染20年后，一般人群中5%~15%的人会发展为肝硬化。一旦发展为肝硬化，肝细胞癌的年发生率为2%~4%。丙型肝炎病毒感染30年后，肝细胞癌发生率为1%~3%。肝硬化和肝细胞癌是慢性丙型肝炎患者的主要死亡原因。一旦发生肝硬化，10年生存率约为80%，若出现失代偿，10年生存率则降至25%。肝细胞癌在诊断后第1年死亡的可能性为33%。

二、丙型肝炎治疗药物的发展

丙型肝炎病毒属于RNA病毒，其变异性极高，且存在多种亚型（当前至少可分为8个基因型、57个亚型）。这一特性使得疫苗开发困难重重，截至目前，尚无预防丙型肝炎病毒感染的疫苗问世。因而，药物治疗成为应对丙型肝炎的主要手段。

在丙型肝炎病毒被鉴定之前，1986年，干扰素已获批用于治疗非甲非乙型肝炎。干扰素（interferon，INF）是一种糖蛋白，由人或动物在病毒、细菌内毒素、人工合成的双链RNA等诱生剂刺激下产生。通常情况下，被病毒感染的细胞会释放干扰素，它并非直接杀伤病毒，而是诱导宿主细胞产生多种酶，进而干扰病毒的基因转录或蛋白翻译过程。干扰素具有广谱抗病毒特性，即一种诱导剂所产生的干扰素，能够对多种病毒发挥抑制作用。在人体正常状态下，干扰素处于被抑制状态，当遭受病毒感染后，短时间内会产生大量干扰素。干扰素如同信使，向四周扩散，并借助血液系统循环至全身，将病毒感染信息传递给其他细胞。它通过与细胞膜上的相应受体结合，激活细胞内的抗病毒作用机制，促使细胞产生抗病毒物质，从而实现抗病毒功效。依据基因序列、染色体定位以及受体特异性，干扰素可划分为3种类型，即Ⅰ型、Ⅱ型和Ⅲ型。Ⅰ型包含IFN-α、IFN-β、IFN-δ、IFN-κ、IFN-ω、IFN-τ、IFN-ε、IFN-ξ等，其中IFN-α是最为常用的抗病毒药物，IFN-α至少涵盖13种亚型，分别为IFN-α1、α2、α4、α5、α6、α7、α8、α10、α13、α14、α16、α17和α21。Ⅱ型为IFN-γ，主要发挥免疫调节功能。Ⅲ型则是IFN-λ。1954年，日本传染病研究所的长野泰一、小岛保彦发表了"病毒干扰素发现"的报告。1957年，英国科学家Isaacs和Lindenmann同样发现了干扰素，他们将灭活的流感病毒接种于鸡胚细胞内，结果发现这些细胞能够分泌一种可溶性物质，该物质可抑制和干扰流感病毒的复制，故而将其命名为干扰素。在发现干扰素之后，早期主要从人体细胞或动物组织中提取，但这种提取方式存在诸多局限，如产量低、纯度欠佳等问题。随着基因工程技术的发展，20世纪80年代以后，科学家成功克隆并表达了干扰素基因，借助重组DNA技术在细胞培养系统中生产干扰素。1986年，罗氏公司的重组人干扰素α2a和先灵葆雅公司（2009年被默沙东公司以411亿美元收购）的干扰素α-2b获批上市，由此开启了干扰素在临床上的应用。直至20世纪末，丙型肝炎的治疗主要依赖干扰素。然而，干扰素对慢性丙型肝炎患者的治愈率相对较低，应答率仅在30%至40%左右，且治疗后容易复发。干扰素治疗还伴有一系列副作用，包括发热、乏力、抑郁、肌肉疼痛、食欲不振、血液系统异常等。这些副作用会对患者的生活质量产生影响，导致治疗依从性不佳。此外，干扰素治疗通常疗程较长（3至6个月为一疗程），且给药频次较高（每日或隔日注射一次），这对患者而言是长期的负担，需定期注射干扰素，并接受相关检查和随访。

未满足的临床需求推动着人们探寻更优的临床治疗方案。利巴韦林是一种合成的核苷类抗病毒药物，又称病毒唑，20世纪70年代在德国上市，它属于广谱抗病毒药，在体外能够抑制呼吸道合胞病毒、流感病毒、甲型肝炎病毒、腺病毒等多种病毒的生长。目前，利巴韦林的作用机制尚未完全明晰，一般认为，利巴韦林进入被病毒感染的细胞后迅速磷酸化，其产物作为病毒合成酶的竞争性抑制剂，抑制肌苷单磷酸脱氢酶，而肌苷单磷酸脱氢酶是从头合成鸟嘌呤的关键酶，也是病毒复制的必要条件。基于利巴韦林抑制病毒合成的作用，先灵葆雅公司将干扰素与利巴韦林联合使用，应答率显著优于单用干扰素，有效率超过44%。1998年，FDA批准利巴韦林用于丙型肝炎治疗。此外，为降低干扰素的给药频次，罗氏公司和先灵葆雅公司研发出长效制剂聚乙二醇干扰素。聚乙二醇干扰素半衰期长，可实现一周注射一次，并且由于长效干扰素血药浓度更为稳定，不良反应发生率和严重程度均低于普通干扰素。同时，长效干扰素在体内能长时间维持药物浓度高峰期，对病毒的抑制作用具有持续性。此外，它减少了干扰素抗体的清除，提高了药物稳定性，显著增强了抗病毒疗效。先灵葆雅公司的聚乙二醇重组人干扰素 α–2b 于2000年上市，罗氏公司的聚乙二醇重组人干扰素 α–2a 于2002年上市。随着长效干扰素的上市以及利巴韦林获批用于丙型肝炎治疗，国际上形成了较为统一的标准治疗方案：长效干扰素+利巴韦林。尽管长效干扰素加利巴韦林相较于单纯使用干扰素提高了疗效、降低了副作用，但这两种药物缺乏靶向性，有效率依旧不高，仅有不到50%的患者能够治愈。而且其有效性与病毒基因型相关，某些基因型的丙型肝炎病毒（如基因型1）对该治疗方案不敏感，并不适用于所有患者。与此同时，该疗法仍会引发一系列副作用，包括疲劳、发热、头痛、肌肉疼痛、抑郁等，治疗周期也较长（48周至72周）。基于上述情况，探索更佳治疗方案的工作从未停歇。

为追求更好的治疗效果并降低副作用，研究人员着手研究直接抗病毒药物。直接抗病毒药物的开发基于对丙型肝炎病毒机制的更深入了解。丙型肝炎病毒的复制周期可分为4个阶段：第一阶段，病毒与宿主细胞结合并进入细胞内；第二阶段，病毒的RNA脱离蛋白外壳，进行基因翻译与蛋白合成；第三阶段，病毒RNA复制；第四阶段，病毒颗粒装配形成新病毒并释放。

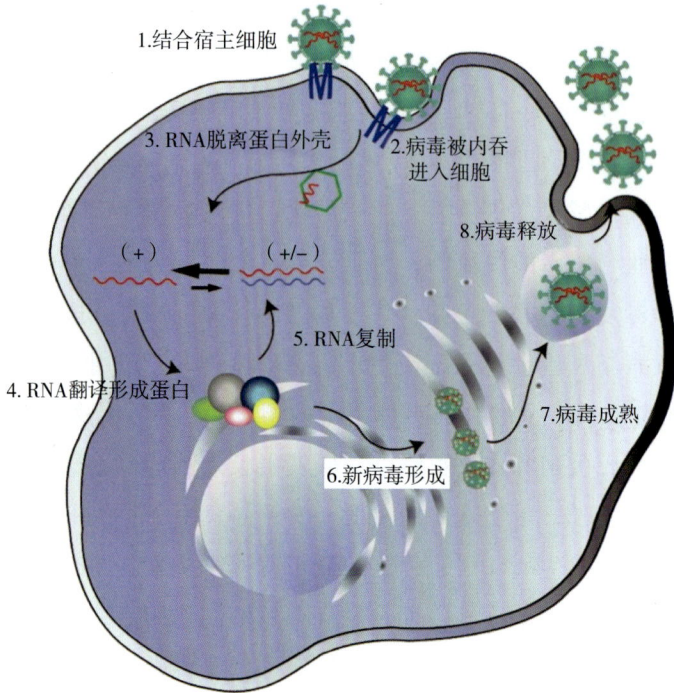

1.结合宿主细胞

3.RNA脱离蛋白外壳

2.病毒被内吞进入细胞

8.病毒释放

(＋) (＋/－)

5.RNA复制

4.RNA翻译形成蛋白

7.病毒成熟

6.新病毒形成

图7-3 病毒感染机制

　　丙型肝炎病毒基因组编码一条由3,011个氨基酸组成的长链多聚蛋白。在病毒复制的第二阶段，会翻译合成该长链多聚蛋白。此长链多聚蛋白需在多种细胞和病毒蛋白酶的作用下发生裂解，进而产生3种结构蛋白（核心蛋白、E1蛋白和E2蛋白）以及数种非核心蛋白（NS1/p7、NS2、NS3、NS4A、NS4B、NS5A和NS5B）。结构蛋白用于构建新病毒的衣壳（核心蛋白）和包膜（E1和E2糖蛋白）。非结构蛋白在病毒复制进程中发挥关键作用，其中NS3丝氨酸蛋白酶负责催化长链多聚蛋白的裂解，抑制该酶即可阻断病毒复制过程。短肽辅因子NS4A能够增强NS3蛋白酶的稳定性与活性。为使NS3蛋白酶具备蛋白酶活性，它必须与NS4A相结合，因此NS3抑制剂与NS3/4A抑制剂在概念上是通用的。鉴于针对人类免疫缺陷病毒（human immunodeficiency virus，HIV）NS3蛋白酶抑制剂所取得的巨大成功，早期众多药企将研发目光聚焦于NS3/4A。多家企业投身于NS3蛋白酶抑制剂的设计研究，其中，勃林格殷格翰公司率先将NS3/4A蛋白酶抑制剂应用于人体临床试验。该公司在其位于加拿大魁北克的研究基地发现了蛋白酶裂解产物，并以此为起点，研发出一种大环药物ciluprevir，为这类直接作用的抗病毒药物完成了临床概念验证。在ciluprevir的临床试验中，对丙型肝炎感染受试者给药2天后，观察到其血液中丙型肝炎病毒RNA水平下降了100多倍。而当受试者停止服用ciluprevir后，其RNA水平又恢复如初。令人惋惜的是，由于在高剂量恒河猴实验中观察到心脏毒性问题，ciluprevir的Ib期临床试验于2004年左右被迫终止。

最早获批上市的NS3/4A蛋白酶抑制剂为默沙东公司的boceprevir以及Vertex公司的telaprevir，这两款药物于2011年5月正式上市，它们标志着第一代直接抗病毒药物的诞生。先灵葆雅公司作为最早推出干扰素、利巴韦林、长效干扰素的企业，持续致力于丙型肝炎治疗药物的研发。起初，该公司采用高通量筛选方法，然而在筛选完400万种化合物后，并未发现任何可行的先导化合物。随后，先灵葆雅公司转而采用基于结构的药物设计方法，以十一肽形式的蛋白酶底物作为研发起点，选择酮酰胺作为活性弹头，使其与酶的天然底物相结合。但由于十一肽并不适合作为药物，进入体内后会被快速代谢水解为单个氨基酸结构单元，从而丧失活性。为此，先灵葆雅公司通过精细且系统的工程手段，降低分子量并对每个氨基酸进行修饰，最终成功发现了具有较高口服生物利用度的boceprevir。

另一边，Vertex公司早在1993年便与当时在华盛顿大学担任助理教授的查尔斯·莱斯建立了联系，并由此对丙型肝炎领域产生兴趣。此前，Vertex公司已在开展HIV蛋白酶的研究，积累了一定的蛋白酶研究经验。与先灵葆雅公司类似，Vertex公司的高通量筛选同样毫无收获。之后，Vertex公司以勃林格殷格翰公司公开的六肽支架作为起点，最初尝试安装醛弹头未获成功，最终同样采用酮酰胺弹头，成功研发出telaprevir。

Boceprevir和telaprevir的获批上市，开启了丙型肝炎治疗的全新纪元，直接抗病毒药物自此成为丙型肝炎治疗的主力军。Telaprevir上市后，在短短6个多月的时间里，销售额便达到了10亿美元。这两种药物需与干扰素及利巴韦林联合使用，可将持续病毒学应答（sustained virological response，SVR）率提升至80%，并将疗程缩短至24周。尽管如此，长期使用仍会致使丙型肝炎病毒1型感染者的应答率下降，并产生抗药性。对于部分患者（如肝硬化且感染艾滋病病毒的患者）而言，有效率依旧较低。此外，在使用过程中仍需与干扰素及利巴韦林联用，不良反应问题依然存在。因此，临床上对于更优药物的需求依旧迫切。

三、索磷布韦和来迪派韦的开发

1996年，NS5B聚合酶首次被鉴定。在丙型肝炎病毒的复制过程中，NS5B聚合酶发挥着关键作用。丙型肝炎病毒以单链RNA为模板进行复制，这一过程需在复制子的催化下完成，而NS5B聚合酶是构成复制子的重要组分。尤为重要的是，人体细胞中并不表达与NS5B功能相近的酶，这赋予了NS5B抑制剂高度的选择性，故而NS5B聚合酶成为一个极为理想的抗病毒药物靶点。

NS5B聚合酶抑制剂主要分为两类：核苷酸类抑制剂和非核苷酸类抑制剂。核苷酸类抑制剂作为NS5B聚合酶的底物，与胞内的核苷酸磷酸展开竞争，并插入到新生成的核苷酸链中，致使链的延伸提前终止。根据化学结构，核苷酸类抑制剂又可细分为嘧啶类、嘌呤类以及其他类抑制剂。非核苷酸类抑制剂则通过与酶表面的变构位点相结合，改变酶的空间构象，进而抑制NS5B聚合酶的活性。

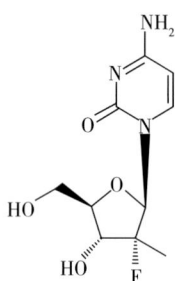

图7-4 PSI-6130的结构

在众多药企专注于研究NS3/4A蛋白酶抑制剂的同期，亦有企业着手开展NS5B聚合酶抑制剂的研发工作。成立于1998年的Pharmasset公司，是一家专注于探寻新型抗病毒药物的企业。起初，该公司针对NS5B聚合酶设计了化合物PSI-6130，其结构如下：

Pharmasset公司在PSI-6130的基础上进一步改良，2007年，得到了索磷布韦，其结构如下：

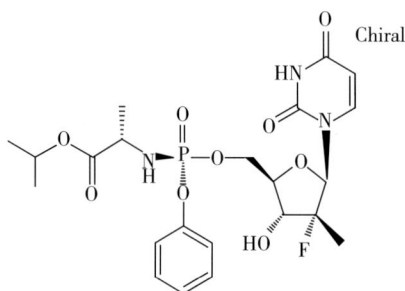

图7-5 索磷布韦的结构

索磷布韦本质上是在PSI-6130结构的基础上改良合成的前体药物，相较于

PSI-6130，它具备更优的疗效，且能针对更为广泛的基因型。索磷布韦的研发工作由 Michael Sofia 主导，该药物正是依据他的名字命名为"Sofosbuvir"。

　　索磷布韦属于核苷酸磷酸酰胺前体药物，进入人体后，在肝脏中代谢为具有抗病毒活性的 2'-脱氧-2'-α-氟-β-C-甲基尿苷-5'-单磷酸酯。在药物开发的起始阶段，研究人员对非对映异构体混合物 GS-9851（其中包含索磷布韦以及效力较其低 6~8 倍的 GS-491241）进行了测试，经过综合评估，最终选定单一非对映异构体用于后续深入开发。在 I 期临床阶段，使用的是外消旋体；而进入 II 期临床试验时，则采用了索磷布韦，原因在于索磷布韦的效力是外消旋形式的两倍以上。

　　在索磷布韦的研发时期，磷酸酰胺前药技术尚未应用于丙型肝炎的治疗领域。早期研究显示，b-D-2'-脱氧-2'-R-F-2'-b-C-甲基尿苷（一种尿苷核苷）的三磷酸衍生物对 NS5B 聚合酶具有强大的抑制作用，且该三磷酸衍生物可由单磷酸衍生物在丙型肝炎病毒复制子细胞内通过酶促合成。但遗憾的是，b-D-2'-脱氧-2'-R-F-2'-b-C-甲基尿苷在细胞内无法发生单磷酸化，基于此，研究人员将目光转向单磷酸衍生物，并将其作为潜在的治疗药物。故而，磷酸酰胺前体药物索磷布韦的诞生基于这样一种原理：化合物经首过效应后，会在肝脏（即选择性作用部位）生成具有抗病毒活性的三磷酸核苷酸。

　　索磷布韦是一种弱酸，其酸度系数（pKa）为 9.3。依据生物药剂学分类系统（Biopharmaceutics Classification System，BCS），索磷布韦被归为 3 类化合物，即具有高溶解性、低渗透性的药物。

　　索磷布韦在肝脏细胞内代谢的最终产物为三磷酸衍生物 GS-461203，其结构式如下：

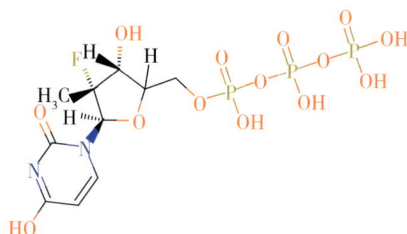

图7-6　GS-461203 的结构

GS-461203 作为一种具有药理活性的尿苷类似物，能够与天然核苷酸竞争结合NS5B聚合酶，并借助NS5B聚合酶嵌入到RNA中，进而终止病毒RNA链的复制过程。在索磷布韦的代谢进程中，人肝细胞内的人组织蛋白酶（Cathepsin A，CatA）、羧酸酯酶1（Carboxylesterase 1，CES1）以及组氨酸三联体核苷酸结合蛋白1（Histidine Triad Nucleotide Binding Protein 1，Hint1）这三种酶发挥着关键作用。它们参与了一条由4个酶促反应和1个非酶促化学反应共同构成的代谢通路。简言之，CatA、CES1和HINT1催化了一系列水解反应。水解反应结束后，通过嘧啶核苷酸的生物合成途径进行磷酸化，此过程涉及尿苷一磷酸–胞苷一磷酸（Uridine Monophosphate–Cytidine Monophosphate，UMP–CMP）激酶和核苷二磷酸激酶（Nucleoside diphosphate kinase，NDPK）等细胞激酶，最终生成具有活性的三磷酸尿苷类似物。

临床前研究显示，在动物模型中，索磷布韦能够被高效吸收，并大量被水解酶代谢。故而，其主要代谢产物GS-566500（中间代谢物）和GS-331007（索磷布韦代谢途径的最终产物）在血浆中的暴露量颇高。以雄性Sprague–Dawley大鼠为例，口服［14c］–索磷布韦后，GS-331007作为索磷布韦主要的尿液排泄形式，其回收率占放射性标记剂量的66%~81%。

索磷布韦在体外对所有丙型肝炎病毒基因型均呈现抑制作用，通常在2天左右即可达到最高药效水平。在丙型肝炎病毒稳定的复制子细胞系中，针对基因型1至6的50%有效浓度介于0.014至0.11之间，且未展现出明显的细胞毒性。此外，在任何包含索磷布韦的抗病毒组合疗法中，均未观察到拮抗现象，这意味着索磷布韦能够与其他直接抗病毒药物联合运用。

基于临床前研究的良好成果，2009年，Pharmasset公司将索磷布韦推进至临床试验阶段。I期临床试验主要聚焦于探究索磷布韦的吸收、分布、代谢和排泄特性。尽管前体药物的绝对生物利用度未得到具体评估，但在单次或多次给药后，至少80%的口服剂量可被全身循环所吸收，达峰时间（time to maximum concentration，tmax）的中位数为1小时（范围在0.5~3小时）。索磷布韦经肝脏代谢生成GS-461203，随后经过去磷酸化反应，产生GS-331007（索磷布韦的主要循环代谢物，约占全身药物暴露量的90%）。在健康个体以及丙型肝炎感染患者中，口服给药后0.5~2小时可达到最大血药浓度（maximum concentration，Cmax）。无论给药剂量如何，GS-331007的Cmax在给药后2~4小时达到。索磷布韦的血浆蛋白结合率处于61%~65%的区间，而GS-331007在人血浆中的蛋白结合率相对较低。

索磷布韦的主要代谢途径是通过水解反应最终生成GS-331007。其消除过程较为迅速，在I期临床试验中，半衰期（half-life，$t^1/_2$）的中位数为0.48~0.75小时。然而，代谢产物GS-331007却具有相对较长的tmax（中位数为4小时，区间为1.5~8小时）和$t^1/_2$（区间为7.27~11.8小时），且索磷布韦和GS-331007均未出现药物累积的情况。

鉴于索磷布韦主要在肝脏进行代谢，而肝硬化患者通常伴有不同程度的肝功能损伤，因此其在肝硬化患者中的安全性和有效性备受关注。为此，一项临床研究对25名伴有肝损伤的丙型肝炎病毒感染患者在7天治疗期间的主要药代动力学（Pharmacokinetics，PK）参数、安全性以及抗病毒反应展开评估。其中，17例患者伴有中度/严重肝功能障碍（1组），8例患者无肝硬化（2组）。研究结果表明，肝硬化患者对索磷布韦具有良好的耐受性，尽管其全身暴露量较高（约为对照组的两倍）。具体而言，肝硬化患者的索磷布韦Cmax值和药时曲线下面积（Area Under the Curve，AUC）值相较于无肝硬化患者高出80%~130%。令人意外的是，尽管肝硬化组的索磷布韦全身暴露量约为无肝硬化组的两倍，但肝硬化组患者的病毒下降程度却不及无肝硬化患者，不过两者差异并无统计学意义，这表明针对肝硬化患者无需调整剂量或给药间隔。

此外，索磷布韦和GS-331007的药代动力学特性不受年龄、性别、体重以及种族的显著影响。但肾损伤情况值得重点关注，在严重肾功能障碍或终末期肾病患者中，可观察到较高的索磷布韦和GS-331007暴露水平。基于此，肾损伤患者需要减少索磷布韦的用量（从400mg/d降低至200mg/d甚至100mg/d）。由于每日1次的给药方案对于在作用部位递送活性代谢物（GS-461203）至关重要，因此诸如改变给药间隔这类替代策略并不适宜。遗憾的是，在严重肾损伤患者中，以索磷布韦为基础的联合疗法疗效欠佳。所以，对于估算肾小球滤过率（estimated Glomerular Filtration Rate，eGFR）大于等于30ml/min/1.73m²的患者，可给予索磷布韦治疗且无需调整剂量；而对于严重肾损伤或正在接受血液透析的患者，则禁止使用索磷布韦。

体外数据表明，索磷布韦在临床上发生药物-药物相互作用的概率极低。索磷布韦的代谢涉及两条途径，其一为包含CES1、CatA、HINT1等酶的水解途径，其二为涉及UMP-CMP和NDKP的核苷酸磷酸化途径，丙型肝炎患者同时服用的其他药物并不会抑制这两种途径。索磷布韦和GS-331007既不是CYP酶的底物、抑制剂，也不是诱导剂。不过，索磷布韦是P-糖蛋白（P-glycoprotein，P-gp）和乳腺癌耐药蛋白等转运蛋白的底物。因此，这些肠道转运体的抑制剂或诱导剂有可能改变索磷布韦的血浆浓度。例如，应当避免索磷布韦与强效P-gp诱导剂（如利福平）联合使用，因为P-gp诱导剂会降低索磷布韦的血浆浓度，进而可能导致疗效降低。而在酶水平（细胞色素）方面，索磷布韦与其他药物不存在相互作用，健康志愿者同时接受索磷布韦和几种细胞色素诱导剂或抑制剂药物（如抗逆转录病毒药物、免疫抑制剂、口服避孕药、美沙酮）时，未发现对PK参数产生影响。

随后，索磷布韦进入Ⅱ期临床试验阶段。在首个Ⅱ期临床试验中，研究人员设置了索磷布韦100mg、200mg及400mg三种剂量，并将其分别与聚乙二醇干扰素和利巴韦林联合应用。此研究共纳入64例慢性基因型1丙型肝炎患者，以1∶1∶1∶1的比例将患者随机分配，使其分别接受100mg、200mg、400mg索磷布韦或安慰剂治疗，给药方式为口服，每日1次。与此同时，所有患者均需同时使用标准剂量的聚乙二醇干扰素和利巴韦林，该联合治疗持续28天，之后单独使用聚乙二醇干扰素和利巴韦林44周。治疗4周后，索磷布韦组患者相较于安慰剂组，展现出更为优异的病毒学反应。具体而言，索磷布韦与聚乙二醇干扰素、利巴韦林三药联合组，平均丙型肝炎病毒RNA减少量大于5logs10IU/ml；而聚乙二醇干扰素和利巴韦林二药联合组，该数值为2.85logs10IU/ml。在最初的28天治疗期内，索磷布韦三种剂量组的病毒学反应相近。然而，停药24周后的持续病毒学应答率，却因索磷布韦剂量的不同而有所差异，其中100mg组为56%，200mg组为83%，400mg组为80%。基于这些研究结果，后续选择200mg和400mg剂量用于进一步评估。

Ⅱb期临床试验涵盖了PROTON、ATOMIC、ELECTRON三项试验，充分验证了索磷布韦的安全性与有效性。PROTON试验纳入的均为未经治疗的非肝硬化患者，其中队列1纳入121例基因型1患者，队列2纳入25例基因型2和3患者。研究结果显示，索磷布韦疗效确切，汇总数据表明SVR12率达90%，同时具备良好的安全性与耐受性。该试验还揭示了一些值得关注的信息：高SVR率不受诸如IL28B多态性等对干扰素反应差的预测因素影响；此外，400mg方案在疗效上似乎优于200mg方案，因为400mg方案未出现如200mg方案那样的病毒突破感染或复发情况。

鉴于在PROTON试验中针对基因型1患者所观察到的高应答率，ATOMIC研究旨在深入探究治疗时长（12周与24周）对SVR率的影响。研究将索磷布韦与聚乙二醇干扰素、利巴韦林联合应用于316例未接受过治疗且无肝硬化的基因型1慢性丙型肝炎感染患者，以及16例基因型4或6患者。结果表明，长达24周的治疗方案安全性良好且耐受性佳。在治疗过程中，基因亚型（1a与1b）以及IL-28状态均未对病毒动力学产生影响。研究得出结论：对于基因型1患者，12周治疗方案与24周方案疗效相当；而对于基因型4和6患者，24周、400mg的治疗方案有效性更高。

ELECTRON试验是一项多部分的Ⅱ期临床研究，其目的在于评估在无干扰素治疗的情况下，索磷布韦作为核心治疗方案，对基因型1、2和3初治及经治的慢性丙型肝炎感染患者的疗效，同时也对索磷布韦与新的直接抗病毒药物联合使用的效果展开评估。尽管该研究入组人数有限，但成功验证了在基因型1、2和3患者中，即便不使用干扰素，也能够实现SVR。此外，ELECTRON试验还取得了一些可供后续Ⅲ期临床研究验证的成果，例如对于基因型2和3患者，索磷布韦联合其他抗病毒药物（本研究中为利巴韦林）可提高SVR率；在基因型1经治患者中，索磷布韦联合利巴韦林治疗12周后复发率较高。

基于Ⅰ期和Ⅱ期试验所获得的令人满意的安全性数据，美国国立卫生研究院（National Institutes of Health，NIH）开展了SPARE研究，以评估索磷布韦联合利巴韦林对"难治性"患者的治疗效果。该研究共纳入60例患者，这些患者大多对传统的干扰素治疗应答不佳，其中病毒基因型1a患者占比70%，非CCIL28基因型患者占比80%，体重指数大于30%的患者占比23%，高病毒载量患者占比超过60%，晚期肝病患者占比23%。所有患者在治疗结束时均出现病毒学应答，但晚期肝纤维化或肝硬化患者的复发率不容忽视，全量利巴韦林组复发率为33%，半量利巴韦林组复发率为52%。不过，该治疗方案耐受性良好，未出现因不良反应而终止治疗的情况。

紧接着，开展了4项关键的Ⅲ期临床试验，分别为FISSION、NEUTRINO、FUSION和POSITRON，索磷布韦正是基于这4项关键临床研究而获得批准。这些研究共计纳入超过1,000名受试者，涵盖基因型1-6。其显著特点与优势在于纳入了不耐受、不愿使用或不适合使用干扰素的受试者，以及相当比例的肝硬化患者，其中POSITRON试验中肝硬化患者占比16%，FUSION试验中占比34%。研究结果显示，索磷布韦联合聚乙二醇干扰素和利巴韦林治疗基因型1、4、5和6患者，以及索磷布韦联合利巴韦林治疗基因型2患者，SVR12率极高，几乎均在90%以上，同时充分证明了索磷布韦具有良好的安全性。然而，这些试验也暴露出一个重要问题，即索磷布韦联合利巴韦林治疗基因型3患者12~16周时，SVR12率较低，约为60%。这一问题在VALENCE试验中得到解决，该试验表明，将索磷布韦联合利巴韦林治疗基因型3患者的疗程延长至24周，对于初治和有治疗经验的受试者，SVR12率分别可达93%和79%。

值得关注的是，2011年11月21日，Pharmasset公司宣布同意以每股137美元，总计110亿美元的价格被吉利德科学公司收购。截至2011年10月底，吉利德科学公司市值为312.9亿美元，此次收购对于吉利德科学公司而言堪称一次重大决策，也彰显了其对索磷布韦市场潜力的高度看好。

2013年12月6日，索磷布韦获得FDA批准上市。此后不久，有关索磷布韦与新的直接抗病毒药物联合使用的试验数据陆续公布，这些研究中所描述的SVR率接近100%。主要涉及的3种直接抗病毒药物如下：其一为simeprevir，作为继boceprevir和telaprevir之后的NS3/4A蛋白酶抑制剂；其二为来迪派韦（ledipasvir），属于NS5A抑制剂，与索磷布韦制成独特的固定剂量组合片剂；其三为达卡他韦（daclatasvir），同样是NS5A抑制剂。

NS5A是一种高度磷酸化的非结构蛋白，不具备酶催化活性，在丙型肝炎病毒基因组的复制和翻译过程中发挥着调节作用。2005年，NS5A的晶体结构得以公布。NS5A由447个氨基酸组成，分子量为58kDa，包含3个不同的结构域。结构域I由一个高度保守的两性α-螺旋以及疏水和带电侧链构成，是NS5A与RNA结合的关键区域。其晶体结构呈现为二聚体，拥有一个包含四个半胱氨酸残基（Cys39、Cys57、Cys59、Cys80）的锌结合区域，该区域对蛋白的稳定性至关重要。结构域 I 和结构域 II 参与丙型肝炎病毒的复制过程，结构域III则参与丙型肝炎病毒颗粒的装配。NS5A可与丙型肝炎病毒RNA、NS5B等共同构成复制复合体，完成病毒复制；也可通过与NS5B相互作用，刺激NS5B合成负链RNA。2008年，百时美施贵宝公司的达卡他韦成为首个在临床上显示出疗效的NS5A抑制剂，此后多家企业纷纷布局NS5A抑制剂的研发，吉利德科学公司也参与其中，研发了来迪派韦。

在索磷布韦与直接抗病毒药物的联合用药方面，由于与索磷布韦联用的药物往往容易产生耐药性，因此需要选择一种合适的联用药物。索磷布韦凭借其耐药屏障高、对另一种抗病毒靶点具有活性从而具备互补性、疗效出色且无交叉耐药等特性，成为理想的联合用药选择。总体而言，索磷布韦与其他直接抗病毒药物联合使用时耐受性良好，最常见的不良反应包括疲劳、恶心、头痛、失眠，且在接受额外利巴韦林治疗的患者中，这些不良反应的发生频率更高。关于疗效，COSMOS试验结果表明，在两个队列的基因型1患者中，索磷布韦联合simeprevir（联合或不联合利巴韦林）进行12周或24周治疗，疗效及耐受性均良好。第一个队列（80名受试者）纳入了过往有治疗经验的轻-中度肝纤维化患者，第二个队列（87名受试者）纳入了无过往治疗经验及有过往治疗经验的晚期肝纤维化患者。队列1和队列2的SVR12率分别为92%和94%。

评估固定剂量索磷布韦-来迪派韦联合治疗（联合或不联合利巴韦林）对基因型1患者疗效的主要临床试验研究有ION-3、ION-1和ION-2。ION-3是一项随机、开放标签试验，针对无治疗经验且无肝硬化的基因型1受试者展开。受试者按照1∶1∶1的比例，并依据基因型（1a与1b）分层随机分配至以下3个治疗组：索磷布韦-来迪派韦固定剂量治疗8周组、索磷布韦-来迪派韦固定剂量治疗12周组、索磷布韦-来迪派韦固定剂量联合利巴韦林治疗8周组。索磷布韦-来迪派韦固定剂量治疗8周和12周组的SVR率分别为94%和96%，未观察到利巴韦林能够提高缓解率。按基因型划分，基因型1a患者8周治疗的SVR率为93%，12周为96%；基因型1b患者8周和12周治疗的SVR率均为98%。ION-1是一项随机、开放标签试验，在865例无过往治疗经验的基因型1患者（包括肝硬化患者）中，评估12周或24周索磷布韦-来迪派韦固定剂量联合或不联合利巴韦林治疗的效果。受试者以1∶1∶1∶1的比例随机分配至索磷布韦-来迪派韦固定剂量12周治疗组、索磷布韦-来迪派韦固定剂量联合利巴韦林12周治疗组、索磷布韦-来迪派韦固定剂量24周治疗组、索磷布韦-来迪派韦固定剂量联合利巴韦林24周治疗组。随机化过程依据有无肝硬化以及病毒基因型（1a与1b）进行分层。SVR的中期主要终点分析涵盖12周治疗组的所有受试者。在无过往治疗经验的基因型1伴或不伴肝硬化患者中，总SVR率为99%，利巴韦林木显示出提高缓解率的作用。按基因型分，基因型1a患者SVR率为98%，基因型1b患者为100%；按肝硬化情况分，有肝硬化患者SVR率为94%，无肝硬化患者为99%。ION-2是一项随机、开放标签试验，在既往干扰素治疗方案（包括含有丙型肝炎病毒蛋白酶抑制剂的方案）治疗失败的基因型1丙型肝炎患者（有或无肝硬化）中，评估12周或24周索磷布韦–来迪派韦固定剂量联合或不联合利巴韦林治疗的效果。受试者以1∶1∶1∶1的比例随机分配至索磷布韦–来迪派韦固定剂量12周治疗组、索磷布韦–来迪派韦固定剂量联合利巴韦林12周治疗组、索磷布韦–来迪派韦固定剂量24周治疗组、索磷布韦–来迪派韦固定剂量联合利巴韦林24周治疗组。随机分组依据有无肝硬化、病毒基因型（1a与1b）以及对既往治疗的应答情况（复发/突破与无应答）进行分层。12周组和24周组的总SVR率分别为94%和99%，利巴韦林并未提高Harvoni治疗所观察到的缓解率。基于这几项临床试验结果，FDA于2014年10月10日批准Harvoni上市。

最后，在A1444040研究中，对索磷布韦和达卡他韦的联合应用展开测试，共纳入210名有过往治疗经验或无过往治疗经验的基因型1、2或3患者。研究结果显示，无论是否联合利巴韦林，24周的治疗方案均有效且耐受性良好，其中基因型1和2患者的SVR率大于90%，基因型3患者的SVR率大于89%。

四、Sovaldi 和 Harvoni 的销售

Sovaldi上市后，于美国市场定价为每片1,000美元。其推荐剂量为每日1片，多数患者的治疗持续时长为12周，少数患者则需24周。由此，多数患者的用药总成本高达84,000美元。如此高昂的定价使其迅速成为舆论焦点，被外界称为"一千美元片剂"，并招致多方批评。然而，吉利德科学公司对此并未动摇。

吉利德科学公司经一系列内部研究，以"治愈价值"为依据，探寻支付方所能承受的价格上限，最终确定了84,000美元这一价格。该公司认为，此价格处于美国支付方能够接受的范围，且不会因价格因素限制患者群体规模。尽管预料到会引发舆论抨击，但公司仍不打算妥协，秉持"第一波"的高价策略能够为"第二波"产品（即Harvoni）继续制定高价奠定基础的观点。

Harvoni的定价相较Sovaldi略高，推荐剂量同样为每日1片，多数患者治疗周期为12周，12周的治疗费用达94,500美元，换算下来每片价格为1,125美元。针对这一高昂定价，社会上观点不一。部分人指责吉利德科学公司唯利是图，而另一部分人则认为Sovaldi和Harvoni近乎能够治愈丙型肝炎，该价格并非不合理。

无论舆论导向如何，从商业视角审视，吉利德科学公司的定价策略无疑是成功的。公司凭借这两款药物收获了巨额利润，二者均在上市次年销售额突破100亿美元。与慢性病药物销售额下降多因仿制药冲击不同，Sovaldi 和 Harvoni 在上市次年销售额虽达百亿美元峰值，但随后便急剧下滑。这是由于丙型肝炎药物用药周期较短且治愈率较高，导致患者数量持续减少。后续具有更优治疗效果的"吉三代"Epclusa，其销售峰值仅为35.1亿美元，与前两代产品相比大幅降低。基于此情况，吉利德科学公司采取高定价策略在某种程度上成为必然选择。

五、丙型肝炎治疗药物的最新进展

依据摩熵数科医药科技有限公司的全球药物研发数据库数据，截至2025年1月22日，全球范围内处于研发进程中的丙型肝炎治疗药物（涵盖创新药、改良型新药以及生物类似药）总计220款。其中，已获批准上市的有108款，处于申请上市阶段的有3款，处于三期临床阶段的有6款，处于一期临床与二期临床阶段的合计24款，尚处于临床前研究阶段的则有39款。

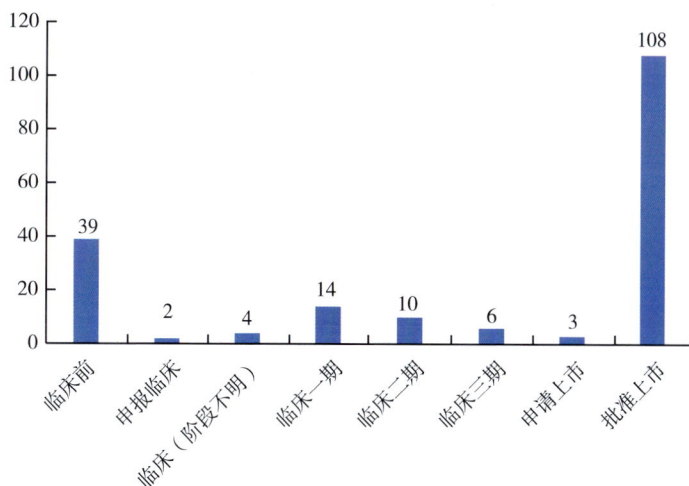

图7-7　全球在研的丙型肝炎治疗药物开发阶段

吉二代Harvoni上市后，截至2025年1月22日，全球范围内已有总计12款丙型肝炎治疗创新药获得批准上市，其具体信息呈现于下表：

表 7-1　Harvoni 上市后全球范围内获批上市的丙型肝炎治疗创新药

药品名称	公司	首次获批上市国家或地区	首次获批上市时间	备注
奥比帕利（奥比他韦＋帕立瑞韦＋利托那韦）联合达塞布韦	艾伯维制药公司	美国	2014-12-19	NS5A 抑制剂、NS3 蛋白酶抑制剂、NS5B 聚合酶抑制剂
艾尔巴韦＋格拉瑞韦	默沙东公司	加拿大	2016-01-25	NS5A 抑制剂、NS3 蛋白酶抑制剂
narlaprevir	R-Pharm Germany GmbH 公司	俄罗斯	2016-05-12	NS3 蛋白酶抑制剂
索磷布韦＋维帕他韦	吉利德科学公司	美国	2016-06-28	NS5B 聚合酶抑制剂、NS5A 抑制剂
达拉他韦＋阿舒瑞韦＋beclabuvir	百时美施贵宝公司	日本	2016-12-19	NS5A 抑制剂、NS3 蛋白酶抑制剂、NS5B 聚合酶抑制剂
格卡瑞韦＋哌仑他韦	艾伯维制药公司	以色列	2017-07-03	NS3 蛋白酶抑制剂、NS5A 抑制剂
索磷布韦＋维帕他韦＋伏西瑞韦	吉利德科学公司	美国	2017-07-18	NS5B 聚合酶抑制剂、NS5A 抑制剂、NS3 蛋白酶抑制剂
达诺瑞韦	歌礼药业（浙江）有限公司	中国	2018-06-08	NS3 蛋白酶抑制剂
可洛派韦	北京凯因格领生物技术有限公司	中国	2020-02-11	NS5A 抑制剂
盐酸拉维达韦	歌礼生物科技（杭州）有限公司	中国	2020-07-29	NS5A 抑制剂
磷酸依米他韦	宜昌东阳光长江药业股份有限公司	中国	2020-12-21	NS5A 抑制剂
奥磷布韦	南京圣和药业股份有限公司	中国	2023-05-12	NS5B 聚合酶抑制剂

　　在 Harvoni 上市后不久，FDA 批准了艾伯维制药公司的 VIEKIRAPAK（奥比帕利联合达塞布韦）上市，该产品用于治疗丙型肝炎基因型 1 感染者。奥比帕利由奥比他韦、帕立瑞韦和利托那韦三种成分构成。其中，奥比他韦和帕立瑞韦为尚未上市的新分子，奥比他韦属于 NS5A 抑制剂，帕立瑞韦是 NS3 蛋白酶抑制剂，而利托那韦作为 CYP3A 抑制剂，能够延缓其他成分在肝脏中的代谢进程。达塞布韦同样是新分子，属于 NS5B 聚合酶抑制剂。前文已述，NS3 蛋白酶、NS5A、NS5B 聚合酶在丙型肝炎病毒复制的不同环节发挥着关键作用。奥比帕利

与达塞布韦联合使用，可从三条途径抑制丙型肝炎病毒的复制，加之利托那韦的增效作用，对丙型肝炎病毒感染展现出较强的抑制效果。临床研究数据表明，VIEKIRAPAK治疗伴有或不伴有肝硬化的慢性丙型肝炎病毒基因型1感染患者，12周治愈率可达95%。VIEKIRAPAK上市次年，全球销售额达到16.39亿美元。2017年9月20日，VIEKIRAPAK在我国上市，其中奥比帕利片的国内商品名为维建乐，达塞布韦钠片的国内商品名为易奇瑞。

2016年1月25日，默沙东公司的ZEPATIER（艾尔巴韦+格拉瑞韦）在加拿大获批上市，同年1月28日于美国获批上市，用于治疗慢性丙型肝炎基因型1和4感染患者。艾尔巴韦是一种NS5A抑制剂，格拉瑞韦是一种NS3/4A蛋白酶抑制剂。FDA批准ZEPATIER是基于对1,373名慢性丙型肝炎基因型1和4感染患者的六项研究，研究对象涵盖初治患者、既往使用聚乙二醇干扰素α和利巴韦林治疗失败的患者，还涉及血液透析的重度肾功能损害基因型1感染患者，以及既往接受聚乙二醇干扰素α和利巴韦林联合NS3/4A蛋白酶抑制剂（boceprevir、simeprevir或telaprevir）治疗失败的患者。这些研究对Zepatier治疗完成12周后的持续病毒学应答情况进行了评估。研究结果显示，基因型1感染受试者的总体SVR率为94%~97%，基因型4感染受试者为97%~100%。ZEPATIER上市后第二年，全球销售额达到16.6亿美元。2018年4月28日，ZEPATIER在我国获批上市，国内商品名为择必达。

2016年5月12日，R-Pharm公司的Narlaprevir在俄罗斯获批上市。Narlaprevir是一款NS3蛋白酶抑制剂，该药最早由先灵葆雅研发。2012年6月18日，R-Pharm公司与默沙东公司签署协议，获得Narlaprevir在俄罗斯和独联体地区的开发和商业化权益。此后，R-Pharm公司在俄罗斯开展后期临床试验，并于2016年获批上市。

艾伯维制药公司的VIEKIRAPAK和默沙东公司的ZEPATIER上市后，对"吉二代"Harvoni形成了竞争态势。2016年6月28日，吉利德科学公司的"吉三代"Epclusa（索磷布韦+维帕他韦）获得FDA批准上市。与"吉二代"Harvoni仅获批用于1、4、5、6基因型不同，"吉三代"Epclusa适用于所有基因型的丙型肝炎患者。Epclusa上市后第二年，全球销售额达到35.1亿美元。2018年5月23日，Epclusa在我国获批上市。

2016年12月19日，百时美施贵宝公司的三联复方Ximency（达拉他韦+阿舒瑞韦+beclabuvir）在日本获批上市，用于治疗丙型肝炎基因型1感染者。达拉他韦是一种NS5A抑制剂，最早于2014年7月4日在日本上市；阿舒瑞韦是一种NS3蛋白酶抑制剂，同样最早于2014年7月4日在日本上市；Beclabuvir为未上市过的新分子，属于NS5B聚合酶抑制剂。与艾伯维制药公司的VIEKIRAPAK类似，Ximency也是针对丙型肝炎病毒复制过程中的三种重要蛋白。

2017年7月3日，艾伯维制药公司的Maviret（格卡瑞韦+哌仑他韦）在以色列获批上市，同年7月26日在欧盟获批上市，8月3日在美国上市。该产品用于治疗无肝硬化（肝脏疾病）或伴有轻微肝硬化的全基因型成年患者，包括中重度肾病患者及透析患者。Mavyret还获批用于既往以含一种NS5A抑制剂或一种NS3蛋白酶抑制剂（但不同时使用两种药物）方案治疗过的基因型1感染患者。值得注意的是，对于既往未治疗的无肝硬化成年患者而言，Maviret是首个获批用于所有基因型且治疗时间为8周的药物，此前的标准治疗时间为12周或更长。2019年5月15日，Maviret在我国获批上市，国内商品名为艾诺全。

2017年7月18日，吉利德科学公司在"吉三代"的基础上，添加伏西瑞韦，推出了"吉四代"Vosevi。伏西瑞韦是一种NS3蛋白酶抑制剂，由于增加了一种具有新作用机制的活性成分，对于服用"吉二代""吉三代"等抗病毒药物效果不佳或出现耐药的患者，可使用"吉四代"进行治疗。然而，"吉四代"仅作为"吉二代""吉三代"的补充用药。对于未使用过NS5A抑制剂的患者，"吉四代"并未显示出更优的获益，因此其使用人数有限，销售额在2018年达到峰值3.96亿美元。

至此，跨国药企再未推出新的抗丙型肝炎分子，整个历程恰好以"吉一代"为起始，以"吉四代"为终结。在2013~2017年间，吉利德科学公司、艾伯维制药公司、默沙东公司、百时美施贵宝公司密集推出丙型肝炎治疗药物，这些药物在很大程度上推动了丙型肝炎的治愈进程。其中，最大赢家当属吉利德科学公司。但随着丙型肝炎患者逐渐被治愈，市场份额不断缩小。Harvoni虽在上市第二年（2015年）销售额突破百亿美元，但2016年便开始下滑，2019年销售额降至10亿美元以下；VIEKIRAPAK于2014年上市，同样在上市第二年达到峰值16.39亿美元，随后下降，2017年销售额降至10亿美元以下，目前已撤市；ZEPATIER于2016年上市，2017年销售额达到峰值16.6亿美元，2018年迅速跌至10亿美元以下；"吉三代"于2016年上市，2017年达到峰值35.1亿美元，此后销售额逐年下降，2023年全球销售额为15.37亿美元，是仅有的两款销售额仍在10亿美元以上的丙型肝炎治疗药物之一；另一款销售额超10亿美元的是艾伯维制药公司的Mavyret，其于2017年上市，2018年销售额达到峰值34.38亿美元，之后逐年下降，2023年全球销售额为14.3亿美元。目前，全球丙型肝炎治疗市场主要由吉利德科学公司与艾伯维制药公司占据主导，呈现"二分天下"的格局。

尽管跨国药企开发出多种丙型肝炎治疗药物，并陆续在我国上市，但价格普遍高昂。"吉一代"于2017年9月20日在我国获批上市，国内商品名为索华迪，价格高达每片702.14元，每日服用1片，一个疗程12周的费用近6万元。"吉三代"于2018年5月23日在我国上市（其在我国的上市时间早于"吉二代"），国内商品名为丙通沙，刚上市时价格高达每片828.57元，每日1片，一个疗程12周的费用近7万元。"吉二代"于2018年11月21日在我国上市，国内商品名为夏帆宁，刚上市时价格略处于索华迪与丙通沙之间，每片价格773.57元，每日1片，一个疗程12周的费用约6.5万元。艾伯维制药公司的VIEKIRAPAK于2017年9月20日在我国上市，其中奥比帕利片的国内商品名为维建乐，达塞布韦钠片的国内商品名为易奇瑞。奥比帕利片每片价格为236.57元，达塞布韦钠片每片价格为20.57元，奥比帕利片和达塞布韦钠片每日需服用2片，一个疗程12周的费用超过4万元。默沙东公司的ZEPATIER于2018年4月28日在我国获批上市，国内商品名为择必达，价格高达每片712.86元，与索磷布韦价格相近，每日1片，一个疗程12周的费用近6万元。Maviret于2019年5月15日在我国获批上市，国内商品名为艾诺全，每片价格460元，每日需服用3片，最短疗程8周的费用为7.7万元。

总体而言，跨国药企的这些药物在国内一个疗程的费用在4万元至8万元之间。虽然这些药企在中国的定价已较美国大幅降低，但对于国内丙型肝炎患者而言，仍难以承受。所幸自2016年起，我国启动国家医保谈判，每年进行一轮。在2019年的国家医保谈判中，竞争极为激烈。鉴于6种丙型肝炎用药普遍疗效显著、治疗效果相当且价格昂贵，依靠药物经济学测算和常规准入谈判难以促使企业将价格降至合理区间，故而采用"竞争性谈判"方式，即仅允许两个全疗程费用最低的药品进入目录，且企业需承诺两年内不再纳入新的同类药品。最终，默沙东公司的择必达，吉利德科学公司的丙通沙、夏帆宁以超过85%的降幅进入国家医保乙类目录。一个疗程的治疗费用降至1万元左右，去除医保报销部分，患者一个疗程仅需花费几千元，绝大多数丙型肝炎患者均可负担。

此外，众多国内药企推出me-too药物，开展国产替代，加剧了市场竞争，为患者提供了更多的用药选择。

2018年6月8日，歌礼药业（浙江）有限公司的NS3蛋白酶抑制剂达诺瑞韦钠片获批上市。该产品与利托那韦、聚乙二醇干扰素α和利巴韦林联合组成抗病毒治疗方案，用于治疗初治的非肝硬化基因1b型慢性丙型肝炎成人患者，商品名为戈诺卫，是我国首个获批上市的丙型肝炎直接抗病毒一类新药。III期临床研究（CTR20160370）结果显示，利托那韦强化的达诺瑞韦钠联合聚乙二醇化干扰素α和利巴韦林治疗12周后，主要终点获得SVR12的受试者比率分别为96.5%和97.1%。上市之初，其价格为每片238.07元，2021年进入国家医保目录后，价格降至每片8.3元。并且在医保协议期内，企业负责向购买达诺瑞韦钠片的患者免费提供同疗程和相应剂量的利托那韦和利巴韦林。每日服用2片，一个疗程12周的治疗费用为1,394.4元，大大提高了药物的可负担性和可及性。

2020年2月11日，北京凯因格领生物技术有限公司的NS5A抑制剂盐酸可洛派韦胶囊获批上市。该产品可与索磷布韦联用，用于治疗初治或干扰素经治的基因1、2、3、6型成人慢性丙型肝炎病毒（HCV）感染，可合并或不合并代偿性肝硬化。

2020年7月29日，歌礼生物科技（杭州）有限公司的NS5A抑制剂盐酸拉维达韦片获批上市。该产品可联合利托那韦强化的达诺瑞韦钠片和利巴韦林，用于治疗初治的基因1b型慢性丙型肝炎病毒感染的非肝硬化成人患者。盐酸拉维达韦片不得作为单药治疗。研究证实，应用拉维达韦联合利托那韦强化的达诺瑞韦和利巴韦林治疗后，SVR12高达99%。

2020年12月21日，宜昌东阳光长江药业股份有限公司的NS5A抑制剂磷酸依米他韦胶囊获批上市。该产品需与索磷布韦片联合，用于治疗成人基因1型非肝硬化慢性丙型肝炎。磷酸依米他韦胶囊不得作为单药治疗。

北京凯因格领生物技术有限公司的可洛派韦、宜昌东阳光长江药业股份有限公司的依米他韦均与索磷布韦联合使用。这两家企业均已申报索磷布韦仿制药申请，且已获批生产，待专利到期后即可上市销售。

2023年5月12日，南京圣和药业股份有限公司的NS5B聚合酶抑制剂奥磷布韦获批上市。该产品与盐酸达拉他韦联用，用于治疗初治或干扰素经治的基因

1、2、3、6型成人慢性丙型肝炎病毒感染，可合并或不合并代偿性肝硬化。奥磷布韦与达拉他韦联用，是因为南京圣和药业股份有限公司的达拉他韦仿制药已于2022年获批上市。

据世界卫生组织估计，全球约有5,000万慢性丙型肝炎病毒感染者，每年新增感染病例约100万。2022年，约有24.2万人死于丙型肝炎，主要死因是肝硬化和肝细胞癌（原发性肝癌）。中国、俄罗斯、印度和巴基斯坦是全球丙型肝炎患者人数最多的四个国家。根据国家疾病预防控制局发布的数据，2023年我国丙型肝炎发病数为242,607例，死亡人数为1,844例（详见下表）。

表7-2 2023年我国丙型肝炎发病数和死亡人数，数据来源：国家疾病预防控制局

时间	丙型肝炎发病数	丙型肝炎死亡数
2023年1月	12,785	13
2023年2月	20,580	41
2023年3月	23,625	30
2023年4月	21,597	76
2023年5月	20,963	151
2023年6月	19,664	186
2023年7月	22,326	114
2023年8月	23,214	167
2023年9月	20,022	157
2023年10月	19,466	224
2023年11月	20,280	292
2023年12月	18,085	393
合计	242,607	1,844

我国丙型肝炎患者数量庞大，截至目前，尚未研发出有效的丙型肝炎疫苗。在此情形下，药物成为对抗和消灭丙型肝炎的主要手段。

六、启示

回顾丙型肝炎的治愈历程，这无疑是科学发展战胜疾病的典型范例。从最初发现"非甲非乙型肝炎"，到完成丙型肝炎病毒的鉴定，再到实现丙型肝炎病毒在生物体内的复制，进而深入了解丙型肝炎病毒的生命周期，最终依据该生命周

期成功开发出能够治愈丙型肝炎的药物。科学的逐步推进，使人们对丙型肝炎从陌生到熟悉，直至实现治愈。

然而，科学发展需要漫长的时间积淀。20世纪70年代，"非甲非乙型肝炎"首次被发现，历经十余年，丙型肝炎病毒才得以鉴定。在病毒鉴定后的又一个十年，丙型肝炎病毒才在黑猩猩体内实现成功复制。而索磷布韦的上市，更是在近十几年之后。这一系列历程警示我们，投身科学研究必须坚定不移，且要保持足够的耐心。

在科学持续前行的过程中，患者的需求始终存在，亟待满足。早在丙型肝炎病毒正式命名之前，干扰素就已获批用于丙型肝炎的治疗。此后，经过不断改良，长效干扰素问世，利巴韦林也被批准用于丙型肝炎治疗，显著提升了治疗效果，拯救了大量丙型肝炎患者，同时也为制药厂商带来了丰厚的经济效益。笔者认为，依据临床需求，全力改进药物的安全性与有效性，并时刻关注最新科学进展，一旦出现突破性成果，积极将其应用于药物设计，这应是制药从业者遵循的范式。

此外，像默沙东公司、罗氏公司等大型企业，均对丙型肝炎药物研发给予了高度重视。然而，在丙型肝炎治疗领域收获最为丰硕的，却是成立于1987年的新兴企业——吉利德科学公司。吉利德科学公司豪掷110亿美元收购Pharmasset公司，这一重大举措正是基于其对丙型肝炎领域的深刻认知。在新药研发这条充满创新挑战的道路上，没有任何企业或个人能够永远占据领先地位。唯有不断突破认知局限，方能持续探寻前行的方向。

🔲 附：索华迪/夏帆宁开发大事记

20世纪70年代，阿尔特发现一种新的输血性肝炎，并命名为"非甲非乙型肝炎"

1986年，干扰素被批准用于治疗"非甲非乙型肝炎"

1989年，霍顿团队鉴定出丙型肝炎病毒

1996年，NS5B聚合酶首次鉴定

1997年，莱斯团队使得丙型肝炎病毒基因组在黑猩猩肝脏内复制并导致了肝炎

1998年，利巴韦林被批准用于丙型肝炎治疗

1998年，Pharmasset公司成立，致力于发现新的抗病毒药物

2000年，聚乙二醇干扰素上市用于丙型肝炎治疗，长效干扰素＋利巴韦林成为丙型肝炎的标准治疗方案

2007年，Pharmasset公司在PSI-6130的基础上进一步改良得到了索磷布韦

2009年，Pharmasset公司将索磷布韦推向临床

2011年，NS3/4A蛋白酶抑制剂获批上市

2011年，Pharmasset公司宣布，同意以总计110亿美元的价格被吉利德科学公司收购，这占到吉利德科学公司当时市值的1/3

2013年，Sovaldi获批上市

2014年，Sovaldi全球销售额达到102.83亿美元，同年，Harvoni获批上市

2015年，Harvoni全球销售额达到138.64亿美元

参考文献

［1］袁正宏.丙型肝炎病毒发现及对控制病毒病的启示［J］.中国科学基金，2021，35（01）：9-11.

［2］杨文祥，熊威，杨洁等.丙型肝炎病毒侵染机制的相关研究进展［J］.世界华人消化杂志，2011，19（20）：2133-2140.

［3］中华医学会肝病学分会，中华医学会感染病学分会.丙型肝炎防治指南（2022年版）［J］.中华临床感染病杂志，2022，15（6）：428-447.

［4］赵绅君，彭琴，罗世彤等.丙型肝炎直接抗病毒药物的应用进展［J］.山东医药，2017，57（15）：105-108.

［5］王丹丹，史长松.干扰素生物学作用及雾化治疗研究进展［J］.现代临床医学，2018，44（06）：474-476.

［6］刘恒，李金花.干扰素药物的研究进展［J］.生物技术世界，2014（02）：82-82.

［7］李建中，刘素艳.干扰素治疗病毒性肝炎的机理及副作用［J］.预防医学文献信息，1996（01）：11-12.

［8］杨晓宇，王菊仙.抗丙型肝炎病毒新药及治疗方案研究进展［J］.中国

新药杂志，2014，23（22）：2624-2630.

［9］田月，赵志刚.治疗丙型肝炎药物研发进展综述［J］.药品评价，2016，13（02）：44-46.

［10］摩熵数科医药科技有限公司数据库［DB/OL］. https：//pharma.bcpmdata.com/.

［11］Gentile I，Maraolo AE，Buonomo AR，et al. The discovery of sofosbuvir： a revolution for therapy of chronic hepatitis C［J］. *Expert Opin Drug Discov.* 2015，10（12）：1363-1377.

［12］Manns MP，Maasoumy B. Breakthroughs in hepatitis C research： from discovery to cure［J］. *Nat Rev Gastroenterol Hepatol.* 2022，19（8）：533-550.

［13］Dorner M，Horwitz JA，Donovan BM，et al. Completion of the entire hepatitis C virus life cycle in genetically humanized mice［J］. *Nature.* 2013，501（7466）：237-241.

［14］Choo QL，Kuo G，Weiner AJ，et al. Isolation of a cDNA clone derived from a blood-borne non-A，non-B viral hepatitis genome［J］. *Science.* 1989，244（4902）：359-362.

［15］Barenie RE，Avorn J，Tessema FA，et al. Public funding for transformative drugs： the case of sofosbuvir. *Drug Discov Today.* 2021，26（1）：273-281.

第八章

后发先至的王者：

欧唐静

2013年12月31日，欧唐静（英文商品名Jardiance，英文通用名empagliflozin，中文通用名恩格列净）于哥伦比亚获批上市。2014年5月22日，其在欧盟获得上市许可；同年8月1日，于美国获批上市。自上市以来，该药品销售额持续攀升，至2023年，其全球销售额已达106.42亿美元，成功跻身标志性重磅药物之列。

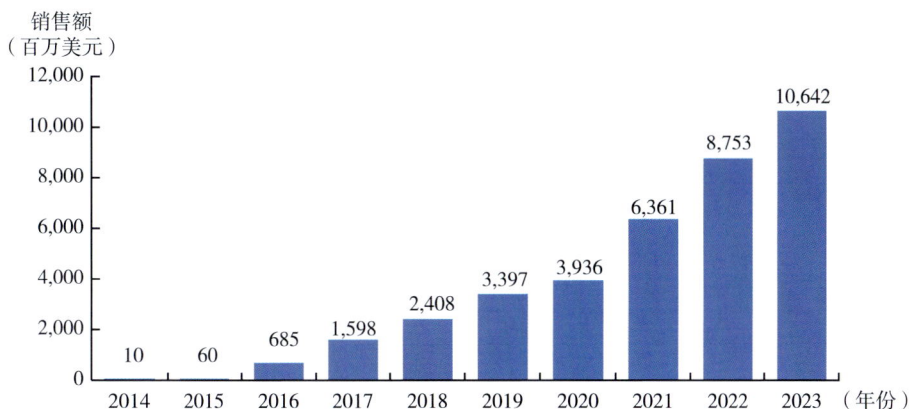

图8-1 恩格列净历年销售额

一、从糖尿病说起

谈及糖尿病，大众对此并不陌生，或多或少听闻过这一疾病。那么，糖尿病究竟为何？依当下人们对糖尿病的认知，其属于一种代谢性疾病，显著特征为患者血糖长期高于标准值。高血糖会引发俗称"三多一少"的症状，即多食、多饮、多尿以及体重下降。糖尿病主要分为1型糖尿病与2型糖尿病。1型糖尿病是因机体无法生成足够胰岛素，甚至完全无法生成胰岛素，在病理上亦被称作胰岛素依赖型糖尿病，属于先天性疾病，大多在婴儿期至青少年时期发病。2型糖尿病则是由于细胞对胰岛素反应异常、不灵敏，或细胞对胰岛素无反应所致。2型糖尿病患者的胰脏不存在病理问题，不过随着病情进展，胰岛素分泌可能逐渐不足。

人类对糖尿病的认识历程又是怎样的呢？

最早关于糖尿病的记载可追溯至公元前1550年。彼时，人们在古埃及贵族墓群中发现一张珍贵的莎草纸古抄本，其中记录了多种常见的贵族疾病，有一种名为"多尿"的疾病。患此疾病者，饮水量与尿量不成比例，饮水多，排尿量更多。以现代视角来看，这正是糖尿病患者的典型症状，这也是迄今发现最早的有关糖尿病的资料。

约在公元前1395年至公元前1122年的殷商时代，据甲骨文记载，当时人们对22种疾病已有初步认识，其中有一种被称为"尿病"。尽管"尿病"的确切所指尚不明确，但存在是糖尿病的可能性。

公元前400年，中国的《黄帝内经》中有关于"消渴"病的记载，其症状表现为多饮、多食、多尿，与糖尿病症状一致，二者存在一定关联。

公元前2世纪左右，古叙利亚地区的著名医生Arctaeus描述了一种疾病特征：病人小便无法停止，尿流不止，犹如开闸的渡槽。病人会持续饮水，然而饮水量与大量尿液不成比例，且会引发更多排尿。人们难以控制这些病人的饮水与排尿，若让病人禁水片刻，其嘴会变得异常炙热，身体干枯，内脏仿佛被烧焦，病人会反复出现恶心、疲劳、烦渴症状，不久便会死亡。如今看来，这正是晚期糖尿病患者的主要病症。

公元2世纪，来自卡帕多西亚（Cappadocia）的著名医师阿勒特斯用"diabetes"一词来描述这种以大量排尿为特征的消耗性疾病。"diabetes"意为"筛"，原因是病人持续口渴、排尿，人体宛如筛子。阿勒特斯还详细记录了该疾病给患者带来的痛苦："这是一种可怕的折磨，血肉四肢溶于尿中。患者永远不停地喝水，但排尿从不间断，就像一个双端开口的管道。一旦患者停止饮水哪怕很短时间，嘴巴就会变得焦干，身体也会干燥，内脏如同着火一般，患者可怜且痛苦，很快便会在灼烧般的干渴折磨下死去。"

公元5世纪至6世纪，濒临灭亡的古印度笈多王朝（约320~540年）上层社会生活腐败奢华，皇宫中"多尿病"盛行。两位僧侣（古印度医学由僧侣掌管）发现"多尿病"患者的尿液比正常人尿液黏稠许多。此外，在一次对比时，他们无意间将一些尿液洒落在桌畔，这些尿液竟如蜜一般，吸引大量蚂蚁疯狂吸吮。此后，他们发现"多尿病"患者的尿液是甜的。经过更多分类对比，他们甚至将病人分为两种类型：一种是年老的肥胖者，另一种是瘦小的病人，后者生存时间更为短暂。

同样在5~6世纪，中国、阿拉伯和日本的医者也先后发现了甜尿这一重要病征。隋唐时期著名医学家甄立言在《古今录验方》中记载："渴而饮水多，小便……数甜者，皆是消渴病也"，又说："夫消渴者……每发即小便甜，医者多不知其疾"。

16世纪，瑞士医生Von Hoheouheim发现糖尿病患者尿液水分蒸发后会残留异常白色粉末物质。可惜他未曾品尝，便认定这是盐，进而得出糖尿病是因盐在肾脏异常沉积所致的结论。

17世纪，英国医生Thomas Willis发现糖尿病患者"甜尿"这一事实，并与当时德国著名医生约翰共同发表了相关论文。在论文中，他们首次使用拉丁文词汇"mellitus"，意为极甜。1769年，苏格兰医生William Cullen提出应将糖尿病分为"diabetes insipidus"（尿崩症）和"diabetes mellitus"（糖尿病）。尿崩症患者尿液无味道，而糖尿病患者尿液含有甜味物质。此后，Cullen的学生Matthew Dobson继承了其对糖尿病的研究兴趣。Dobson发现，糖尿病患者血清与尿液一样含有糖分。这一发现意义重大，使人们认识到糖尿病是一种全身性慢性病变。在此之前，人们一直认为糖尿病是由单纯脏器病变引起，且都认为是肾脏病变所致。1788年，英格兰医生Thomas Gamley在救治病人时，意外发现胰脏损伤可引发糖尿病，自此人们开始关注其他脏器对糖尿病发病的影响。

1815年，法国化学家Eugene Chevreul发现糖尿病中的糖是葡萄糖（葡萄糖于1747年由德国化学家S·Marggraf首次分离）。1830年，Eugene Chevreul又发现糖尿病患者血液中也含有葡萄糖，至此，"甜尿"中的甜性物质终于得以明确。

1869年，德国病理学家Paul Langerhans发现胰腺外分泌腺及导管组织间，存在一群很小的细胞团块。这些细胞团块与胰腺其他细胞不同，Langerhans当时并不知晓这些细小细胞的作用。1889年，德国生理学家Minkowski和Von Mering发现，实验狗切除胰脏后，排出大量吸引苍蝇的尿液，经检测，这些尿液中含有葡萄糖。1893年，Edounard Laguesse将Langerhans发现的这些位于胰腺外分泌腺中间、形似孤岛的细胞团称为胰岛。而后，科学家研究发现，胰岛能够分泌降低血糖的物质。

此后，众多科学家致力于从胰脏中提取能够降低血糖的物质。1920年，Frederick Grant Banting发现，狗在胰导管结扎后，胰腺的滤泡会逐渐衰退，仅残留胰岛。这些残存胰岛并未丧失原有功能，依然分泌一些物质，且这些物质可缓解糖尿病。Banting将这一现象告知多伦多大学生理学教授J.J.R.Macleod，Macleod为Banting提供实验室及协助，最终成功提取胰岛素。胰岛素的发现开创了糖尿病治疗的新时代，Macleod和Banting因此荣获1923年诺贝尔生理学或医学奖。

胰岛素的发现证实了糖尿病发病机制与胰岛素相关。但很快人们发现，胰岛素治疗糖尿病并非万能，部分糖尿病患者注射胰岛素有效，部分则无效。1936年，英国医生 Harold Percival Himsworth 将糖尿病分为对胰岛素灵敏响应的1型糖尿病，以及对胰岛素不响应的2型糖尿病。随后，科学家经不断研究发现，1型糖尿病是由于生产胰岛素的胰岛B细胞数量减少或功能不全所致。B细胞损伤致使体内胰岛素分泌不足甚至消失。多数1型糖尿病患者存在自身免疫基础，其自身免疫系统错误地攻击并破坏B细胞。因此，补充胰岛素可有效治疗1型糖尿病。2型糖尿病的特点是胰岛素抵抗，患者机体对胰岛素不敏感，无法有效利用胰岛素。导致2型糖尿病发生的因素包括超重、运动不足以及遗传。

根据国际糖尿病联盟发布的第10版《全球糖尿病地图》（IDFDIABETESATLAS），2021年，全球估计有5.37亿20~79岁的成年人患有糖尿病，占该年龄组世界人口的10.5%。预计到2030年，这一数字将增至6.43亿，到2045年将达到7.83亿。其中，2型糖尿病患者占糖尿病患者总数的90%。

二、2型糖尿病治疗药物的发展

前文提及，2型糖尿病患者在糖尿病患者群体中占据多数，且因其存在胰岛素抵抗，胰岛素对2型糖尿病患者疗效欠佳，故而开发2型糖尿病治疗药物成为科学界与工业界的重要研究方向。

最早被发现可用于治疗2型糖尿病的药物是大名鼎鼎的二甲双胍，其发现历程充满曲折与意外。20世纪初，一种名为山羊豆的植物进入科学家的研究视野。山羊豆作为一种牧草，科学家发现其能致使食用它的动物出现低血糖症状。于是，科学家着手对这种植物展开研究，试图探寻其中奥秘。经研究发现，山羊豆中含有一种名为山羊豆碱的活性成分，该成分具备降低血糖的潜力。然而，山羊豆碱本身存在副作用，这促使科学家对其进行化学改造，力求在减少副作用的同时保留降糖效果。历经无数次尝试与失败，科学家最终成功合成一系列胍类衍生物，其中便包含二甲双胍。但由于当时胰岛素已被发现并应用，二甲双胍并未即刻受到重视，其应用也因此搁置。

直至20世纪50年代，随着对二甲双胍降糖作用的深入研究与认识，该药物才开始在临床上得以应用。1957年，法国糖尿病专家Jean Sterne教授首次将二甲双胍应用于2型糖尿病的临床治疗。1959年底，默克公司将二甲双胍推向市场，率先在法国和英国上市，随后陆续在其他国家获批上市。同一时期，双胍类药物苯乙双胍和丁双胍也获批用于降糖，且降糖效果强于二甲双胍，使得二甲双胍在市场竞争中几乎毫无优势，其应用范围基本局限于法国。然而，美国科学家逐渐发现苯乙双胍引发乳酸性酸中毒的风险较高，且该并发症死亡率颇高。同样，丁双胍导致乳酸性酸中毒的风险也不容小觑。20世纪70年代末，苯乙双胍和丁双胍几乎完全退出市场，二甲双胍的声誉也受到一定波及，再次陷入被冷落的境地。

让二甲双胍"起死回生"的是一项在糖尿病领域具有里程碑意义的研究——英国糖尿病前瞻性研究（United Kingdom Prospective Diabetes Study，UKPDS）。该研究为2型糖尿病的治疗提供了大量关键信息。此项研究从1977年开启，至1997年结束，后续又随访10年，历时长达30年，纳入了超过5,000例新诊断的2型糖尿病患者。UKPDS研究表明，对于超重的2型糖尿病患者，采用二甲双胍进行强化降糖治疗，能够降低糖尿病相关终点事件的发生率，且在治疗期间患者体重增加较少，低血糖事件发生频率也较低。UKPDS研究建议，对于新诊断的2型糖尿病患者，二甲双胍应作为一线治疗药物，因其在降低血糖的同时，具有心血管保护作用，对于肥胖患者而言，是较为理想的选择。1995年，FDA批准二甲双胍用于2型糖尿病患者的降糖治疗，自此，二甲双胍得以广泛应用，并登上了首屈一指的地位。

另一类2型糖尿病治疗药物为磺酰脲类降糖药，其发现过程同样充满偶然与探索。德国的Gerhard Domagk教授因发现能有效对抗细菌感染的磺胺类药物百浪多息，荣获1939年诺贝尔生理学或医学奖，彼时，全球范围内掀起了一股磺胺抗菌药研究的热潮。时光推移至1941年，在法国，Vonkennel和Kimmig在实验室中合成了一系列磺胺类化合物，惊喜地发现其中一种名为2254PR的化合物对伤寒杆菌具有抑制作用。

1942年，纳粹的阴影笼罩法国，蒙彼利埃城因食物短缺陷入困境。许多市民因食用腐烂不洁食物而感染疾病，大学医师Marcel Janbon选用2254PR化合物治疗这些患者，然而患者用药后出现震颤、神经失调等症状，甚至有患者死亡。Janbon医师并未放弃，他发现注射葡萄糖可使患者恢复正常。让邦将这一发现告知同事Auguste Loubatieres，引起了Loubatieres极大的兴趣，Loubatieres曾研究过胰岛素，对糖尿病动物模型颇为熟悉。于是，Loubatieres投入数年时间开展系统的动物实验，最终发现该类药物可通过调节胰岛功能降低血糖。他们于1944年发表研究成果，并推荐化合物2254PR作为降糖药用于临床，但由于当时正值第二次世界大战，诸多因素致使这一成果未得到应有的关注。

1952年，东德的医生H Kleinsorge在临床实践中发现，一种磺酰脲类药物——氨磺丁脲在治疗细菌感染时，患者出现血糖降低和低血糖反应症状。Kleinsorge将这一发现反馈给Von Heyden药业。该药企的首席化学家E. Haack带着这份重要资料，从东德前往西德，并成功合成氨磺丁脲。1954年，E. Haack的朋友H. Franke和J. Fuchs通过动物实验验证了氨磺丁脲的降血糖作用，并迅速在糖尿病患者身上得到验证。这一发现震惊了医学界，氨磺丁脲被法国药企施维雅公司推向市场，成为磺酰脲类降糖药的先驱。此后，甲苯磺丁脲和氯磺丙脲等更多磺酰脲类药物相继问世。不过，第一代磺酰脲类降糖药不良反应较多，安全性欠佳，以格列本脲（1969年首次上市）、格列吡嗪、格列喹酮为代表的第二代磺酰脲类药物应运而生。与第一代相比，第二代药物不良反应减少，降糖作用增强，失效率降低。随着科技发展，副作用更低、效果更优的第三代磺酰脲类药物被研发出来，代表药物为格列美脲（1995年首次上市）。第三代磺酰脲类药物具有双重降糖机制，不仅能刺激胰岛 β 细胞分泌胰岛素，还具有显著的胰岛素增敏效应。

20世纪80年代，日本三共制药公司的科学家将研究目光聚焦于胰岛素抵抗领域，彼时，这一概念背后的分子奥秘尚未完全揭开，他们认为过氧化脂质或许是动脉硬化和糖尿病并发症的根源所在。三共制药公司的研究人员决定以抗氧化为切入点，开展对抗糖尿病的研究。他们巧妙地切除具有抗氧化作用的维生素E的十四烷基侧链，去除不必要的结构部分，随后将这一分子残余与强效抗氧化剂噻唑烷二酮紧密结合，成功研制出曲格列酮（1995年首次上市）。这一创新性举措，犹如在分子层面搭建起一座连接抗氧化与血糖调控的桥梁。继曲格列酮之后，一系列噻唑烷二酮类化合物相继诞生，包括罗格列酮、吡格列酮、环格列酮和恩格列酮，标志着新一代口服降糖药——噻唑烷二酮类胰岛素增敏剂的问世。

噻唑烷二酮类胰岛素增敏剂的作用机制为：激活细胞内的过氧化物酶增殖体激活受体 γ（peroxisome proliferators-activated receptors，PPAR γ）。激活PPAR γ后，如同开启了细胞内胰岛素敏感性的通道，促使更多葡萄糖得以进入细胞，从而降低血糖水平。这类药物不仅能够降低血糖，还能提高高密度脂蛋白水平，降低甘油三酯，甚至具有抗炎和抗动脉粥样硬化的作用，在糖尿病治疗中发挥着多方面的积极作用。

　　然而，噻唑烷二酮类药物并非十全十美。曲格列酮因存在肝脏毒性问题，最终退出市场。罗格列酮和吡格列酮虽在降低血糖方面成效显著，但也暴露出风险。2007年，FDA对罗格列酮发出标签黑框警告，指出其存在心力衰竭风险，限制其作为二线用药，并禁止用于心力衰竭或有心力衰竭病史的患者。吡格列酮的美国推广方礼来公司因隐瞒吡格列酮增加膀胱癌风险的问题，被处以30亿美元的巨额罚金。

　　上述三类药物属于经典降糖药物，发现时间相对较早。随着科学技术的不断进步，科学家又研发出一些作用机制新颖的降糖药物。其中成效较为显著的有胰高血糖素样肽-1（glucagon-like peptide-1，GLP-1）受体激动剂、二肽基肽酶4（dipeptidyl peptidase-4，DPP-4）抑制剂和钠葡萄糖转运蛋白-2（sodium-dependent glucose transporters 2，SGLT-2）抑制剂。

　　先看GLP-1受体激动剂的研发历程。1902年，科学家Bayliss和Starling发现了一种特殊物质——促胰液素，其在肠道内发挥作用，能够刺激胰液分泌。这一发现启发了科学家Moore，使其开始探究肠道内某些物质是否有助于糖尿病患者降低血糖。Moore的研究是早期探索肠道分泌物与血糖关系的重要尝试。时间来到20世纪60年代，英国和美国的科学家分别独立发现了一种被称为"肠促胰素效应"的现象。他们发现，口服葡萄糖时，人体分泌的胰岛素量相较于直接将葡萄糖注射到血液中明显增多，这一发现证实了肠道与胰岛素分泌之间存在紧密联系。1967年，Perley和Kipnis通过实验证实，口服葡萄糖时，肠促胰素效应产生的胰岛素量占胰岛素分泌总量的一半以上，进一步凸显了肠道在血糖调节中的关键作用。

　　那么，肠促胰素效应的具体机制是什么呢？1983年，Bell等科学家通过基因研究证实，GLP-1是人体胰高血糖素原的一部分，在肠道中被切割生成。人体口服葡萄糖或摄入营养物质时，肠道中的Langerhans细胞会分泌GLP-1。GLP-1不仅能够刺激胰岛素生成，还能抑制胰高血糖素分泌，从而有助于稳定血糖水平。

　　后续研究表明，2型糖尿病患者的胰岛β细胞质量和功能均有所下降，对肠促胰素的反应也变得迟钝。同时，这些患者体内GLP-1分泌量减少，肠促胰素效应相较于健康人群显著减弱，甚至有时完全消失。肠促胰素效应减弱是2型糖尿病发病的重要原因之一。因此，科学家考虑通过恢复肠促胰素效应来制定治疗2

型糖尿病的新策略。然而，GLP-1在人体内的半衰期极短，大约仅为2分钟，这极大限制了其在体内的作用时间。为解决这一问题，研究人员尝试对肥胖的2型糖尿病患者进行连续六周的GLP-1皮下注射治疗。结果显示，接受治疗的患者空腹血糖和平均血糖水平降低，体重减轻，胰岛素敏感性和β细胞功能得到改善，且未出现明显不良反应。这些结果充分证明了GLP-1在糖尿病治疗领域的巨大潜力。此后，多家药企投身GLP-1受体激动剂的研发，后续章节的主角司美格鲁肽便是一款GLP-1受体激动剂，关于GLP-1受体激动剂的详细研发历程将在后续章节展开叙述。

再看DPP-4抑制剂。1966年，Hopsu-Havu和Glenner发现了DPP-4，该物质能够降解GLP-1和葡萄糖依赖性促胰岛素多肽（glucose dependent insulinotropic polyptide，GIP）。前文已介绍，GLP-1能够刺激胰岛素生成、抑制胰高血糖素分泌，GIP同样具有刺激胰岛素生成的作用。DPP-4抑制剂的作用原理是抑制DPP-4酶的活性，从而延长GLP-1和GIP在体内的作用时间。在DPP-4抑制剂的作用下，体内GLP-1水平可提高2至3倍。并且，DPP-4抑制剂具有血糖依赖性，仅在血糖水平较高时发挥作用，血糖较低时则停止工作，有效避免了低血糖风险。最早上市的DPP-4抑制剂是西格列汀，由默沙东公司研发，于2006年获批上市。其他获批上市的DPP-4抑制剂还包括维格列汀、沙格列汀、利格列汀等。DPP-4抑制剂在临床治疗中发挥着重要作用。2015年，英国国家卫生与临床优化研究所发布的《成人2型糖尿病的管理》推荐DPP-4抑制剂作为二甲双胍不耐受患者的一线用药。2017年，中华医学会糖尿病分会制订的《中国2型糖尿病防治指南》将DPP-4抑制剂纳入二联治疗主要路径。2018年，美国糖尿病学会制定的《糖尿病医学诊疗标准》推荐在二甲双胍单药治疗效果不佳时，可加用DPP-4抑制剂或其他降糖药物。

最后看SGLT-2抑制剂。1835年，法国化学家von Chr. Petersen从苹果树皮中提取出一种物质——根皮苷。他发现，服用根皮苷的人会出现多尿、尿中含糖且体重下降的现象。1886年，德国医学教授von Mering发现根皮苷具有降糖作用，这一发现引发众多科学家对根皮苷及其与降糖作用关系的研究热潮。20世纪80年代，科学家发现，肾脏近端肾小球通过SGLT完成葡萄糖的重吸收过程，根皮苷对SGLT的亲和力是葡萄糖的1,000~3,000倍。当SGLT的活性被抑制时，肾脏对葡萄糖的重吸收过程受阻，葡萄糖经尿液排出体外，进而降低血液中葡萄糖浓度。后续研究发现，肾脏中主要分布着两种SGLT——SGLT1和SGLT-2，其中约90%的葡萄糖重吸收由SGLT-2介导。基于此，各大制药公司纷纷开展SGLT-2抑制剂的研发工作，本章的主角恩格列净便是一款SGLT-2抑制剂。

三、SGLT-2抑制剂的开发

根皮苷对SGLT1和SGLT-2的选择性较低（肾脏中约90%的葡萄糖重吸收由SGLT-2介导，而SGLT1主要在小肠表达，抑制SGLT1不仅会影响胃肠道对葡萄糖的吸收，还会引发胃肠道不良反应）。此外，根皮苷在肠道中会迅速水解为根皮素和葡萄糖，从而失去活性。基于上述原因，根皮苷无法直接作为药物应用。尽管根皮苷不能直接入药，但早期上市的SGLT-2抑制剂均由根皮苷衍生而来。研究人员依据根皮苷的化学结构，对其进行改造。从这个意义上讲，根皮苷堪称"SGLT-2抑制剂之母"，其化学结构如下：

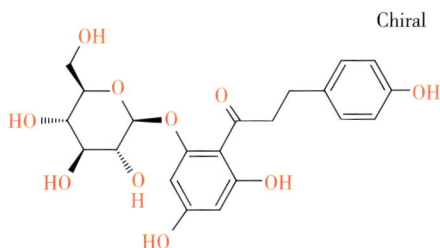

图8-2　根皮苷化学结构

首款上市的SGLT-2抑制剂，是由百时美施贵宝公司与阿斯利康制药有限公司联合开发的达格列净。达格列净最早于2012年10月22日在澳大利亚获批上市，同年11月11日在欧盟获批上市，2014年1月8日于美国获批上市，2017年3月10日在我国获批上市。其化学结构如下：

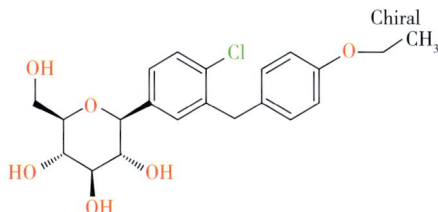

图8-3　达格列净化学结构

第二款上市的SGLT-2抑制剂，是由田边三菱制药株式会社与强生公司联合开发的卡格列净。卡格列净最早于2013年3月29日在美国获批上市，同年11月15日在欧盟获批上市，2017年9月29日于我国获批上市。其化学结构如下：

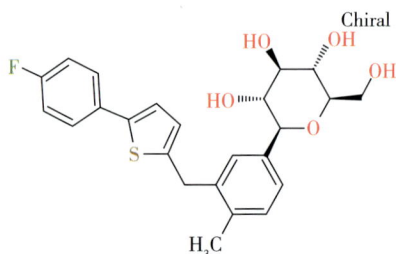

图8-4　卡格列净化学结构

那么，早期进行研发的企业是如何对根皮苷展开改造的呢？鉴于根皮苷无法作为药用的两个缺陷，改造目标主要聚焦于两个方面：其一，使改造后的物质对SGLT-2具备高选择性；其二，消除根皮苷易水解代谢的不稳定性。以田边三菱制药株式会社早期的改造工作为例，如下图所示，化合物1即为根皮苷。早期的构效关系研究表明，糖基与两个苯环之间的连接基是不可或缺的结构。当A环的酚羟基被替换为甲氧基后，得到化合物2，且化合物2依然保持活性。进一步将A环替换为苯并呋喃环，B环中的一个羟基替换为甲基，并使糖基上的羟基成酯（作为前药形式），由此得到化合物3（即T-1095）。T-1095在对SGLT-2的选择性方面有所提升，然而，它未能克服O-糖苷的不稳定性问题，最终在临床二期研究阶段终止。

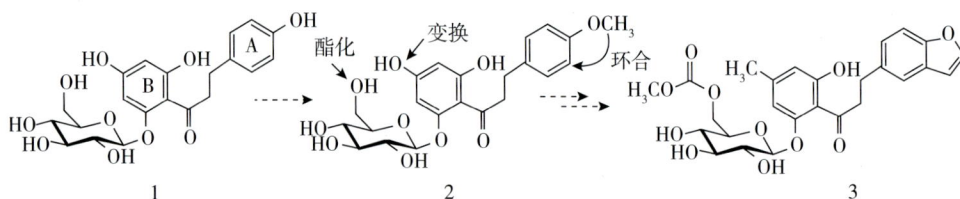

图8-5　根皮苷早期结构改造

百时美施贵宝公司则采取了另一种改造策略，将根皮苷A环和B环之间原本3个碳原子的连接基缩短为1个，由此得到了类型4化合物。该化合物展现出对SGLT-2的高选择性，这一成果表明，根皮苷的骨架结构可进行较为显著的变换。

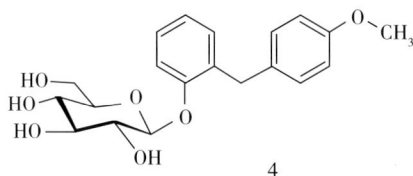

图8-6 类型4化合物

在成功解决对SGLT-2的选择性问题后，研究人员将工作重点转向攻克根皮苷容易水解这一难题。他们采用的策略是将O-苷替换为C-苷，通过这种方式，使得糖基以C-C键与苷元相连。按照此思路，对化合物3和化合物4的O-苷进行替换，从而分别得到化合物5和化合物6这两类化合物，具体情况如下图所示：

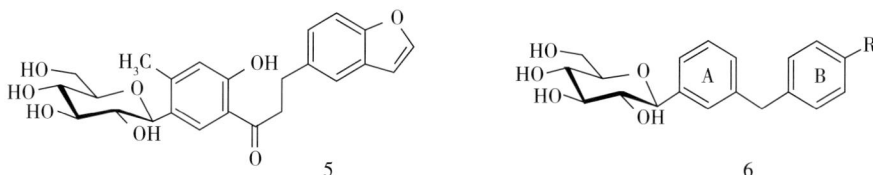

图8-7 类型5和6化合物

化合物5和化合物6不仅保留了活性以及对SGLT-2的高选择性，其代谢稳定性与化学稳定性也得到显著增强，这充分表明将O-苷替换为C-苷的策略行之有效。

百时美施贵宝公司和田边三菱制药株式会社针对类型6的化合物分别开展了一系列构效关系研究。百时美施贵宝公司研究发现，当在A环上引入氯原子，且R基团为甲氧基时，所形成化合物的活性和选择性达到最佳状态，该化合物即为达格列净。田边三菱制药株式会社则通过研究表明，A环为苯环、B环为苯基噻吩的母核结构，在活性和选择性方面优于其他系列。在此基础上，于A环引入甲基，B环引入氟苯基，最终得到活性和选择性俱佳的卡格列净。达格列净和卡格列净的成功研发，分别为各自所属公司带来了丰厚的经济回报。截至目前，达格列净的销售额仍处于攀升态势，2023年其全球销售额已达63.94亿美元。

销售额
（百万美元）

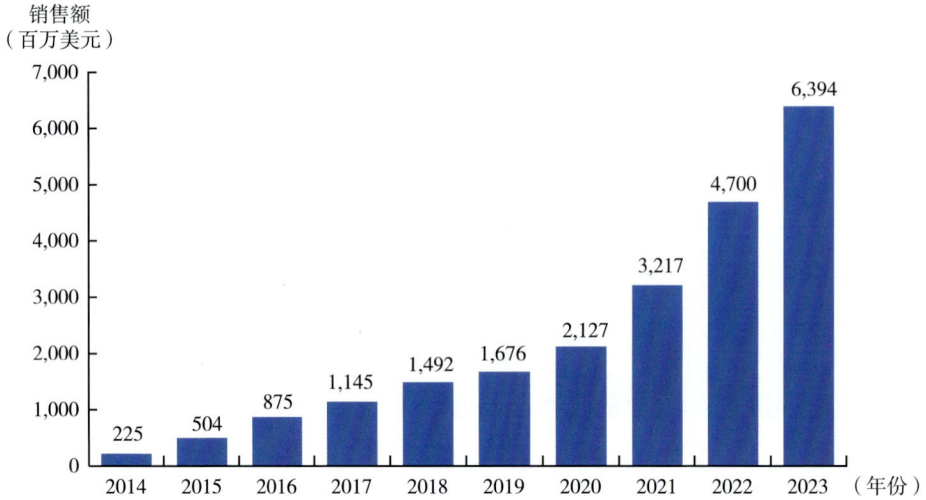

图8-8　达格列净全球销售额

卡格列净2016年全球销售额达到峰值，为14.13亿美元。

销售额
（百万美元）

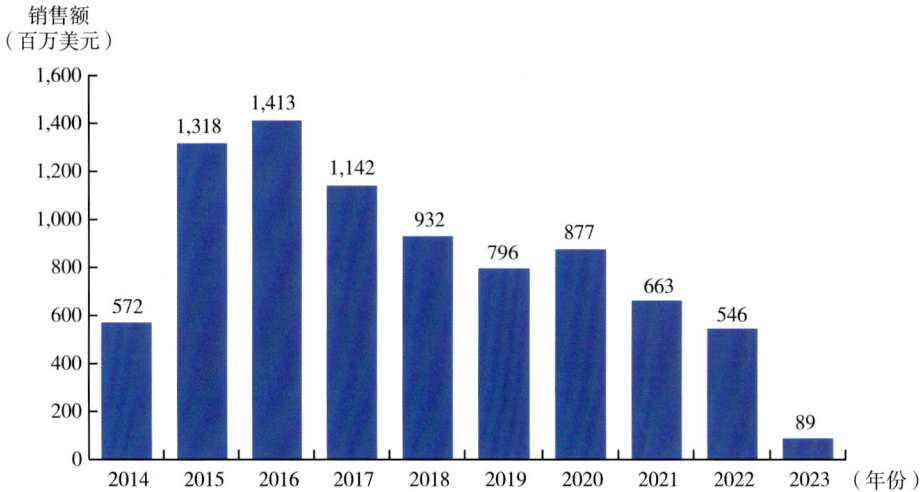

图8-9　卡格列净全球销售额

四、恩格列净的开发

勃林格殷格翰公司同样投身于SGLT-2抑制剂的研发领域，成为该赛道的探索者之一。该公司以上文提及的类型6化合物为基础，开展了一系列深入的构效

关系研究工作。经过不懈探索，最终筛选出性能最优的化合物——恩格列净，其
化学结构如下图所示：

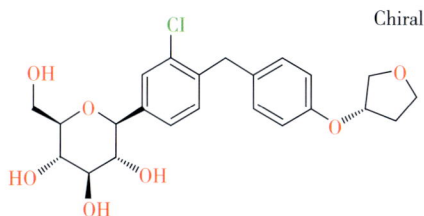

图8-10　恩格列净化学结构

经在临床试验登记平台查询可知，恩格列净最早的临床试验于2009年9月启
动（登记号：NCT02782624）。2011年1月，勃林格殷格翰公司与礼来公司宣布达
成合作协议。该合作涵盖数类降糖药物的多个品种，恩格列净便包含其中。在这
两家全球领先制药企业的共同推动下，恩格列净迅速进入二期临床试验阶段，并
开展了多项三期临床试验。其中，有3项关键性的3期临床试验对恩格列净针对
2型糖尿病患者的血糖控制效果进行了评估。这3项临床试验的试验登记号、开
始日期、主要终点完成日期以及实际入组人数具体如下：

表8-1　恩格列净3项关键性3期临床1

试验编号	试验登记号	开始日期	主要终点完成日期	实际入组人数
Trial 1245.20	NCT01177813	2010-07	2012-03	986
Trial 1245.23	NCT01159600	2010-07	2012-02	1,504
Trial 1245.19	NCT01210001	2010-09	2012-04	499

这3项临床试验的受试人群、试验设计、试验时长、治疗组别信息如下：

表8-2　恩格列净3项关键性3期临床2

试验代号	受试人群	试验设计	试验时长	治疗组别
Trial 1245.20	过去12周内未接受过药物治疗的2型糖尿病患者	随机、双盲、安慰剂对照	24周	·恩格列净10mg ·恩格列净25mg ·西格列汀100mg ·安慰剂
Trial 1245.23（二甲双胍）	在接受二甲双胍治疗（≥1,500mg/天）且血糖控制不佳（7.0%<HbA1c<10.0%）的2型糖尿病患者	随机、双盲、安慰剂对照	24周	·恩格列净10mg ·恩格列净25mg ·安慰剂

续表

试验代号	受试人群	试验设计	试验时长	治疗组别
Trial 1245.23 （二甲双胍+磺酰脲类药物）	在接受二甲双胍（≥1,500mg/天）和磺脲类药物（格列美脲≥4mg/天）治疗且血糖控制不佳（7.0%<HbA1c<10.0%）的2型糖尿病患者	随机、双盲、安慰剂对照	24周	·恩格列净10mg ·恩格列净25mg ·安慰剂
Trial 1245.19	在接受吡格列酮或吡格列酮联合二甲双胍治疗且血糖控制不佳（7.0%<HbA1c<10.0%）的2型糖尿病患者	随机、双盲、安慰剂对照	24周	·恩格列净10mg ·恩格列净25mg ·安慰剂

Trial 1245.20为一项多中心、随机、安慰剂对照的3期临床试验。其主要目标是对比恩格列净与安慰剂的治疗效果，次要目标是对比恩格列净与西格列汀的治疗效果。该试验纳入了过去12周内未接受过口服或注射抗糖尿病治疗的2型糖尿病成人患者，这些患者的糖化血红蛋白（Glycated Hemoglobin A1c，HbA1c）浓度处于7%~10%区间。借助计算机生成的随机序列，并依据地区、HbA1c以及筛查时估计的肾小球滤过率进行分层，将患者按照1∶1∶1∶1的比例，随机分配至安慰剂组、每日一次恩格列净10mg组、每日一次恩格列净25mg组或每日一次西格列汀100mg组，试验持续时长为24周。试验结果表明，在24周时，相较于基线HbA1c的变化情况为：安慰剂组升高0.08%，恩格列净10mg组降低0.66%，恩格列净25mg组降低0.78%，西格列汀100mg组降低0.66%。

Trial 1245.23亦为一项多中心、随机、安慰剂对照的3期临床试验，该试验分为两个部分。第一部分旨在研究恩格列净作为二甲双胍附加治疗在2型糖尿病患者中的疗效与耐受性。此部分纳入了正在接受二甲双胍治疗但血糖控制不佳的2型糖尿病患者，其HbA1c浓度为7%~10%。患者被随机分为3组，分别为每日一次恩格列净10mg组、每日一次恩格列净25mg组和安慰剂组。主要终点为24周时HbA1c水平的变化情况，关键次要终点为24周时体重和日平均血糖（mean daily glucose，MDG）的变化情况。试验结果显示，24周时，相较于基线HbA1c的变化，安慰剂组降低0.13%，恩格列净10mg组降低0.70%，恩格列净25mg组降低0.77%。在体重方面，相较于基线体重，安慰剂组降低0.45kg，恩格列净10mg组降低2.08kg，恩格列净25mg组降低2.46kg。此外，与安慰剂相比，恩格列净显著降低了MDG水平、收缩压和舒张压。

第二部分研究的是恩格列净作为二甲双胍和磺脲类药物附加治疗在2型糖尿

病患者中的疗效与耐受性。该部分纳入了接受二甲双胍和磺脲类药物治疗且血糖控制不佳的2型糖尿病患者，HbA1c浓度同样为7%~10%。患者被随机分配为3组：每日一次恩格列净10mg组、每日一次恩格列净25mg组和安慰剂组。主要终点为24周时HbA1c水平的变化，关键次要终点为24周时体重和MDG的变化。试验结果表明，24周时，相较于基线HbA1c的变化，安慰剂组降低0.17%，恩格列净10mg组降低0.82%，恩格列净25mg组降低0.77%。此外，与安慰剂相比，恩格列净显著降低了体重、MDG水平和收缩压。

　　Trial 1245.19是一项多中心、随机、安慰剂对照的3期临床试验，主要目标是探究恩格列净作为吡格列酮或吡格列酮联合二甲双胍的附加治疗在2型糖尿病患者中的疗效与耐受性。试验纳入了接受吡格列酮或吡格列酮联合二甲双胍治疗但血糖控制不佳的2型糖尿病患者，HbA1c浓度为7%~10%。患者被随机分配为3组：每日一次恩格列净10mg组、每日一次恩格列净25mg组和安慰剂组。主要终点为24周时HbA1c水平的变化，关键次要终点为24周时体重和空腹血糖（fasting plasma glucose，FPG）的变化。试验结果显示，24周时，相较于基线HbA1c的变化，安慰剂组为 $-0.1 \pm 0.07\%$，恩格列净10mg组为 $-0.6 \pm 0.07\%$，恩格列净25mg组为 $-0.7 \pm 0.07\%$。恩格列净10mg组有23.8%的患者HbA1c降低至7%以下，恩格列净25mg组为30.0%，安慰剂组为7.7%。在体重变化方面，恩格列净10mg组为 -1.62 ± 0.21kg，恩格列净25mg组为 -1.47 ± 0.21kg，安慰剂组为 $+0.34 \pm 0.21$kg。FPG变化方面，恩格列净10mg组为 -0.94mmol/l，恩格列净25mg组为 -1.22mmol/l，安慰剂组为 $+0.36$mmol/l。

　　基于上述临床试验结果，FDA于2014年8月1日批准恩格列净用于2型糖尿病患者的血糖控制。

　　此外，勃林格殷格翰公司和礼来公司还开展了一项大型三期临床试验EMPA-REG OUTCOME（Trial 1245.25），旨在研究在常规治疗的基础上，使用恩格列净对心血管风险高的2型糖尿病患者的心血管发病率和死亡率的影响。该项临床试验的试验登记号、开始日期、主要终点完成日期、实际入组人数如下：

表8-3　EMPA-REG OUTCOME 临床试验信息1

试验编号	试验登记号	开始日期	主要终点完成日期	实际入组人数
EMPA-REG OUTCOME	NCT01131676	2010–07	2015–04	7,064

该临床试验的受试人群、试验设计、试验时长、治疗组别信息如下：

表 8-4 EMPA-REG OUTCOME 临床试验信息 2

试验代号	受试人群	试验设计	试验时长	治疗组别
EMPA-REG OUTCOME	确诊心血管疾病的2型糖尿病患者	随机、双盲、安慰剂对照	中位数随访时间3.1年	·恩格列净10mg ·恩格列净25mg ·安慰剂

EMPA-REG OUTCOME研究采用随机化、双盲、安慰剂对照的设计方案。该研究共纳入7,020例已确诊患有心血管疾病的2型糖尿病患者，并按照1∶1∶1的比例，将患者随机分配至恩格列净10mg组、恩格列净25mg组或安慰剂治疗组。研究设定的主要复合终点为心血管死亡、非致死性心肌梗死以及非致死性卒中。研究的中位数随访时间为3.1年。

试验结果表明，在常规治疗的基础之上，4,687例接受恩格列净治疗组的患者中，共发生490次主要终点事件；而在2,333例安慰剂组患者中，共发生282次主要终点事件（发生率分别为10.6%与12.1%）。心血管死亡率方面，恩格列净治疗组为3.7%，安慰剂组为5.9%；任何原因死亡率方面，恩格列净治疗组为5.7%，安慰剂组为8.3%。与安慰剂组相比，恩格列净治疗组患者中包括糖尿病酮症和骨折在内的严重不良事件风险，并未出现显著增高的情况。

此项研究显示，对于具有心血管事件高风险的2型糖尿病患者而言，在常规治疗基础上应用恩格列净进行治疗，能够使心血管死亡的相对风险降低38%，任何原因死亡的相对风险降低32%。不过，恩格列净组与安慰剂组患者发生心肌梗死或卒中的风险，经统计学检验，并无显著性差异。此外，恩格列净组患者因心力衰竭住院的发生率显著降低（2.7%对4.1%），其相对风险降低幅度约为35%。同时，恩格列净还能够实现对血压与体重的轻度降低。

基于EMPA-REG OUTCOME试验所呈现的临床结果，FDA于2016年12月2日批准恩格列净用于降低已确诊心血管疾病的成人2型糖尿病患者的心血管死亡风险。

2017年3月，勃林格殷格翰公司和礼来公司联合开展了EMPEROR心力衰竭研究。该研究中的EMPEROR项目包含2项三期临床试验，分别为EMPEROR-Reduced（Trial 1245.121）和EMPEROR-Preserved（Trial 1245.110）。这2项临床试验的试验登记号、开始日期、主要终点完成日期、实际入组人数如下：

表 8–5　EMPEROR 临床试验信息 1

试验编号	试验登记号	开始日期	主要终点完成日期	实际入组人数
EMPEROR–Reduced	NCT03057977	2017–03–06	2020–05–01	3,730
EMPEROR–Preserved	NCT03057951	2017–03–02	2021–04–26	5,988

这 2 项临床试验的受试人群、试验设计、试验时长、治疗组别信息如下：

表 8–6　EMPEROR 临床试验信息 2

试验代号	受试人群	试验设计	治疗组别
EMPEROR–Reduced	射血分数为40%或更低的 Ⅱ、Ⅲ 或 Ⅳ 级心力衰竭患者	随机、双盲、安慰剂对照	·恩格列净10mg ·安慰剂
EMPEROR–Preserved	射血分数大于40%的 Ⅱ、Ⅲ 或 Ⅳ 级心力衰竭患者	随机、双盲、安慰剂对照	·恩格列净10mg ·安慰剂

　　心力衰竭是一种极具破坏性且使人身体衰弱的心血管疾病，全球受其影响的人数超过6,000万。在美国和欧洲，每年因心力衰竭而住院的人数逾100万。心力衰竭患者常饱受呼吸困难与疲劳之苦，这极大地降低了他们的生活质量。而且，心力衰竭属于进行性疾病，患者往往需要反复住院治疗。同时，心力衰竭患者的肾功能通常会受损，这对疾病的预后可能产生重大负面影响。

　　人体的心脏犹如一个大型泵体，其作用是将富含氧气的血液经由动脉输送至全身各个需氧器官，随后把各器官使用后不含氧的血液通过静脉回流至心脏，进而再由心脏泵送至肺部进行氧分补充。当发生心力衰竭时，心脏无法将足量血液泵送至身体的其他部位。依据射血分数可对心力衰竭进行分型，射血分数指的是每次心脏收缩时，心室泵出的血液量占心室充盈末期容积的百分比。一般而言，一个健康心脏的射血分数处于55%至70%之间。当心肌无法有效收缩时，就会出现射血分数降低的心力衰竭（heart failure with reduced ejection fraction，HFrEF），与功能正常的心脏相比，其泵出至体内的血液量更少。当心肌正常收缩但心室无法充盈足够血液时，射血分数保留的心力衰竭（Heart failure with preserved ejection fraction，HFpEF）便会发生，所以相较于功能正常的心脏，进入此类心脏的血液量较少。基于上述情况，EMPEROR心力衰竭研究划分为2个临床试验，其中EMPEROR-Reduced研究旨在评估恩格列净对于HFrEF患者的安全性与疗效，EMPEROR-Preserved研究则用于评估恩格列净对于HFpEF患者的安全性与疗效。

EMPEROR-Reduced研究是一项随机、双盲、安慰剂对照试验。该试验共纳入3,730名患有Ⅱ、Ⅲ或Ⅳ级心力衰竭且射血分数为40%或更低的患者。这些患者除接受推荐治疗外，被随机分配接受恩格列净（10mg，每日一次）或安慰剂治疗。研究的主要终点为心血管死亡或因心力衰竭恶化而住院的复合终点。试验结果表明，在中位随访时间16个月期间，恩格列净组的1,863例患者中，有361例（19.4%）发生主要终点事件；安慰剂组的1,867例患者中，有462例（24.7%）发生主要终点事件。无论患者是否患有糖尿病，恩格列净对主要终点的影响呈现一致性。此外，恩格列净组因心力衰竭住院的总数低于安慰剂组，恩格列净组估算的eGFR下降速度低于安慰剂组，接受恩格列净治疗的患者发生严重肾脏结局的风险更低。

EMPEROR-Preserved研究同样是一项随机、双盲、安慰剂对照试验。该试验共纳入5,988名患有Ⅱ、Ⅲ或Ⅳ级心力衰竭且射血分数>40%的患者。患者在接受推荐治疗的基础上，被随机分配接受恩格列净（10mg，每日一次）或安慰剂治疗。主要终点为心血管死亡或因心力衰竭恶化住院的复合终点。试验结果显示，在中位随访时间26.2个月期间，恩格列净组的2,997例患者中，有415例（13.8%）发生主要终点事件；安慰剂组的2,991例患者中，有511例（17.1%）发生主要终点事件。无论患者是否伴有糖尿病，恩格列净对患者主要终点的影响保持一致。此外，恩格列净组因心力衰竭住院的总数低于安慰剂组，恩格列净组eGFR下降速度低于安慰剂组。

基于EMPEROR-Reduced的试验结果，FDA于2021年8月18日批准恩格列净用于降低射血分数降低型心力衰竭成人患者的心血管死亡和心力衰竭住院风险。在EMPEROR-Preserved的临床结果公布后，FDA于2022年2月24日扩大了恩格列净的适用范围，批准其用于降低心力衰竭成人患者的心血管死亡和心力衰竭住院风险。

2019年1月，勃林格殷格翰公司和礼来公司开展了EMPA-KIDNEY试验，该试验旨在研究恩格列净对慢性肾病患者的影响。EMPA-KIDNEY试验的试验登记号、开始日期、主要终点完成日期、实际入组人数如下：

表 8-7　EMPA-KIDNEY 临床试验信息 1

试验编号	试验登记号	开始日期	主要终点完成日期	实际入组人数
EMPA-KIDNEY	NCT03594110	2019-01-31	2022-07-05	6,609

这项临床试验的受试人群、试验设计、试验时长、治疗组别信息如下：

表 8-8 EMPA-KIDNEY 临床试验信息 2

试验代号	受试人群	试验设计	治疗组别
EMPA-KIDNEY	$20 \leqslant eGFR<45ml/$（min·$1.73m^2$），或者 $45 \leqslant eGFR<90ml/$（min·$1.73m^2$）且尿白蛋白与肌酐比值至少为 200 慢性肾脏病患者	随机、双盲、安慰剂对照	·恩格列净 10mg ·安慰剂

EMPA-KIDNEY 研究属于一项大型随机、双盲、安慰剂对照试验。该试验共计纳入 6,609 名慢性肾脏病患者，这些患者的估算 eGFR 呈现两种情况：其一，eGFR 至少为 20ml/（min·$1.73m^2$），但小于 45ml/（min·$1.73m^2$）；其二，eGFR 至少为 45ml/（min·$1.73m^2$），但小于 90ml/（min·$1.73m^2$），且尿白蛋白与肌酐比值（其中白蛋白以毫克为单位测量，肌酐以克为单位测量）至少为 200。患者被随机分配，分别接受恩格列净（10mg，每日一次）治疗或安慰剂治疗。

此项研究的主要终点为肾脏疾病进展（具体定义为终末期肾病、eGFR 持续下降至 <10ml/min/$1.73m^2$、eGFR 较基线持续下降 ≥ 40% 或因肾脏原因死亡）或心血管原因死亡的复合终点。试验结果表明，在中位随访时间 2.0 年期间，恩格列净组的 3,304 名患者中，有 432 名（占比 13.1%）发生了肾脏疾病进展或心血管原因死亡；安慰剂组的 3,305 名患者中，有 558 名（占比 16.9%）出现了上述情况。无论患者是否患有糖尿病，以及在依据不同 eGFR 范围所划分的各亚组中，该试验结果均呈现一致性。恩格列净组因任何原因住院的比率低于安慰剂组。然而，在因心力衰竭住院或心血管原因死亡的复合终点方面（恩格列净组为 4.0%，安慰剂组为 4.6%），以及在任何原因死亡方面（恩格列净组为 4.5%，安慰剂组为 5.1%），两组之间并未显示出显著差异。

基于 EMPA-KIDNEY 的试验结果，FDA 于 2023 年 9 月 21 日批准恩格列净用于降低有进展风险的慢性肾脏病成人患者的 eGFR 持续下降、终末期肾脏病、心血管死亡以及住院的风险。

五、欧唐静的销售

在恩格列净上市前，达格列净和卡格列净已获批上市，且这两款药物均由行业巨头推出。从下图可见，由于恩格列净上市时间相对较晚，在前期阶段，其市场占有率低于达格列净和卡格列净。

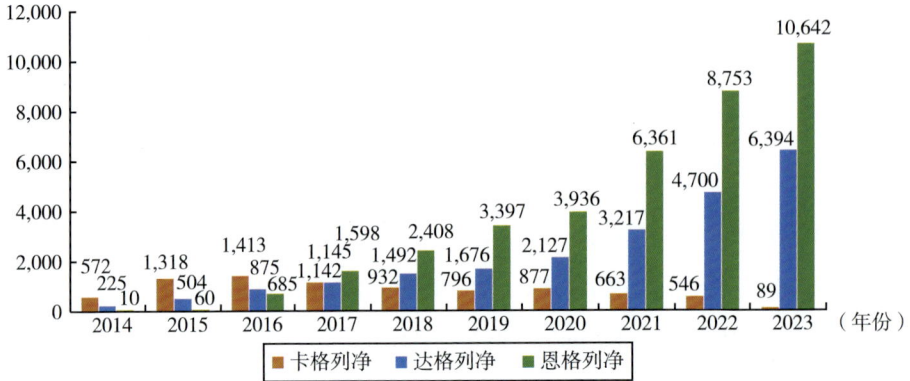

图8-11　三种SGLT-2抑制剂全球销售额对比

在恩格列净上市之前，达格列净和卡格列净已获批上市，且这两款药物均由行业巨头推出。从相关数据可知，因恩格列净上市时间相对较晚，其前期市场占有率低于达格列净和卡格列净。

那么，恩格列净是如何实现后来居上的呢？关键在于上市后适应证的拓展。以下是这三款药物首次获批上市后各种新增适应证经FDA批准的时间对比。

首先，回顾恩格列净的获批时间：

2016年12月，恩格列净获批用于降低已确诊心血管疾病的成人2型糖尿病患者的心血管死亡风险。

2021年8月18日，恩格列净获批用于降低射血分数降低型心力衰竭成人患者的心血管死亡和心力衰竭住院风险。

2022年2月24日，恩格列净获批用于降低心力衰竭成人患者的心血管死亡和心力衰竭住院风险。

2023年9月21日，恩格列净获批用于降低有进展风险的慢性肾脏病成人患者的eGFR持续下降、终末期肾脏病、心血管死亡和住院的风险。

其次，来看卡格列净的获批时间：

2018年10月，卡格列净获批用于降低2型糖尿病合并已确诊心血管疾病成人的主要不良心血管事件（心血管死亡、非致死性心肌梗死和非致死性卒中）风险，同时带有下肢截肢的黑框警告。

2019年9月，卡格列净获批用于降低患有2型糖尿病和糖尿病肾病且蛋白尿

>300mg/天的成人患者发生终末期肾病、血清肌酐翻倍、心血管死亡以及因心力衰竭住院的风险，同样带有下肢截肢的黑框警告。

最后，看下达格列净的获批时间：

2019年10月，达格列净获批用于降低已确诊心血管疾病或有多种心血管危险因素的成人2型糖尿病患者因心力衰竭住院的风险。

2020年5月，达格列净获批用于降低射血分数降低的心力衰竭成人患者的心血管死亡和心力衰竭住院风险。

2021年4月，达格列净获批用于降低有进展风险的慢性肾脏病成人患者的eGFR持续下降、终末期肾脏病、心血管原因死亡和心力衰竭住院的风险。

2023年5月，达格列净获批用于降低心力衰竭成人患者的心血管原因死亡、心力衰竭住院和心力衰竭紧急就诊风险。

通过对三款药物的对比分析可以发现，尽管恩格列净首次获批上市的时间较晚，但其在后续的关键适应证方面具有领先优势。2016年12月，恩格列净获批的关键适应证为降低已确诊心血管疾病的成人2型糖尿病患者的心血管死亡风险。这一适应证意义重大，因为心血管并发症是糖尿病患者致死致残的主要原因，降低心血管事件风险一直是糖尿病综合管理的核心策略。然而，多年来多项降糖治疗试验均未能证实通过降低血糖水平可有效改善糖尿病患者的大血管预后。支持该适应证获批的EMPA-REG OUTCOME研究首次打破这一局面，对降糖药物治疗格局产生了深远影响，不仅提升了恩格列净自身的市场地位，也提高了SGLT-2抑制剂在降糖领域的整体地位，具有划时代的意义。从市场销售情况来看，这一适应证的获批对恩格列净的销售额增长起到了立竿见影的效果，2017年其销售额便超越了达格列净和卡格列净。同时，由于EMPA-REG OUTCOME研究的结果在2015年欧洲糖尿病研究协会年会期间就已披露，所以自2016年起，恩格列净的销售额便开始快速增长。而卡格列净直到2018年10月才获批心血管适应证，并且带有下肢截肢的黑框警告，这对其市场销售产生了严重的负面影响，导致其销售额逐年下降，逐渐失去了市场竞争力。达格列净则在2019年10月才获批心血管相关适应证。

在此之后，在降低射血分数降低型心力衰竭成人患者的心血管死亡和心力衰竭住院风险这一适应证方面，恩格列净落后于达格列净。但在射血分数保留的心力衰竭患者的心血管死亡和心力衰竭住院风险降低方面，恩格列净取得了领先地位。射血分数保留的心力衰竭发病率呈持续上升趋势，占所有心衰患者的一半，其死亡率和再住院率与射血分数降低的心力衰竭相近。针对射血分数保留的心力衰竭，在EMPEROR-Preserved研究之前，多项研究，如肾素–血管紧张素系统阻滞剂试验、盐皮质激素受体拮抗剂试验、β受体阻滞剂试验等均未获得阳性结果。EMPEROR-Preserved试验是当时第一个针对射血分数保留的心力衰竭取得成功的临床试验，具有重要的里程碑意义。从市场反应来看，达格列净在2020年5月、恩格列净在2021年8月获批射血分数降低的心力衰竭适应证后，销售额均有明显上涨。而由于恩格列净的EMPEROR-Preserved试验结果于2021年公布，使得其销售额增长更为迅猛。达格列净在射血分数保留的心力衰竭适应证方面的获批时间为2023年5月。

综上所述，恩格列净在关键适应证上均具有领先优势，并且对于SGLT-2抑制剂而言，其多项适应证的获批都具有开创性意义。

六、SGLT-2 抑制剂的最新进展

依据摩熵数科医药科技有限公司的全球药物研发数据库数据，截至2025年1月22日，全球处于研发阶段的SGLT-2抑制剂总计84款（涵盖创新药以及改良型新药）。在这84款药物中，已经获批上市的有37款，处于申请上市阶段的有2款，处于三期临床阶段的有10款，处于一期临床和二期临床阶段的合计23款，处于临床前研究阶段的有11款。

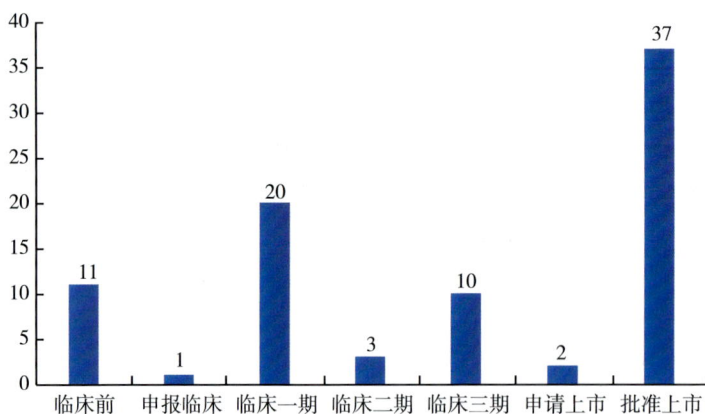

图8-12　全球在研的SGLT-2抑制剂阶段分布

恩格列净上市以后，截至2025年1月22日，全球范围内共计12款SGLT-2抑制剂创新药获批上市，具体信息如下表所示：

表8-9 恩格列净上市后全球范围内获批上市SGLT-2抑制剂创新药

药品名称	公司	首次获批上市国家或地区	首次获批上市时间
伊格列净	安斯泰来制药株式会社日本寿制药株式会社	日本	2014-01-17
鲁格列净	大正制药株式会社	日本	2014-03-24
托格列净	兴和株式会社	日本	2014-03-24
艾托格列净	默克公司辉瑞制药有限公司	美国	2017-12-19
索格列净	莱斯康制药公司	欧盟	2019-04-26
瑞格列净	Avolynt公司印度格伦马克制药公司托伦特制药有限公司托瑞亚资本有限责任公司	印度	2019-04-30
脯氨酸恒格列净	江苏恒瑞医药股份有限公司	中国	2022-01-07
依那格列净	阿西诺股份公司大熊制药株式会社	韩国	2022-11-30
贝格列净	恒翼生物医药（上海）股份有限公司Theracos公司	美国	2023-01-20
enavogliflozin	大熊制药株式会社	韩国	2023-06-14
evogliptin+dalpagliflozin+二甲双胍	东亚索西欧公司	韩国	2024-01-03
加格列净	四环医药控股集团	中国	2024-01-16

2014年，日本相继批准了3款SGLT-2抑制剂，分别为安斯泰来制药集团与寿制药公司联合开发的伊格列净、大正制药株式会社的鲁格列净，以及兴和株式会社的托格列净。2017年，由美国默克公司与辉瑞制药有限公司合作研发的艾托格列净进入市场。

2019年4月，欧盟批准了由莱斯康制药公司研发的索格列净，同月26日与30日，印度先后批准了由Avolynt公司、印度格伦马克制药有限公司、托伦特制药有限公司以及托瑞亚资本有限责任公司联合研发的瑞格列净。

2022年，中国于1月7日批准江苏恒瑞医药股份有限公司的脯氨酸恒格列净上市，韩国则在11月30日批准了由阿西诺股份公司与大熊制药株式会社合作研发的依那格列净。

2023年1月20日，美国批准了由恒翼生物医药（上海）股份有限公司与Theracos公司合作研发的贝格列净上市；6月14日，韩国批准了大熊制药株式会社的enavogliflozin上市。

2024年1月3日，韩国批准了东亚索西欧公司的evogliptin+dalpagliflozin+二甲双胍上市；1月16日，中国批准了四环医药控股集团的加格列净上市。

这些SGLT-2抑制剂药品的陆续问世，为全球患者的治疗提供了更多选择，带来了新的希望。

七、启示

恩格列净堪称后来居上、击败先行者的典型案例。它成功超越了全球范围内作为"First-in-class"的达格列净以及在美国获批上市的"First-in-class"卡格列净，成为SGLT-2抑制剂领域的销售冠军。

起初，作为在美国获批上市的"First-in-class"药物，卡格列净在2016年及此前一直占据市场首位。然而，其药品说明书中关于下肢截肢的黑框警告，使其彻底丧失了后续市场竞争的能力。这一情况充分表明，药物分子自身的安全性与有效性，相较于是否属于"First-in-class"更为关键。此次事件凸显了药物研发中对分子特性深入考量的重要性。

其次，首次获批上市时间的滞后并不意味着全盘皆输。以恩格列净与达格列净为例进行对比，恩格列净在关键适应证的临床试验方面表现优于达格列净。尽管达格列净后续也获批了与恩格列净类似的适应证，但恩格列净凭借先行获批的优势，成功抢占市场份额。这一现象说明，在药物研发与市场推广过程中，赢得第一步并非决定全局，后续关键步骤的成功或许更为重要。由此可见，临床试验的科学设计对于药物的市场销售起着至关重要的作用。

📄 附：欧唐静开发大事记

1835年，法国化学家从树皮中提取出根皮苷

1886年，德国医学教授发现根皮苷有降糖作用

20世纪80年代，科学家们发现葡萄糖重吸收主要由SGLT-2介导

2009年，恩格列净进入临床开发

2011年，勃林格殷格翰公司和礼来公司宣布达成合作协议，合作内容包括数类降糖药物的多个品种，这其中就包括恩格列净

2012年，首款SGLT-2抑制剂达格列净获批上市

2013年，欧唐静获批上市

2014年8月1日，FDA批准欧唐静用于2型糖尿病患者的血糖控制

2016年12月2日，FDA批准欧唐静用于降低已确诊心血管疾病的成人2型糖尿病患者的心血管死亡风险

2021年8月18日，FDA批准欧唐静用于降低射血分数降低型心力衰竭成人患者的心血管死亡和心力衰竭住院风险

2022年2月24日，FDA批准欧唐静用于降低心力衰竭成人患者的心血管死亡和心力衰竭住院风险

2023年，欧唐静全球销售额超过百亿美元，跻身标志性重磅药物行列

参考文献

［1］陈东方.糖尿病历史大发现［J］.医药世界，2007，（10）：25-29.

［2］谷晓阳，甄橙.从多尿到糖尿：糖尿病命名的历史［J］.生物学通报，2015，50（12）：55-58.

［3］甘露，赵永，罗丹.2型糖尿病发病机制及药物研究进展［J］.临床合理用药，2024，17（11）：176-180.

［4］刘超，王昆.磺脲类降糖药的发展历史［J］.药品评价，2011，8（23）：6-8.

［5］陈锦珊，陈尚瑜，杨建锋.噻唑烷二酮类降糖药的研究进展及临床评价［J］.中国医院用药评价与分析，2014，14（06）：493-494.

［6］中国医师协会内分泌代谢科医师分会.DPP-4抑制剂临床应用专家共识［J］.中华内分泌代谢杂志，2018，34（11）：899-903.

［7］郭宗儒.由根皮苷到坎格列净的上市［J］.药学学报，2015，50（05）：633-634.

［8］摩熵数科医药科技有限公司数据库［DB/OL］. https：//pharma.bcpmdata.com/.

［9］Roden M，Weng J，Eilbracht J，et al. Empagliflozin monotherapy with sitagliptin as an active comparator in patients with type 2 diabetes：a randomised, double-blind, placebo-controlled, phase 3 trial［J］. *Lancet Diabetes Endocrinol.* 2013，1（3）：208-219.

［10］Häring HU，Merker L，Seewaldt-Becker E，et al. Empagliflozin as add-on to metformin in patients with type 2 diabetes：a 24-week，randomized，double-blind, placebo-controlled trial［J］. *Diabetes Care.* 2014，37（6）：1650-1659.

［11］Häring HU，Merker L，Seewaldt-Becker E，et al. Empagliflozin as add-on to metformin plus sulfonylurea in patients with type 2 diabetes：a 24-week, randomized，double-blind，placebo-controlled trial［J］. *Diabetes Care.* 2013，36（11）：3396-3404.

［12］Kovacs CS，Seshiah V，Swallow R，et al. Empagliflozin improves glycaemic and weight control as add-on therapy to pioglitazone or pioglitazone plus metformin in patients with type 2 diabetes：a 24-week，randomized，placebo-controlled trial［J］. *Diabetes Obes Metab.* 2014，16（2）：147-158.

［13］Zinman B，Wanner C，Lachin JM，et al. Empagliflozin, Cardiovascular Outcomes，and Mortality in Type 2 Diabetes［J］. *N Engl J Med.* 2015，373（22）：2117-2128.

［14］Packer M，Anker SD，Butler J，et al. Cardiovascular and Renal Outcomes with Empagliflozin in Heart Failure［J］. *N Engl J Med.* 2020，383（15）：1413-1424.

［15］Anker SD，Butler J，Filippatos G，et al. Empagliflozin in Heart Failure with a Preserved Ejection Fraction［J］. *N Engl J Med.* 2021，385（16）：1451-1461.

［16］The EMPA-KIDNEY Collaborative Group，Herrington WG，Staplin N，et al. Empagliflozin in Patients with Chronic Kidney Disease［J］. *N Engl J Med.* 2023，388（2）：117-127.

第九章

PD-1双雄：欧狄沃、可瑞达

2014年7月4日，全球首款程序性死亡受体1（programmed cell death-1，PD-1）单抗欧狄沃（英文商品名Opdivo，英文通用名nivolumab，中文通用名纳武利尤单抗）于日本获批上市。同年12月22日，该药物在美国亦获批上市。自上市后，其销售额呈现出迅猛增长态势，至2023年，全球销售额已突破100亿美元，成功跻身标志性重磅药物之列。

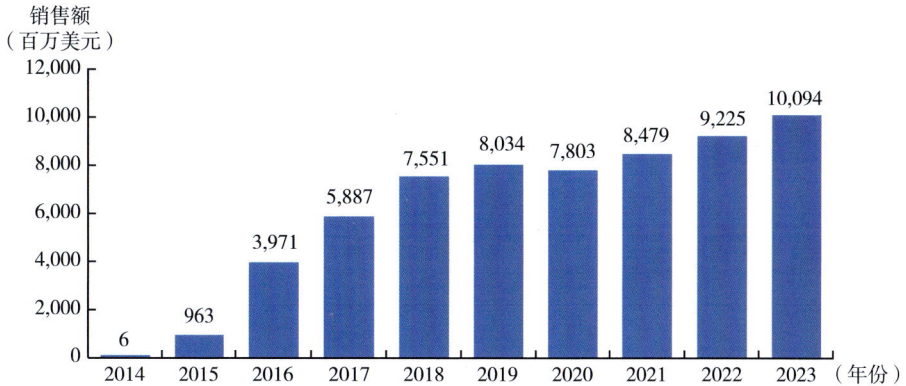

图9-1　欧狄沃历年销售额

2014年9月4日，可瑞达（英文商品名Keytruda，英文通用名pembrolizumab，中文通用名帕博利珠单抗）获得FDA批准上市。此后，其销售额一路攀升，于2019年突破100亿美元大关，成功跻身标志性重磅药物行列。在这之后，销售额依然保持强劲增长势头，至2022年，销售额突破200亿美元。2023年，可瑞达销售额达到250亿美元，就此从修美乐手中接过"药王"之位，成为新一任全球最畅销药物。

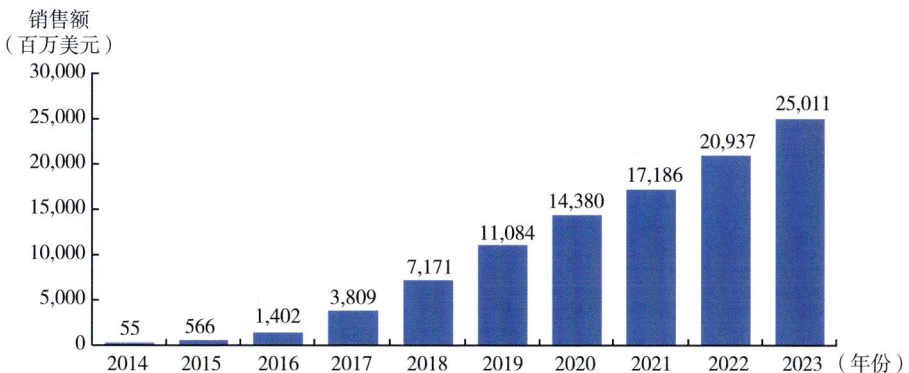

图9-2　可瑞达历年销售额

一、从癌症说起

依据世界卫生组织2019年的估算，在183个国家中，有112个国家70岁以下人群的首要或第二大死因是癌症；在23个国家里，癌症则是第三或第四大死因。

根据GLOBOCAN的数据，2020年，全球预估有1,930万例癌症新发病例（此数据未包含非黑色素瘤细胞癌以及基底细胞癌，若排除这两类癌种，新发病例数为1,810万），死亡人数达1,000万人（同样未包含非黑色素瘤细胞癌和基底细胞癌，排除后死亡人数为990万）。各具体癌种的数据如下表所示：

表 9-1　2020 年 36 种癌症新发病例和死亡人数，数据来源：GLOBOCAN 2020

癌症部位	新发病例数	占总新发病例比例（%）	新死亡人数	占总新死亡人数比例（%）
女性乳腺	2,261,419	11.7	684,996	6.9
肺	2,206,771	11.4	1,796,144	18.0
前列腺	1,414,259	7.3	375,304	3.8
皮肤（非黑色素瘤）*	1,198,073	6.2	63,731	0.6
结肠	1,148,515	6.0	576,858	5.8
胃	1,089,103	5.6	768,793	7.7
肝	905,677	4.7	830,180	8.3
直肠	732,210	3.8	339,022	3.4
子宫颈	604,127	3.1	341,831	3.4
食道	604,100	3.1	544,076	5.5
甲状腺	586,202	3.0	43,646	0.4
膀胱	573,278	3.0	212,536	2.1
非霍奇金淋巴瘤	544,352	2.8	259,793	2.6
胰腺	495,773	2.6	466,003	4.7
白血病	474,519	2.5	311,594	3.1
肾	431,288	2.2	179,368	1.8
子宫体	417,367	2.2	97,370	1.0
唇，口腔	377,713	2.0	177,757	1.8
皮肤黑色素瘤	324,635	1.7	57,043	0.6
卵巢	313,959	1.6	207,252	2.1

续表

癌症部位	新发病例数	占总新发病例比例（%）	新死亡人数	占总新死亡人数比例（%）
脑，神经系统	308,102	1.6	251,329	2.5
喉	184,615	1.0	99,840	1.0
多发性骨髓瘤	176,404	0.9	117,077	1.2
鼻咽	133,354	0.7	80,008	0.8
胆囊	115,949	0.6	84,695	0.9
口咽	98,412	0.5	48,143	0.5
下咽	84,254	0.4	38,599	0.4
霍奇金淋巴瘤	83,087	0.4	23,376	0.2
睾丸	74,458	0.4	9,334	0.1
唾液腺	53,583	0.3	22,778	0.2
肛门	50,865	0.3	19,293	0.2
女阴	45,240	0.2	17,427	0.2
阴茎	36,068	0.2	13,211	0.1
卡波西肉瘤	34,270	0.2	15,086	0.2
间皮瘤	30,870	0.2	26,278	0.3
阴道	17,908	0.1	7,995	0.1
除非黑色素瘤皮肤外的所有部位	18,094,716		9,894,402	
所有部位	19,292,789		9,958,133	

*新发病例不含基底细胞癌，死亡人数包含所有类型的非黑色素瘤皮肤癌

在当今医药领域，癌症堪称亟待攻克的最大难题。

二、肿瘤免疫治疗

人类与癌症的抗争贯穿历史长河，从放疗、化疗到靶向治疗，人们对肿瘤的认知逐步深入，治疗手段也持续革新。当下，肿瘤免疫治疗成为研究热点，且被视为攻克癌症最具潜力的方向。

约3000年前的古埃及至19世纪早期，便有诸多关于肿瘤自发消退，或在感染引发高烧后肿瘤消失的轶事记载。希腊医生Galen首次阐述了癌症与炎症的相

似性，指出癌症或许由炎症病变演变而来。19世纪中后期，德国医生Fehleisen和Busch率先尝试利用患者免疫系统治疗癌症。他们均留意到丹毒感染后肿瘤显著缩小的现象，并尝试重现这一结果，却大多未能成功。最终，Fehleisen成功鉴定出导致丹毒及肿瘤缩小的菌株为化脓性链球菌。

随后，前文介绍肿瘤坏死因子时提及的"肿瘤免疫治疗之父"科利取得了重大突破。19世纪末，科利为肿瘤患者注射链球菌，使肿瘤得以缩小，并据此研制出"科利毒素"。他先后为1,000多名肿瘤患者进行注射，挽救了多位晚期肿瘤患者。彼时，人们难以解释"科利毒素"治疗癌症的作用机制。如今我们知晓，"科利毒素"源于细菌感染刺激机体免疫系统，增强免疫力从而杀灭肿瘤，这属于典型的肿瘤免疫治疗。1975年设立的威廉·科利奖，现已成为肿瘤免疫学界的顶级奖项。然而，"科利毒素"在当时技术与认知水平下过于超前。恰逢癌症放射疗法兴起，相较于"科利毒素"的难以解释，用X射线照射杀死肿瘤细胞的原理通俗易懂，得到学界与资本的支持，"科利毒素"反而遭受排挤，后续研究人员寥寥无几。其中，1908年Paul Ehrlich报告了几例肿瘤被免疫系统自发抑制的案例，证实了科利的观察结果。与此同时，美国洛克菲勒研究所的Murphy和Morton通过小鼠实验，于1915年提出假设：即便对免疫细胞（尤其是淋巴细胞）进行非特异性刺激，也可能治疗癌症。但在接下来几年的人体试验中，结果极不理想，此后很长一段时间，肿瘤免疫治疗领域无人涉足。

直至1945年后，人们对免疫系统的兴趣再度被点燃，在免疫与肿瘤研究方面取得诸多进展。例如，干扰素被发现，Ruth和John Grahams开发出首个肿瘤疫苗。遗憾的是，尽管参与肿瘤疫苗试验的患者中，22%的人癌症病情得到稳定或缓解，却未引起足够关注。

肿瘤免疫治疗的下一个里程碑，是Thomas和Burnet首次提出精妙的癌症免疫监视理论。1957年，他们首次提出淋巴细胞可能充当哨兵，识别并消灭突变的体细胞。但由于缺乏数据支撑，对肿瘤特异性抗原机制理解不足，以及体外培养淋巴细胞技术不成熟，该理论未能取得进一步进展。

十年后的1967年，Jacques Miller在《自然》杂志上发表文章，描述了T细胞的功能，人们自此知晓T细胞的存在及其在免疫中的关键作用。1973年，Steinman发现树突状细胞。1974年，Stutman研究发现免疫系统功能受损的裸鼠比野生型更容易患癌，免疫监视理论再次受到关注。同年，Steven Rosenberg开始尝试过继性细胞输入（adoptive cell transfer，ACT）疗法，即从患者体内分离T细胞，经体外扩增培养后再输回患者体内。1975年，Klein首次描述了自然杀伤细胞的活性，进一步彰显了人类免疫系统的强大。与此同时，随着免疫学知识的积累，明尼苏达大学的研究人员和医生开创了骨髓移植治疗血液肿瘤的方法，该方法沿用至今。在此之前，移植作为癌症治疗方法的早期试验，大多在一个多世纪前的小鼠身上进行。

1976年，使用细菌治疗癌症的策略再次出现。当时开展了一项试验，研究结核病疫苗卡介苗预防膀胱癌复发的效果。这一试验的灵感来源于奥尔德及其团队1959年的一项研究，该研究证实了卡介苗细菌对膀胱癌小鼠具有抗肿瘤作用。卡介苗由与结核病密切相关的弱化活菌制成，以溶液形式注射到肿瘤患者的膀胱中，使细菌滞留并触发患者的免疫反应。这是一个成功利用活化巨噬细胞进行癌症治疗的范例。卡介苗疗法被证明非常有效，至今仍应用于非肌层浸润性膀胱癌的治疗，有力地证明了科利当初的理念。

20世纪80年代，随着第一种基于单细胞表面抗原的疫苗——乙型肝炎疫苗的出现，免疫治疗领域重新焕发生机。人们再度燃起免疫疗法可用于治疗包括癌症在内多种疾病的乐观预期。1991年，Van Der Bruggen及其同事发现了首个被T淋巴细胞识别的人类肿瘤抗原。随后，他们通过克隆黑色素瘤抗原编码基因，完成了首个真正分子靶标的鉴定，该基因编码一种可被细胞毒性T细胞识别的抗原。20世纪90年代中期，嵌合抗原受体T细胞（Chimeric Antigen Receptor T cell，CAR-T）开始崭露头角。但由于技术复杂，在早期临床前研究和早期临床试验阶段效果欠佳。不过，经过后续不断改进，CAR-T取得了巨大成功。20世纪末，Schreiber、Dunn、Old及其团队证实T细胞能够进行抗肿瘤监视和抗肿瘤免疫反应，最终为免疫监视理论提供了有力证据。2002年，Robert Schreiber等人提出免疫编辑（immunoediting）理论，进一步完善了肿瘤免疫的理论框架。该理论指出，肿瘤的发展历经三个免疫阶段：其一为消除阶段，初期癌细胞极易被自然杀伤细胞和T细胞杀灭；其二是平衡阶段，肿瘤积累一定突变后，能够抵御细胞毒性细胞的攻击，与免疫细胞处于平衡状态；其三为逃逸阶段，肿瘤继续发生突变，摆脱免疫细胞对其生长的抑制，进而形成临床可检测的肿瘤。肿瘤的生长如同物种进化，在免疫系统的选择压力下，只有成功逃脱免疫反应、具备强大生存能力的肿瘤细胞才能存活下来。

三、免疫检查点

在当下的肿瘤免疫治疗领域，免疫检查点的研究热度居高不下。2018年，美国科学家詹姆斯·艾利森（James Patrick Allison）与日本科学家本庶佑（Tasuku Honjo）荣获诺贝尔生理学或医学奖，以表彰他们在肿瘤免疫领域的卓越贡献。具体而言，他们发现了抑制免疫负调节的肿瘤免疫疗法。詹姆斯·艾利森揭示了细胞毒性T淋巴细胞相关蛋白4（cytotoxic T-lymphocyte-associated protein 4，CTLA-4）可作为免疫系统的"刹车分子"，并将这一理念应用于肿瘤治疗，证实CTLA-4抗体具备治疗肿瘤的功效，进而提出免疫检查点的概念。本庶佑则因发现PD-1（另一种关键的免疫检查点），确定其生物学功能，找到其配体程序性死亡受体配体1（Programmed Death-Ligand 1，PD-L1），且通过动物模型证实PD-1抗体能够清除癌细胞而获奖。

1987年，法国免疫学家Pierre Golstein课题组率先报道了小鼠的CTLA-4。CTLA-4又称CD152，其基因位于小鼠1号染色体C带，编码233个氨基酸，属于免疫球蛋白超家族成员。1988年，法国的Marie-Paule LEFRANC课题组成功克隆了人源CTLA-4基因。后续研究证实，CTLA-4是一种白细胞分化抗原，是T细胞上的一种跨膜受体，B7分子为其配体。CTLA-4与B7分子结合后，会诱导T细胞进入无反应状态。1996年，詹姆斯·艾利森课题组证实，CTLA-4抗体能够增强免疫对肿瘤发展的抑制作用。

1992年，本庶佑课题组首次从凋亡的小鼠B细胞系中克隆出PD-1基因。但当时他们认为该基因与细胞凋亡相关，并未立即深入探究。直至1996年詹姆斯·艾利森课题组证实CTLA-4抗体可增强免疫抑制肿瘤后，本庶佑课题组受到启发，重新开展对PD-1的研究。1999年，本庶佑课题组构建了PD-1基因敲除小鼠模型，对PD-1展开进一步研究。研究发现，PD-1基因敲除的小鼠会出现一些自身免疫性疾病症状，这表明PD-1具有免疫负调控功能。PD-1是一种相对分子量在55,000至60,000的I型跨膜蛋白，主要表达于活化的CD4$^+$T细胞、CD8$^+$T细胞、B细胞、NK细胞、单核细胞和树突状细胞等免疫细胞中。正常情况下，PD-1能够调节外周组织中T细胞的分化方向，进而调控机体的免疫应答。同样在1999年，华裔科学家陈列平教授课题组首次报道了B7家族的第三个成员，并将其命名为B7-H1。2000年，本庶佑、Freeman等人确定PD-1的配体为PD-L1，而PD-L1正是B7-H1。PD-L1也是一种Ⅰ型跨膜蛋白，主要表达于B细胞、T细胞、抗原递呈细胞、上皮细胞、肌细胞、内皮细胞和肿瘤细胞中，参与肿瘤相关的免疫应答反应。并且，PD-L1在人正常组织中表达量极低，在肺癌、卵巢癌等癌症组织中表达量却显著升高。肿瘤细胞表面的PD-L1能够与T细胞和B细胞上的PD-1结合，致使T细胞增殖和分泌细胞因子的能力大幅下降，最终导致肿瘤细胞逃脱免疫防御与监视。

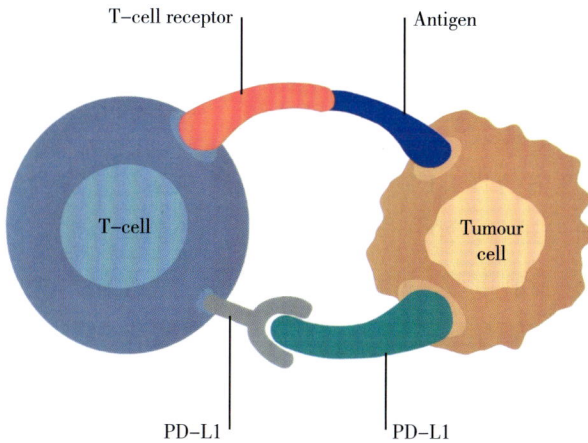

图9-3　PD-1/PD-L1免疫逃逸机理

四、免疫检查点抑制剂的开发

全球最早开发并上市的免疫检查点抑制剂，是全人源CTLA-4单克隆抗体——伊匹木单抗（ipilimumab）。1996年，詹姆斯·艾利森课题组利用小鼠模型证实，CTLA-4抗体能够促使肿瘤消退。受此启发，1999年，Medarex公司（2009年被百时美施贵宝公司以21亿美元收购）的研究人员成功开发出全人源CTLA-4单抗伊匹木单抗。2002年，伊匹木单抗首个Ⅰ期临床试验结果公布。此后，研究人员对其开展了更为深入的临床研究。2008年，伊匹木单抗的Ⅰ/Ⅱ期临床试验结果在美国临床肿瘤学会大会上展示。2010年，Ⅲ期临床试验MDX010-20的临床结果对外披露；2011年，第二项Ⅲ期临床试验CA184-024的临床结果也公之于众。这两项Ⅲ期临床试验结果表明，伊匹木单抗能够显著延长患者的总生存期。2011年3月25日，FDA批准伊匹木单抗用于治疗不可切除或转移性黑色素瘤，其商品名为Yervoy，业内俗称Y药。

在获批黑色素瘤适应证后，伊匹木单抗持续拓展新的适应证，陆续被批准用于肾细胞癌、结直肠癌、转移性肺小细胞癌等疾病的治疗。2021年，伊匹木单抗的销售额达20.26亿美元，成为一款重磅药物。然而，伊匹木单抗在临床应用中存在局限性，会引发免疫相关不良反应。常见的不良反应包括腹泻、结肠炎、皮疹以及转氨酶升高等，严重情况下甚至可能导致患者死亡。据统计，伊匹木单抗引发3级或4级不良反应的发生率为10%~15%。

五、纳武利尤单抗的开发

2000年，本庶佑与日本的小野药品工业株式会社开启合作，共同投身于PD-1抑制剂的研发工作。2001年，本庶佑携手小野药品工业株式会社，于日本先后提交了两件专利申请，并以此作为在先申请，提交了国际专利申请。同年，Medarex公司敏锐洞察到PD-1抗体在肿瘤治疗领域的巨大潜力，迅速投入到PD-1抑制剂的研发之中。华人科学家王常玉自2001年加入Medarex公司后，便肩负起主导PD-1抑制剂研发的重任。

2003年，本庶佑和小野药品工业株式会社的国际专利申请WO03011911A1公布。Medarex公司评估后意识到，自身研发的PD-1抗体难以规避该专利。于是，双方于2005年5月13日达成合作协议，决定整合小野药品工业株式会社的PD-1专利资源与Medarex公司的抗体开发平台，共同推进PD-1抗体的研发进程。依据协议内容，小野药品工业株式会社获得PD-1抗体除北美地区外的全球权益，Medarex公司则保留了该抗体在北美的商业权益。

在Medarex公司研究团队的不懈努力下，成功研发出全人源PD-1单克隆抗体MDX1106，即广为人知的纳武利尤单抗（nivolumab），这也是全球首个PD-1抗体。2006年，纳武利尤单抗的临床试验正式启动。2009年，百时美施贵宝公司收购Medarex公司后，凭借强大的资源与实力，大力推动临床试验的规模拓展与进程加速。2010年，纳武利尤单抗的临床结果公布：参与试验的患者中，一位结直肠癌患者达到完全缓解状态，一位黑色素瘤患者和一位肾癌患者实现部分缓解，另有两位黑色素瘤患者的肿瘤显著缩小。

2012年，在美国临床肿瘤年会上，百时美施贵宝公司公布了纳武利尤单抗治疗晚期黑色素瘤和肺癌的积极成果：18%的非小细胞肺癌患者、28%的黑色素瘤患者以及27%的肾癌患者病情得到缓解，且在这些起效的患者中，66%的患者疗效持续超过一年。2014年7月4日，纳武利尤单抗在日本获批上市，商品名为Opdivo，业内俗称O药。同年12月22日，该药物在美国获批上市。自上市以来，O药不断拓展适应证范围，至2023年，其销售额突破100亿美元，成功跻身标志性重磅药物之列。

六、帕博利珠单抗的开发

2006年，荷兰Organo公司的科学家Gregory Carven、Hans van Eenennaam以及John Dulos成功发明了帕博利珠单抗。彼时，Organo公司作为荷兰化工巨头Akzo Nobel旗下负责制药业务的子公司，所处的制药行业虽源于化工行业，但随着自身发展，与化工行业的差异愈发显著。21世纪初，化工行业格局变动，众多化工巨头实施业务重组，纷纷剥离制药部门，Akzo Nobel也计划甩掉其制药板块Organo公司。

2007年5月，先灵葆雅公司以110亿欧元收购了Organo公司。然而，当时PD-1单抗的商业潜力尚不为人知，尚处研发早期阶段的帕博利珠单抗，未能在先灵葆雅公司内部引起足够重视。在公司合并调整过程中，负责帕博利珠单抗研发的团队险些被解散，合并完成后，该项目更是被搁置一旁。

2009年，默沙东公司以411亿美元收购先灵葆雅公司。起初，帕博利珠单抗同样未获得默沙东公司的关注。直至2010年，O药的Ⅰ期临床结果公布，展现出良好的商业前景，这促使默沙东公司迅速重新审视内部研发项目，"翻箱倒柜"般找出帕博利珠单抗，并全力推进其开发进程，快速将其推进至临床试验阶段。

在晚期实体瘤患者中开展了第一项人体Ⅰ期临床研究，这是一项剂量递增试验。研究共纳入9名患者，他们分别患有非小细胞肺癌、直肠癌、黑色素瘤、肉瘤和类癌。在试验前期的4周，每周分别给予患者1mg/kg、3mg/kg和10mg/kg的剂量，后续则调整为每两周给药一次。试验结果令人欣喜，一名黑色素瘤患者出现部分缓解，且接受治疗时间超过6个月，另有3名患者的肿瘤体积有所缩小。

同时，药物相关不良反应较为轻微，主要包括疲劳、恶心、腹泻、认知障碍和瘙痒等症状。

鉴于在黑色素瘤患者群体中初步呈现出的良好安全性和有效性，一项名为KEYNOTE-001的Ib期试验在晚期黑色素瘤患者中开展并顺利完成。该试验招募了135例转移性或局部晚期黑色素瘤患者，并依据患者是否接受过伊匹木单抗治疗，将其分为不同队列。帕博利珠单抗通过静脉注射的方式给药，设置了每2周10mg/kg、每3周10mg/kg或每3周2mg/kg三种给药剂量。在疗效评估方面，设立了两个重要终点：一是依据免疫相关缓解评价标准（immune-related response criteria，irRC）评估总缓解情况；二是根据实体瘤疗效评价标准（Response Evaluation Criteria In Solid Tumors，RECIST）评估总缓解情况。纳入irRC标准，是因为免疫治疗药物与传统化疗药物的反应模式存在明显差异，在放射学反应之前，免疫治疗药物可能导致肿瘤负荷增加，且反应时间延长。根据irRC标准，所有剂量组的总缓解率（overall response rate，ORR）达37%；依据RECIST标准，所有剂量组的ORR为38%。此外，77%患者的肿瘤负荷有所减轻，且该结果不受患者是否接受过伊匹木单抗治疗的影响。在研究发表时，中位反应持续时间尚未明确。截至2013年10月的更新数据显示，135例患者的随访时间超过13个月，ORR提升至41%，治疗的中位时间为23周，中位反应持续时间依旧未达到，因为87%的应答者仍保持持续反应状态。中位无进展生存期PFS为31周，中位OS尚未确定，1年OS率达到81%。同时，对肿瘤PD-L1的表达情况进行评估后发现，其与ORR、PFS及OS密切相关。与PD-L1无表达的患者相比，PD-L1有表达的患者在ORR、PFS和1年OS率方面均表现更优（根据RECIST），其中ORR为51%对比6%，P=0.0012；中位PFS为12个月对比3个月，P=0.0004；1年OS率为84%对比69%。

在KEYNOTE-001的扩展队列研究中，针对173例既往接受过至少2剂伊匹木单抗的不可切除的晚期黑色素瘤患者展开研究。患者被随机分配接受每3周2mg/kg或10mg/kg的帕博利珠单抗治疗。在根据RECIST评估的157例患者中，两个剂量组的ORR均为26%，疾病控制率约为50%。2mg/kg组的中位PFS为22周，10mg/kg组为14周。在KEYNOTE-001的另一项扩展研究中，将伊匹木单抗难治（IPI-R，n=173）或未经伊匹木单抗治疗（IPI-N，n=103）的黑色素瘤患者随机分组，分别接受每3周2mg/kg或10mg/kg的帕博利珠单抗治疗。研究结果显示，不同剂量下根据RECIST评估的ORR无显著差异，IPI-R组为（26%VS26%），IPI-N组为（2mg/kg 33% VS 10mg/kg 40%）。在第24周时，IPI-N患者2mg/kg和10mg/kg剂量组的PFS率分别为51%和48%，IPI-R患者相应剂量组的PFS率分别为45%和37%。

KEYNOTE-001黑色素瘤试验及其扩展研究的成果，为帕博利珠单抗的发展带来重大突破。基于这些研究结果，帕博利珠单抗获得了FDA的加速批准。2014年9月4日，FDA批准帕博利珠单抗用于治疗不可切除或转移性黑色素瘤。此后，默沙东公司积极开展临床试验，持续拓展帕博利珠单抗的适应证。

2015年10月，基于Ⅲ期临床试验KEYNOTE-042的结果，帕博利珠单抗获批用于非小细胞肺癌（non-small cell lung cancer，NSCLC）治疗，这成为其第二项获批适应证。FDA批准帕博利珠单抗用于不适合手术切除或精确放化疗的Ⅲ期或转移性NSCLC患者的一线治疗，这些患者的肿瘤需表达PD-L1（根据FDA批准的检测方法，肿瘤比例评分（tumor proportion score，TPS）≥1%），且无EGFR或ALK肿瘤基因组异常。

KEYNOTE-042是一项随机、多中心、开放标签、活性药对照的临床试验。为确保试验结果的准确性和可靠性，对入选患者制定了严格的排除标准。EGFR或ALK肿瘤基因组突变的患者、患有需要在两年内进行全身治疗的自身免疫性疾病的患者、需要免疫抑制的患者以及在研究治疗开始前26周内接受过超过30Gy胸部放疗的患者均不符合入选条件。试验共纳入1,274例患者，按照1∶1的比例随机接受每3周一次的帕博利珠单抗静脉给药（n=637）或研究者选择的化疗方案（n=637）。化疗方案包括培美曲塞+卡铂或紫杉醇+卡铂，对于非鳞状细胞非小细胞肺癌患者，还可接受培美曲塞维持治疗。患者接受帕博利珠单抗治疗直至疾病进展或出现不可耐受的毒性。若患者临床状况稳定且研究者认为其仍可获得临床获益，则在出现疾病进展后可继续接受治疗。未出现疾病进展的患者最多可接受24个月的治疗。若后续出现疾病进展，可再次开始帕博利珠单抗治疗，治疗时间最多额外1年。在试验过程中，前45周内每9周进行一次肿瘤状态评估，此后每12周评估一次。

该试验的主要治疗指标为TPS≥50% NSCLC患者亚组、TPS≥20% NSCLC患者亚组和TPS≥1% NSCLC总体人群的OS。试验结果表明，在肿瘤表达PD-L1且TPS≥50%、TPS≥20%的患者以及整个研究人群（TPS≥1%）中，帕博利珠单抗单药治疗与单独化疗相比，在OS方面取得了具有统计学显著意义的改善，为NSCLC患者的治疗提供了新的有效选择。

2016年8月，FDA批准了帕博利珠单抗的第三项适应证，即头颈部鳞状细胞癌（head and neck squamous cell cancer，HNSCC）。该适应证的获批基于一项多中心、非随机、开放标签且包含多队列的研究。此研究共纳入174例复发或转移性HNSCC患者，这些患者均在因复发或转移性HNSCC接受铂类化疗期间或之后，病情出现进展。患者接受帕博利珠单抗治疗，分为每2周1次10mg/kg（n=53）或每3周1次200mg（n=121）两种方案，直至出现不可接受的毒性反应或疾病进展。若无疾病进展，患者接受为期24个月的治疗。当后续疾病再次进展时，帕博利珠单抗治疗可重新启动，且再持续至多1年。研究过程中，每8周对患者的肿瘤状态进行一次评估。主要疗效结局指标为依据RECISTv1.1（通过盲态独立中心阅片的方式进行评估）得出的ORR，以及缓解持续时间。研究结果显示，ORR为16%，完全缓解率（Complete response rate，CRR）为5%。中位随访时间为8.9个月。在28例出现缓解的患者中，中位持续缓解时间尚未达到（范围为2.4+~27.7+个月），23例患者的缓解时间≥6个月。无论采用何种给药方案（每2周10mg/kg或每3周200mg），ORR和缓解持续时间均呈现相似态势。

2017年3月，FDA批准了帕博利珠单抗的第四项适应证，即经典霍奇金淋巴瘤（classical Hodgkin Lymphoma，cHL）。帕博利珠单抗在cHL方面的疗效基于KEYNOTE-087试验。该试验是一项多中心、非随机、开放标签的临床试验，共纳入210例复发或难治性cHL患者。患者每3周接受200mg帕博利珠单抗静脉给药，直至出现无法接受的毒性反应或记录到疾病进展。未发生疾病进展的患者接受长达24个月的治疗。每12周进行一次疾病评估。主要疗效结局指标（ORR、CRR和缓解持续时间）依据2007年修订版国际工作组（International Working Group，IWG）标准，通过盲态独立中心阅片进行评估。数据表明，接受每三周200mg帕博利珠单抗治疗后，总缓解率为69%，完全缓解率为22%，部分缓解率为47%。

2017年5月，FDA批准了帕博利珠单抗的第五项适应证，即上皮癌（膀胱癌），涵盖卡介苗无反应、高危、非肌层浸润性膀胱癌（non-muscle invasive bladder cancer，NMIBC）。局部晚期或转移性尿路上皮癌适应证的获批，是基于Ⅱ期临床试验KEYNOTE-052和Ⅲ期临床试验KEYNOTE-045的试验结果。

KEYNOTE-052纳入了370例不适合接受含铂化疗的局部晚期或转移性尿路上皮癌患者。所有受试者每3周接受1次帕博利珠单抗治疗，直至24周，除非出现治疗相关毒性迹象。该治疗的客观缓解率为29%，其中包括7%的完全缓解和22%的部分缓解。缓解持续时间在1.4至17.8个月之间。在进行分析时，在有应答的患者中，不到一半的患者再次出现疾病进展，故而无法确定中位缓解持续时间。

KEYNOTE-045是一项纳入542例局部晚期或转移性尿路上皮癌患者的多中心、安慰剂对照研究。这些患者在铂类化疗期间或之后，或者在新辅助或铂类辅助化疗后12个月内，病情发生进展。患者被随机分配接受每3周1次帕博利珠单抗治疗，或者研究者选择的化疗方案，化疗方案包括紫杉醇、多西他赛或长春氟宁。总体而言，与其他治疗方案相比，帕博利珠单抗治疗展现出更优的OS，死亡风险降低了27%。帕博利珠单抗治疗组的中位OS为10.3个月，而化疗组为7.4个月。两组的PFS无统计学显著差异，帕博利珠单抗组患者的中位PFS为2.1个月，而化疗组为3.3个月。与化疗方案相比，帕博利珠单抗提高了客观缓解率。帕博利珠单抗治疗组的ORR为21%，化疗组为11%。

FDA批准帕博利珠单抗用于高危卡介苗无反应性NMIBC成人患者，是基于KEYNOTE-057的试验结果。KEYNOTE-057是一项多中心、开放标签、单组试验，纳入了96例不适合或选择不接受膀胱切除术的卡介苗无反应的高危NMIBC原位癌（carcinoma in situ，CIS）患者（有或无乳头状肿瘤）。在本研究中，对卡介苗无反应的高危NMIBC定义为：尽管接受了充分的卡介苗治疗，但疾病仍持续存在；在接受了充分的卡介苗治疗后初始无瘤状态出现疾病复发；或者在卡介苗单次诱导疗程后出现T1期疾病。充分卡介苗治疗的定义为在6剂初始诱导疗程中给予至少5剂，加上以下方案中的一种：3剂维持治疗中给予至少2剂，或第2个诱导疗程中6剂中至少给予2剂。在治疗前，所有患者需要通过经尿道膀胱肿瘤切除术（transurethral resection of bladder tumor，TURBT）切除所有可切除的病变（Ta和T1部分），不适合完全切除的残余CIS是允许的。该试验排除了以下患者：肌层浸润性（即T2、T3、T4）局部晚期不可切除或转移性尿路上皮癌患者、并发膀胱外（即尿道、输尿管或肾盂）非肌层浸润性尿路上皮移行细胞癌患者、自身免疫病或需要免疫抑制的疾病患者。

患者接受每三周200mg帕博利珠单抗治疗，直至出现不可接受的毒性、持续或复发高危NMIBC，或疾病进展。肿瘤状态评估在两年内每12周进行1次，之后在三年内每24周进行1次。无疾病进展的患者可接受长达24个月的治疗。主要疗效结局指标包括完全缓解（定义为膀胱镜检查［可采用TURBT/活检］、尿细胞学和计算机断层扫描尿路造影［CTU］成像的阴性结果）和缓解持续时间。中位随访时间为28.0个月（范围：4.6~40.5个月）。完全缓解率为41%。39名患者实现完全缓解，中位缓解持续时间是16.2个月，46%的患者缓解12个月或更长时间。

同样在2017年5月，FDA批准了帕博利珠单抗的第六项适应证，即既往治疗过的微卫星高度不稳定（microsatellite instability–high，MSI–H）或错配修复缺陷（mismatch repair deficient，dMMR）的实体瘤和结直肠癌。此项批准是基于5项单臂临床试验纳入的149例MSI–H或dMMR癌症患者的数据，其中结直肠癌90例，其他14种肿瘤59例。总体的客观缓解率为39.6%，其中完全缓解11例（7.4%），部分缓解48例（32.2%），结直肠癌患者的ORR为36%，其他类型肿瘤患者的ORR为46%。中位缓解持续时间未达到（范围1.6+~22.7+个月）。在所有有应答的患者中，78%的应答持续至少6个月。

2017年9月，FDA批准了帕博利珠单抗的第七项适应证，即不考虑组织学类型或PD–L1表达的胃癌或胃食管结合部腺癌。FDA批准复发性胃癌或胃食管结合部腺癌是基于临床试验KEYNOTE–059，这是一项多中心、非随机、开放标签的多队列试验，纳入了259例晚期疾病且接受过至少2种全身治疗后发生进展的胃或胃食管结合部腺癌患者，之前的治疗必须包括氟尿嘧啶和铂类双联疗法。患者接受每3周200mg帕博利珠单抗，直到出现不可接受的毒性症状或疾病进展，且进展需满足是有症状的、快速进展，需要紧急干预，出现机能下降的状态，或至少4周后通过重复影像学检查证实。无疾病进展的患者接受长达24个月的治疗。每6~9周评估一次肿瘤状态，主要疗效结局指标是根据RECISTv1.1（修改为每个器官最多追踪10个靶病变和最多追踪5个靶病变，通过盲态独立中心阅片进行评估）确定的ORR，以及缓解持续时间。在259例患者中，55%（n=143）的肿瘤表达PD–L1，这143例患者的ORR为13.3%，1.4%达到完全缓解，11.9%达到部分缓解。在19个应答患者中，应答时间范围从2.8+个月到19.4+个月，11例（58%）缓解持续时间达到6个月或更长时间，5例（26%）缓解持续时间达到12个月或更长时间。

FDA批准不考虑组织学类型或PD-L1表达的胃癌或胃食管结合部腺癌，亦是基于Ⅲ期临床试验KEYNOTE-590的试验结果。KEYNOTE-590是一项多中心、随机、安慰剂对照的临床试验，纳入了749例不适合手术切除或根治性放化疗的转移性或局部晚期食管癌或胃食管结合部腺癌（肿瘤中心位于胃食管结合部上方1~5cm）患者。患者随机（1：1）接受帕博利珠单抗（每3周第1天200mg）或安慰剂（每3周第1天）联合顺铂（每3周第1天80mg/m^2，最多6个周期）+氟尿嘧啶（每3周第1~5天每天800mg/m^2，或按照当地氟尿嘧啶给药标准，最长24个月）治疗，所有研究药物均通过静脉给药。该试验表明，不论组织学或PD-L1表达状态如何，帕博利珠单抗联合氟尿嘧啶和顺铂与单独使用氟尿嘧啶和顺铂相比，OS、PFS和ORR均有显著改善。对于OS和PFS，与单独使用氟尿嘧啶和顺铂相比，帕博利珠单抗联合氟尿嘧啶和顺铂降低了27%的死亡风险，降低了35%的疾病进展或死亡风险。对于ORR，帕博利珠单抗联合氟尿嘧啶和顺铂为45%，而单独使用氟尿嘧啶和顺铂的为29%。

2018年6月，FDA批准了帕博利珠单抗的第八项适应证，即复发或转移性宫颈癌。该批准是基于临床试验KEYNOTE-158的试验结果。KEYNOTE-158是一项多中心、非随机、开放标签且包含多队列的临床试验，在单一队列（队列E）中纳入了98例复发或转移性宫颈癌患者。此试验排除了患有自身免疫性疾病或需要免疫抑制疾病的患者。患者每3周接受一次200mg帕博利珠单抗静脉给药，直至出现无法接受的毒性反应或疾病进展。若无疾病进展，患者可接受长达24个月的治疗。在前12个月内，每9周对肿瘤状态进行一次评估，此后每12周评估一次。主要疗效结局指标为依据RECISTv1.1（修改为每个器官最多追踪10个靶病变和最多追踪5个靶病变，通过盲态独立中心阅片进行评估）确定的ORR，以及缓解持续时间。在98例患者中，有77例（79%）患者的肿瘤表达PD-L1，且综合阳性评分（Combined Positive Score，CPS）≥1，并且因转移接受了至少一种化疗。使用免疫组化22C3 pharmDx试剂盒检测PD-L1。中位随访时间为11.7个月，这77例患者的ORR为14.3%，其中完全缓解率为2.6%，部分缓解率为11.7%。在肿瘤不具有PD-L1表达（CPS小于1）的患者中，未观察到应答。

2018年9月，FDA批准了帕博利珠单抗的第九项适应证，即原发性纵隔B细胞淋巴瘤。该项批准是基于临床试验KEYNOTE-170的研究数据。KEYNOTE-170

是一项纳入53例复发性或难治性原发性纵隔B细胞淋巴瘤患者的多中心、开放标签、单臂试验。患者每3周接受1次200mg帕博利珠单抗静脉给药治疗，直至出现无法接受的毒性反应或疾病进展。未进展的患者接受长达24个月的治疗，有效性基于ORR和缓解持续时间。结果显示，在24例患者中，至首次客观缓解（完全或部分缓解）的中位时间为2.8个月（范围：2.1~8.5个月），中位随访时间9.7个月，ORR为45%（11%为完全缓解，34%为部分缓解），而中位缓解持续时间未达到（范围：1.1+~19.2+个月）。

2018年11月，FDA批准了帕博利珠单抗的第十项适应证，即肝细胞癌。FDA批准帕博利珠单抗用于索拉非尼治疗过的肝细胞癌患者，该批准基于KEYNOTE-224试验的结果。KEYNOTE-224是一项纳入104例肝细胞癌患者的单臂、多中心试验，该试验要求患者在索拉非尼治疗期间或之后出现疾病进展，或者对索拉非尼不耐受，有可测量的病变，以及Child-Pugh A级肝损害。患者每3周接受1次200mg帕博利珠单抗静脉给药，直至出现无法接受的毒性、研究者评估证实的疾病进展，或者完成24个月的帕博利珠单抗治疗。主要疗效结局指标是总缓解率，根据RECISTv1.1（修改为最多追踪10个靶病变，每个器官最多追踪5个靶病变）通过独立中心阅片进行评估。总缓解率为17%，其中1例完全缓解，17例部分缓解。缓解持续时间为3.1~16.7个月，89%的缓解者的缓解持续时间≥6个月，56%的缓解持续时间≥12个月。

2018年12月，FDA批准了帕博利珠单抗的第十一项适应证，即Merkel细胞癌。批准基于KEYNOTE-017试验的结果，KEYNOTE-017是一项多中心、非随机、开放标签的临床试验，该试验纳入了50例既往未接受过全身治疗的复发性局部晚期或转移性Merkel细胞癌患者。患者接受每3周2mg/kg帕博利珠单抗治疗，直到出现不可接受的毒性症状或疾病进展，且进展需为快速进展，需要紧急干预，出现机能下降的状态，或至少4周后通过重复影像学检查证实。无疾病进展的患者接受长达24个月的治疗。在第13周时评估肿瘤状态，之后第一年每9周评估1次，之后每12周评估1次。主要疗效结局指标是根据RECISTv1.1中的盲态独立中心审查（Blinded Independent Central Review，BICR）评估的ORR和缓解持续时间。肿瘤总缓解率为56%，中位缓解持续时间未达到，27例患者（96%）缓解持续时间≥6个月，15例患者（54%）缓解持续时间≥12个月。

2019年4月，FDA批准了帕博利珠单抗的第12项适应证，即晚期肾细胞癌。

FDA批准帕博利珠单抗用于肾细胞癌是基于关键的Ⅲ期临床试验KEYNOTE-426。这项随机、多中心、开放标签试验纳入了861例未接受过晚期肾细胞癌全身治疗的患者，纳入时不考虑PD-L1表达情况。根据国际转移性肾细胞癌数据库联盟风险分类（低危、中危和高危）和地理区域（北美、西欧和"世界其他地区"）对随机化进行分层，过去2年内患有需要全身免疫抑制的自身免疫病的患者不符合纳入标准。患者被随机（1∶1）分配到以下治疗组之一：（1）每3周1次200mg帕博利珠单抗静脉给药＋每日2次5mg阿昔替尼口服给药治疗24个月（n=432）；（2）舒尼替尼50mg口服，每日1次，连续4周，然后停药2周（n=429）。帕博利珠单抗-阿昔替尼联合治疗持续至RECISTv1.1（修改为最多观察10个靶病变，每个器官最多观察5个靶病变）定义的疾病进展或不可接受的毒性。主要疗效结局指标为根据修订后的RECISTv1.1采用BICR评估的OS和PFS，其他疗效结局指标包括ORR。在OS和PFS方面，与舒尼替尼相比，帕博利珠单抗-阿昔替尼联合治疗使死亡风险降低了47%；在PFS方面，与舒尼替尼相比，帕博利珠单抗-阿昔替尼联合治疗将疾病进展或死亡风险降低了31%；ORR方面，帕博利珠单抗-阿昔替尼联合治疗组为59%，舒尼替尼治疗组为36%。

同时，FDA基于关键的Ⅲ期临床试验KEYNOTE-564的数据，批准帕博利珠单抗用于肾切除术后或肾切除术和转移灶切除术后中高或高复发风险的肾细胞癌患者的辅助治疗，该试验纳入了994例患者。与安慰剂相比，帕博利珠单抗在无病生存期（disease-free survival，DFS）方面有统计学显著改善，降低了32%的疾病复发或死亡风险。

2019年7月，FDA批准了帕博利珠单抗的第十三项适应证，即食管癌。FDA批准食管癌是基于两项临床试验KEYNOTE-181和KEYNOTE-180的数据。KEYNOTE-181是一项多中心、随机、开放标签、活性药对照试验，纳入了628例复发性局部晚期或转移性食管癌患者，这些患者的肿瘤表达PD-L1，并且在既往针对晚期食管癌的一种全身性治疗期间或之后发生疾病进展。患者被随机（1∶1）接受每3周1次200mg帕博利珠单抗或研究者选择的以下化疗方案之一（均为静脉给药）：每四周周期的第1、8和15天80~100mg/m² 紫杉醇；每三周75mg/m² 多西他赛，或每两周180mg/m² 伊立替康，治疗持续直到不可接受的毒性或疾病进展。试验达到了显著改善OS这一主要终点，与紫杉醇、多西他赛或伊立替康化疗方案相比，死亡风险降低了31%。

KEYNOTE-180是一项多中心、非随机、开放标签试验，纳入了121例局部晚期或转移性食管癌患者，这些患者在既往接受过至少两次针对晚期食管癌的全身性治疗，且在治疗期间或之后发生了进展。除了既往接受治疗的次数之外，本试验的纳入标准与KEYNOTE-181相似，给药方案与KEYNOTE-181相同，主要疗效指标为ORR和缓解持续时间。在35例表达PD-L1（CPS ≥ 10）的食管鳞状细胞癌患者中，ORR为20%。在7例有缓解的患者中，缓解持续时间范围为4.2~25.1+个月，其中5例患者的缓解时间 ≥ 6个月，3例患者的缓解时间 ≥ 12个月。

2020年6月，FDA批准了帕博利珠单抗的第十四项适应证，即不可切除或转移性微卫星高度不稳定或错配修复缺陷结直肠癌，且批准其作为一线治疗。该项批准是基于KEYNOTE-177试验的数据，这是一项多中心、随机、开放标签、活性药对照试验，纳入了307例既往未经治疗的不可切除或转移性微卫星高度不稳定或错配修复缺陷结直肠癌患者。患者按照1∶1被随机分为两组，一组接受每3周1次200mg帕博利珠单抗静脉给药，另一组接受研究者选择的mFOLFOX6或FOLFIRI每2周1次静脉给药。在这项研究中，帕博利珠单抗单药治疗显著降低了40%的疾病进展或死亡风险，并显示出16.5个月的中位PFS，而接受化疗的患者中位PFS为8.2个月。

2020年6月及2021年7月，FDA批准了帕博利珠单抗的第十五项适应证，即不能通过手术或放疗治愈的复发性、转移性或局部晚期皮肤鳞状细胞癌。FDA批准帕博利珠单抗用于治疗复发性或转移性皮肤鳞状细胞癌是基于KEYNOTE-629，这是一项多中心、多队列、非随机、开放标签试验，试验排除了患自身免疫病或需要免疫抑制的疾病的患者，主要疗效指标为ORR和缓解持续时间。患者每3周接受帕博利珠单抗200mg静脉给药，直至疾病进展、不可接受的毒性或最长24个月。ORR为34%，完全缓解率为4%，部分缓解率为31%。在有缓解的36例患者中，69%的缓解持续时间 ≥ 6个月，中位随访9.5个月后，未达到中位缓解持续时间（范围为2.7~13.1+个月）。局部晚期疾病的标签扩展是基于KEYNOTE-629试验的第二次期中分析数据，在局部晚期患者队列中，帕博利珠单抗显示了50%的ORR（n=54），完全缓解率为17%，部分缓解率为33%。在27例有缓解的患者中，81%的缓解持续时间 ≥ 6个月，37%的缓解持续时间 ≥ 12个月。

　　同样在2020年6月，FDA批准了帕博利珠单抗的第十六项适应证，即不可切除或转移性肿瘤突变负荷高（tumor mutational burden-high，TMB-H）［≥10个突变/兆碱基］实体瘤。FDA的批准是基于对KEYNOTE-158研究中10个队列（A至J）进行的前瞻性计划回顾性分析的数据，这些队列的患者患有各种既往接受过治疗的不可切除或转移的TMB-H实体瘤。KEYNOTE-158是一项评估帕博利珠单抗（每3周200mg）的多中心、非随机、开放标签试验，该试验排除了既往接受过抗PD-1或其他调节免疫的单克隆抗体治疗的患者，患自身免疫病或需要免疫抑制治疗的患者。在前12个月期间，每9周评估1次肿瘤缓解情况，之后每12周评估1次。主要疗效指标为至少接受1剂帕博利珠单抗治疗的患者根据RECISTv1.1（修改为每个器官最多追踪10个靶病变和最多追踪5个靶病变）进行盲态独立中心阅片方式评估的ORR和缓解持续时间。在KEYNOTE-158中，1,050例患者被纳入疗效分析人群，根据试验方案规定的检测要求，对790例有足够组织供检测的患者进行TMB亚组分析，在这790例患者中，102例（13%）的肿瘤被确定为TMB-H，标准为TMB≥10个突变/兆碱基。在这102例TMB-H患者中，帕博利珠单抗的ORR为29%，完全缓解率为4%，部分缓解率为25%。在11.1个月的中位随访时间后，未达到中位缓解持续时间。在30例有缓解的患者中，57%的持续缓解时间≥12个月，50%的持续缓解时间≥24个月。在对TMB≥13个突变/兆碱基患者（n=70）进行的预设分析中，Keytruda显示ORR为37%，完全缓解率为3%，部分缓解率为34%。在11.1个月的中位随访时间后，未达到中位缓解持续时间，在26例有缓解的患者中，58%的持续缓解时间≥12个月，50%的持续缓解时间≥24个月。在对TMB≥10个突变/兆碱基且<13个突变/兆碱基的32例癌症患者进行的探索性分析中，ORR为13%，包括2例完全缓解和2例部分缓解。

　　2020年11月，FDA批准了帕博利珠单抗的第十七项适应证，即表达PD-L1的三阴性乳腺癌（triple negative breast cancer，TNBC）。FDA此项批准是基于KEYNOTE-355的数据，KEYNOTE-355是一项多中心、双盲、随机、安慰剂对照试验，纳入了847例局部复发不可切除或转移性TNBC患者（不考虑肿瘤PD-L1表达情况），既往未接受过转移性TNBC化疗。患者被随机分组（2∶1），分别接受帕博利珠单抗（每3周第1日200mg）或安慰剂（每3周第1日）联合以下化疗：Pac（每28天在第1、8和15天90mg/m²）；Nab-paclitaxel（每28天在第

1、8和15天100mg/m^2）；Gem/carbo（每21天在第1天和第8天分别为1,000mg/m^{2}和AUC 2mg/ml/min）。根据化疗治疗（pac或nab-paclitaxel或gem/carbo）、肿瘤PD-L1表达（CPS≥1或CPS<1），以及在新辅助治疗中之前接受过相同类型的化疗（是或否），对随机化进行分层。第8、16和24周评估了肿瘤状态，之后第一年每9周评估1次，之后每12周评估1次，主要疗效指标为PFS。

在KEYNOTE-355研究中，疗效结果在CPS≥10的PD-L1阳性患者（n=323）中获得，这些患者被随机分配接受帕博利珠单抗联合pac、nab-paclitaxel或gem/carbo治疗，并与单独接受相同化疗方案进行比较。帕博利珠单抗联合pac、nab-paclitaxel或gem/carbo（n=220）可将疾病进展或死亡风险降低35%，中位PFS为9.7个月，而相同化疗方案单独治疗（n=103）的中位PFS为5.6个月。在PFS方面，帕博利珠单抗联合pac、nab-paclitaxel或gem/carbo方案组有62%（n=136）的患者发生了不良反应，而相同化疗方案组有77%（n=79）的患者发生了不良反应。对于接受帕博利珠单抗联合pac、nab-paclitaxel或gem/carbo治疗的患者，ORR为53%，完全缓解率为17%，部分缓解率为36%，对于单独接受相同化疗方案治疗的患者，ORR为40%，完全缓解率为13%，部分缓解率为27%。帕博利珠单抗联合pac、nab-paclitaxel或gem/carbo治疗的中位缓解持续时间为19.3个月，而相同化疗方案单独治疗的中位缓解持续时间为7.3个月。

2022年3月，FDA批准了帕博利珠单抗的第十八项适应证，即MSI-H或dMMR的不可切除或转移性晚期子宫内膜癌。此项批准的依据为KEYNOTE-158试验队列D和K的数据。KEYNOTE-158是一项多中心、非随机、开放标签且包含多队列的试验，在队列D和K中纳入了90例接受了至少1剂帕博利珠单抗治疗的不可切除或转移性MSI-H或dMMR子宫内膜癌患者。

患者接受每3周1次200mg帕博利珠单抗静脉给药，直至出现无法接受的毒性反应或疾病进展。若无疾病进展，患者可接受长达24个月的治疗。试验结果显示，ORR为46%，其中完全缓解率为12%，部分缓解率为33%。中位随访时间为16.0个月。在41例有缓解的患者中，68%的患者缓解持续12个月或更长时间，44%的患者缓解持续24个月或更长时间，中位缓解持续时间尚未达到（范围为2.9~55.7+个月）。

此外，针对帕博利珠单抗在前列腺癌、腹膜癌、鼻咽癌等适应证方面的临床试验正在积极开展当中。

七、帕博利珠单抗销售上的逆袭

由前文内容可知，在研发进程方面，O药的开发领先于K药（业内人员将帕博利珠单抗称为K药）。默沙东公司是在目睹O药呈现出积极的初步临床结果后，才迅速展开跟进工作。O药凭借其先发优势，成为全球范围内首个上市的PD-1抑制剂，于2014年7月在日本率先上市，并且在初次上市时便获批多项适应证。尽管默沙东公司通过高效的临床推进策略，在Ⅰ期临床阶段就大规模纳入黑色素瘤患者，最终成功使K药先于O药3个月在美国上市，但鉴于O药的先发优势，截至2016年年中，O药已在美国黑色素瘤、肺癌、肾癌、霍奇金淋巴瘤等多个癌种治疗领域获批，而彼时K药仅在黑色素瘤和肺癌这两个领域获得批准。在销售额方面，O药也远远领先于K药，2016年全年，O药的销售额超出K药两倍之多。

此外，2015年7月，百时美施贵宝公司对默沙东公司提起专利诉讼，指控K药侵犯其专利。最终，百时美施贵宝公司在这场诉讼中胜诉。根据判决结果，2017~2023年期间，默沙东公司需依据K药的全球销售收入总额，按照6.5%的比例向百时美施贵宝公司支付销售分成；2024~2026年期间，这一支付比例调整为2.5%。在当时的局面下，O药似乎已胜券在握，胜利看似已成定局。

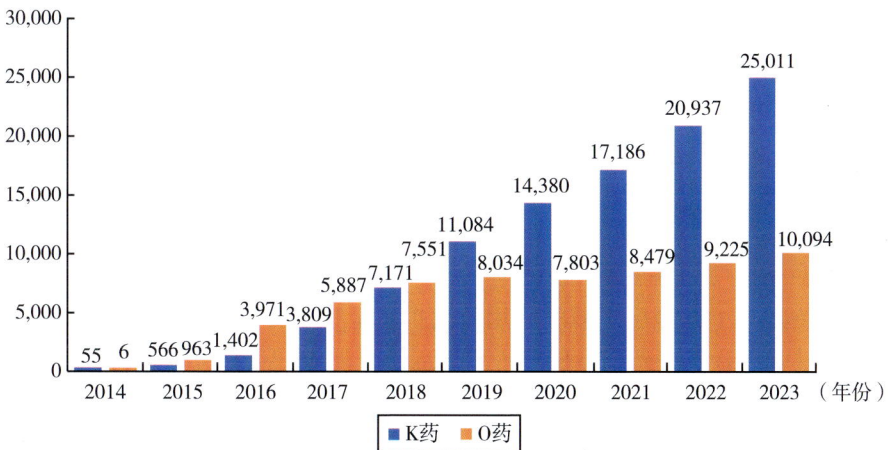

图9-4　K药与O药历年销售额对比

反转的契机出现在非小细胞肺癌的一线治疗领域。从之前提及的发病率数据能够明晰，肺癌在全球范围内是第二高发的癌种，同时也是导致死亡人数最多的癌种。在肺癌之中，约85%为非小细胞肺癌，故而非小细胞肺癌堪称肿瘤领域的必争之地。

2014年1月22日，百时美施贵宝公司正式启动了O药用于非小细胞肺癌一线治疗的Ⅲ期临床试验，其代号为CheckMate-026（试验登记号为NCT02041533）。2014年5月20日，默沙东公司也开启了K药用于非小细胞肺癌一线治疗的Ⅲ期临床试验，代号为KEYNOTE-024（试验登记号为NCT02142738）。

从临床设计的维度进行对比分析，CheckMate-026试验所设定的患者组PD-L1表达阳性比例极低，其选取标准为PD-L1 ≥ 5%；而K药的KEYNOTE-024试验，患者入组标准要求PD-L1 ≥ 50%。并且，相较于CheckMate-026，KEYNOTE-024的入排标准要严苛许多。在入组标准方面，KEYNOTE-024设定了预期寿命至少3个月、器官功能正常等7项身体指标要求；而CheckMate-026仅设有"无先前的全身性抗癌治疗"这一硬性标准。在排除标准方面，KEYNOTE-024涵盖了17种疾病等因素的排除入组标准，CheckMate-026则仅有5种。从临床设计便能洞察，O药展现出极大的野心，其较低的标准意味着一旦临床试验成功，所面临的市场空间将极为广阔。然而，收益越高往往伴随着越大的风险。2016年6月，默沙东公司宣布KEYNOTE-024达到临床终点；而同年8月，百时美施贵宝公司宣布CheckMate-026未达到临床终点。

这一差异迅速在2017年的销售额数据中得以体现。2017年，K药的全球销售额增长了24亿美元，O药增长19亿美元，两者之间的差距由此开始逐渐缩小。到了2018年，K药与O药的销售额基本持平。依据默沙东公司电话会议所披露的信息，K药的强劲增长主要得益于肺癌领域的贡献。2017年，K药在美国的收入中，有55%源自肺癌领域；2018年，这一比例达到了70%左右。

在肺癌一线治疗领域，默沙东公司采取了稳扎稳打的策略。2019年4月，K药在一线治疗非小细胞癌领域的适用范围扩展至PD-L1 ≥ 1%的患者群体，进一步巩固了其在该领域的竞争优势。自此，处于落后地位的O药便愈发难以追赶。

八、PD-1 抑制剂的最新研究进展

依据摩熵数科医药科技有限公司的全球药物研发数据库数据，截至2025年1月22日，全球范围内处于研发状态的PD-1抑制剂（涵盖创新药以及生物类似

药）总计达527款。在这些在研药物中，已经获得批准上市的有20款；处于申请上市阶段的有6款；处于三期临床阶段的有31款；处于一期临床和二期临床阶段的药物数量合计为158款；尚处于临床前研究阶段的则有299款。

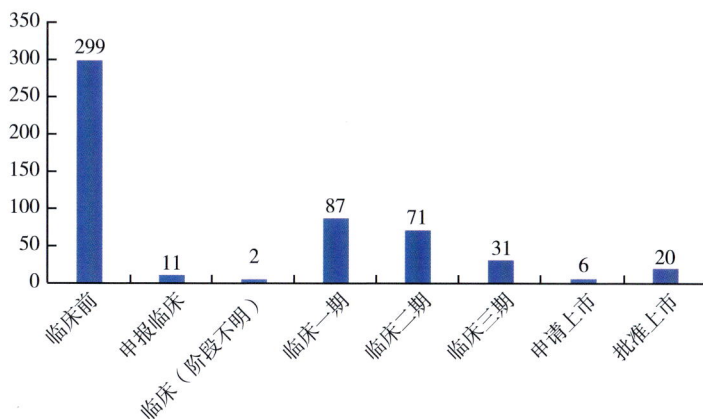

图9-5　全球在研的PD-1抑制剂阶段分布

自K药与O药上市后，截至2025年1月22日，全球范围内已有总计15款PD-1抑制剂获得批准上市。其具体信息如下表所示：

表9-2　K药与O药上市后全球范围内获批上市的PD-1抑制剂

药品名称	公司	首次获批上市国家或地区	首次获批上市时间
西米普利单抗（cemiplimab）	再生元制药公司	美国	2018-09-28
特瑞普利单抗	上海君实生物医药科技股份有限公司	中国	2018-12-17
信迪利单抗	信达生物制药（苏州）有限公司	中国	2018-12-24
卡瑞利珠单抗	上海恒瑞医药有限公司	中国	2019-05-29
替雷利珠单抗	百济神州（北京）生物科技有限公司	中国	2019-12-26
prolgolimab	Biocad公司	俄罗斯	2020-04-16
dostarlimab	葛兰素史克公司	以色列	2021-04-03
派安普利单抗	中山康方生物医药有限公司 正大天晴药业集团股份有限公司	中国	2021-08-03
赛帕利单抗	广州誉衡生物科技有限公司	中国	2021-08-25
斯鲁利单抗	上海复宏汉霖生物技术股份有限公司	中国	2022-03-22
卡度尼利单抗	中山康方生物医药有限公司	中国	2022-06-30
retifanlimab	Incyte公司	美国	2023-03-22

药品名称	公司	首次获批上市国家或地区	首次获批上市时间
依沃西单抗	康方赛诺医药有限公司	中国	2024-05-21
恩朗苏拜单抗	石药集团中奇制药技术（石家庄）有限公司	中国	2024-06-28
艾帕洛利托沃瑞利单抗	齐鲁制药有限公司	中国	2024-09-26

2018年9月28日，再生元制药公司的西米普利单抗于美国获批上市，其商品名为Libtayo，俗称"L药"。该药物获批用于治疗转移性皮肤鳞状细胞癌或局部晚期不可切除的皮肤鳞癌，成为全球第三款获批上市的PD-1抑制剂。此后，西米普利单抗相继在以色列、欧盟等国家和地区上市，并陆续获批用于基底细胞癌、转移性非小细胞肺癌和宫颈癌等适应证。然而，由于"K药"和"O药"已先行占据多项适应证，市场空间被大量瓜分，留给后来者的市场份额有限。尽管西米普利单抗作为全球第三款获批上市的PD-1抑制剂，但其在上市后的第二年销售额仅为1.9亿美元。后续虽呈增长态势，但至今尚未突破10亿美元，2023年其全球销售额为8.68亿美元。

PD-1抑制剂在中国的市场格局则大相径庭，竞争极为激烈。在2018年底至2019年底的一年期间，4款PD-1抑制剂密集获批上市，分别为上海君实生物医药科技股份有限公司的特瑞普利单抗、信达生物制药（苏州）有限公司的信迪利单抗、上海恒瑞医药有限公司的卡瑞利珠单抗以及百济神州（北京）生物科技有限公司的替雷利珠单抗。加之2018年中旬在中国获批上市的O药和K药，在短短不到两年的时间里，共计6款PD-1单抗于中国市场上市。从医保局和患者的视角来看，这无疑是一件利好之事。众多产品上市，加剧了市场竞争，为医保谈判创造了更大的空间。信迪利单抗率先进入医保体系，于2019年被纳入医保目录，其价格从上市时的7,838元/支降至2,843元/支。其他3款国产PD-1单抗也均进入2020年医保目录，卡瑞利珠单抗价格从上市时的19,800元/支降至2,928元/支，特瑞普利单抗价格从上市时的7,200元/支降至3,105元/支，替雷利珠单抗价格从上市时的10,688元/支降至2,180元/支。即便O药和K药未进入医保，受市场竞争影响，其价格也大幅下降，降价幅度均达50%。PD-1抑制剂市场迅速从资本寄予厚望的"千亿市场"转变为竞争激烈的红海市场。

在海外市场，获批的PD-1新分子数量远不及中国。2020年4月21日，由俄罗斯本土开发的首款PD-1抑制剂prolgolimab获得俄罗斯卫生部批准上市，该药物用于治疗无法手术切除的或转移性黑色素瘤，其开发公司为Biocad公司。2019年9月17日，上海医药集团股份有限公司与Biocad公司在俄罗斯圣彼得堡签署协议，共同设立合资公司上药博康生物医药（香港）有限公司。其中，上海医药集团股份有限公司以2.004亿美元现金出资，占合资公司股权的50.1%；Biocad公司则以2,994万美元现金及6个生物医药产品在大中华区（包括中国大陆和港澳台地区）的永久、独家的研发、生产、销售及其他商业化权利作价出资，占合资公司股权的49.9%。Prolgolimab便是这6款产品之一，目前该品种正在中国国内开展临床试验。

2021年4月3日，葛兰素史克公司的dostarlimab在以色列获批上市，商品名为Jemperli。同年4月21日，该药物在欧盟获批上市，4月22日于美国获批上市。Dostarlimab的全球销售额在2022年为2,840万美元，2023年增长至1.7亿美元。2023年3月22日，Incyte公司的retifanlimab在美国获批上市，用于治疗转移性默克尔细胞癌，商品名为Zynyz。

在国内，2021年8月至2024年9月的3年间，又有7款PD-1抑制剂获批上市，分别为中山康方生物医药有限公司和正大天晴药业集团股份有限公司联合开发的派安普利单抗、广州誉衡生物科技有限公司的赛帕利单抗、上海复宏汉霖生物技术股份有限公司的斯鲁利单抗、中山康方生物医药有限公司的卡度尼利单抗、康方赛诺医药有限公司的依沃西单抗、石药集团中奇制药技术（石家庄）有限公司的恩朗苏拜单抗以及齐鲁制药有限公司的艾帕洛利托沃瑞利单抗。值得关注的是，卡度尼利单抗和依沃西单抗属于双特异性抗体。卡度尼利单抗除针对PD-1靶点外，另一个靶点为CTLA-4，该药于2022年6月30日在我国获批，用于既往接受过含铂化疗治疗失败的复发或转移性宫颈癌患者。依沃西单抗除针对PD-1靶点外，另一个靶点为VEGFA，该药于2024年5月21日在我国获批上市，适用于经表皮生长因子受体酪氨酸激酶抑制剂治疗后进展的EGFR基因突变阳性的局部晚期或转移性非鳞状非小细胞肺癌患者，与培美曲塞和卡铂联合使用。2022年12月，中山康方生物医药有限公司以总交易额高达50亿美元（其中5亿美元为首付款），外加销售净额两位数提成的合作方案，授予美国Summit公司在美国、欧洲、加拿大和日本独家开发依沃西单抗的许可权。2024年5月31日凌晨，中山康方生物医药有限公司发布消息称，依沃西单抗单药对比帕博利珠单抗一线治疗

PD-L1表达阳性（PD-L1TPS ≥ 1%）的局部晚期或转移性非小细胞肺癌的注册性Ⅲ期临床研究（HARMONi-2研究），经独立数据监察委员会进行预先设定的期中分析显示出强阳性结果，达到了无进展生存期的主要研究终点。研究结果表明，在意向治疗人群中，依沃西单抗组相较于帕博利珠单抗组显著延长了患者的无进展生存期，风险比显著优于预期。依沃西单抗成为全球首个且唯——个在Ⅲ期单药头对头临床研究中证实疗效显著优于帕博利珠单抗的药物。

九、启示

帕博利珠单抗成长为标志性重磅药物的历程，深刻地彰显出伟大的科学发现以及卓越产品诞生过程中所蕴含的不可预测性。从PD-1的发现，到帕博利珠单抗的研发历程，均体现了这一特性。1992年，本庶佑成功克隆了PD-1的基因，然而在初始阶段，他并未充分认识到PD-1所具备的潜在价值，致使该研究成果一度被搁置。直至后来，本庶佑留意到艾利森有关CTLA-4抗体展现出的抗肿瘤功效，才重新聚焦于PD-1的研究，进而催生了后续的纳武利尤单抗与帕博利珠单抗。

就帕博利珠单抗的研发进程而言，它曾两度被搁置。先灵葆雅公司收购Organo公司后，未对帕博利珠单抗给予足够重视；默沙东公司收购先灵葆雅时，同样未能意识到帕博利珠单抗的潜力。直至纳武利尤单抗初步临床结果公布，默沙东公司才迅速重新审视并大力推进帕博利珠单抗的研发工作。正是这种充满不确定性的发展轨迹，造就了制药行业"各领风骚数百年"的局面。在这一领域中，小型公司有可能凭借某一款具有突破性的伟大产品实现跨越式发展，一跃成为行业内的领军企业。

尽管部分事件具有不可预测性与不可控性，但在帕博利珠单抗的研发过程中，我们亦能清晰地看到，默沙东公司将可掌控的事项执行到了极致。在获悉纳武利尤单抗的初步临床成果后，默沙东公司以极快的速度推进帕博利珠单抗的研发工作，通过在Ⅰ期临床试验中大规模纳入患者，成功抢在纳武利尤单抗之前在美国获批上市。在上市初期处于竞争劣势的情况下，默沙东公司借助精心设计的临床试验方案，稳扎稳打，最终实现了逆袭。

最后，必须着重强调基础研究转化的重要意义。本庶佑与小野药品工业株式会社携手合作，成功申请了PD-1的专利，促使Medarex公司与小野药品工业株式会社开展合作，从而推动了纳武利尤单抗的诞生。此外，由于PD-1的专利存在，默沙东公司每年都需依据销售额支付相应的专利费用。完善且高效的转化机制，能够使科学家、企业家、投资人以及患者共同受益。我国在高度重视基础研究的同时，亦应当进一步强化转化机制的优化与完善工作，以促进科研成果能够更为有效地转化为实际应用，推动整个医药行业的蓬勃发展。

附：欧狄沃、可瑞达开发大事记

1992年，本庶佑课题组首次从凋亡的小鼠B细胞系中克隆了PD-1基因

1996年，詹姆斯·艾利森课题组证明CTLA-4抗体可以增强免疫抑制肿瘤的发展

1999年，本庶佑课题组建立PD-1基因敲除鼠模型，发现PD-1具有免疫负调控的功能

1999年，华裔科学家陈列平教授课题组首次报道了B7家族的第三个成员，并取名B7-H1

2000年，本庶佑、Freeman等人找到PD-1的配体PD-L1，而PD-L1就是B7-H1

2001年，本庶佑与小野药品工业株式会社一起在日本先后提交了两件专利申请，并以这两件日本专利申请作为在先申请提交了国际专利申请

2001年，Medarex公司意识到了PD-1抗体在肿瘤治疗中的潜力，于是迅速地投入到PD-1抑制剂的研发中

2003年，本庶佑和小野药品工业株式会社的国家专利申请WO03011911A1公布，Medarex公司意识到自己的PD-1抗体绕不开这个专利，于是双方在2005年5月13日宣布达成合作协议，使用小野药品工业株式会社的PD-1专利和Medarex的抗体开发平台共同开发PD-1抗体，两者合作开发出纳武利尤单抗

2006年，纳武利尤单抗临床试验启动

2006年，荷兰Organo公司开发出帕博利珠单抗

2007年，先灵葆雅收购Organo公司，帕博利珠单抗未受到重视

2009年，默沙东公司收购先灵葆雅，帕博利珠单抗未引起重视

2009年，百时美施贵宝公司收购Medarex公司后大力推进了临床试验的规模与进展

2010年，纳武利尤单抗的初步临床结果公布，PD-1抗体展现出巨大的商业潜力，使得默沙东公司快速推进帕博利珠单抗的开发

2011年，帕博利珠单抗临床试验启动

2014年7月4日，纳武利尤单抗在日本获批上市

2014年9月4日，帕博利珠单抗在美国获批上市

2019年，帕博利珠单抗全球销售额达到110亿美元，成为标志性重磅药物

2023年，纳武利尤单抗全球销售额达到100亿美元，成功跻身标志性重磅药物之列

参考文献

［1］蒋贤杰，汪婕，邓湘赢等.免疫检查点疗法：战胜癌症的革命性突破——写在2018年诺贝尔生理学或医学奖颁布之际［J］.生物化学与生物物理进展，2018，45（11）：1178-1186.

［2］李想.肿瘤免疫中的"猫鼠游戏"——浅析2018年诺贝尔生理学或医学奖的发现［J］.生物学杂志，2019，36（01）：7-10.

［3］田季平，张剑，周金培等.免疫检查点PD-1/PD-L1小分子抑制剂的研究进展［J］.中国药科大学学报，2019，50（01）：1-10.

［4］许标波，贺毅憬，王韦力等.肿瘤免疫检查点抑制剂临床治疗的研究进展［J］.中国临床药理学与治疗学，2016，21（02）：218-224.

［5］摩熵数科医药科技有限公司数据库［DB/OL］. https：//pharma.bcpmdata.com/.

［6］Sung H，Ferlay J，Siegel RL，et al. Global Cancer Statistics 2020：GLOBOCAN Estimates of Incidence and Mortality Worldwide for 36 Cancers in 185 Countries［J］. *CA Cancer J Clin*. 2021，71（3）：209-249.

［7］Dobosz P，Dzieciątkowski T. The Intriguing History of Cancer Immunotherapy ［J］. *Front Immunol*. 2019，10：2965. doi：10.3389/fimmu.2019.02965.

［8］Li B，Chan HL，Chen P. Immune Checkpoint Inhibitors：Basics and

Challenges［J］. *Curr Med Chem*. 2019，26（17）：3009–3025.

［9］Shiravand Y，Khodadadi F，Kashani SMA，et al. Immune Checkpoint Inhibitors in Cancer Therapy［J］. *Curr Oncol*. 2022，29（5）：3044–3060.

［10］Wolchok JD，Hodi FS，Weber JS，et al. Development of ipilimumab：a novel immunotherapeutic approach for the treatment of advanced melanoma［J］. *Ann N Y Acad Sci*. 2013，1291（1）：1–13.

［11］Gong J，Chehrazi-Raffle A，Reddi S，et al. Development of PD-1 and PD-L1 inhibitors as a form of cancer immunotherapy：a comprehensive review of registration trials and future considerations［J］. *J Immunother Cancer*. 2018，6（1）：8. doi：10.1186/s40425-018-0316-z.

［12］Ishida Y，Agata Y，Shibahara K，et al. Induced expression of PD-1，a novel member of the immunoglobulin gene superfamily，upon programmed cell death［J］. *EMBO J*. 1992，11（11）：3887–3895.

［13］Okazaki T，Honjo T. PD-1 and PD-1 ligands：from discovery to clinical application［J］. *Int Immunol*. 2007，19（7）：813–824.

［14］McDermott J，Jimeno A. Pembrolizumab：PD-1 inhibition as a therapeutic strategy in cancer［J］. *Drugs Today（Barc）*. 2015，51（1）：7–20.

［15］Kwok G，Yau TC，Chiu JW，et al. Pembrolizumab（Keytruda）［J］. *Hum Vaccin Immunother*. 2016，12（11）：2777–2789.

第十章

自身免疫性疾病领域新一代"药王"：达必妥

2017年3月28日，FDA批准达必妥（英文商品名Dupixent，英文通用名dupilumab，中文通用名度普利尤单抗）上市，该药获批用于特应性皮炎的治疗。自获批上市以来，达必妥的销售额呈现出迅猛增长的态势。在上市短短7年后，其年销售额便成功突破100亿美元大关。2023年，达必妥的全球销售额约为114.63亿美元，凭借出色的市场表现，成功跻身标志性重磅药物之列。

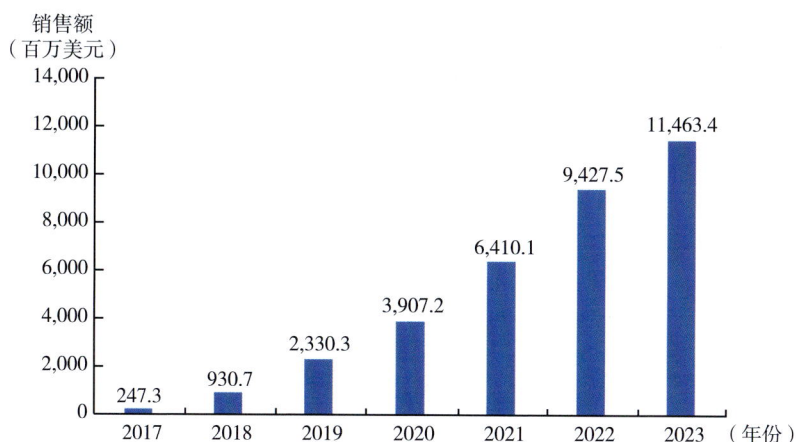

图10-1 达必妥历年销售额

一、从特应性皮炎说起

特应性皮炎，或许对许多人而言是个陌生的医学术语，然而，它实际上是一种极为常见的慢性复发性皮肤炎症，在全球范围内影响着数以百万计的儿童与成人。特应性皮炎曾被称作异位性皮炎或遗传过敏性皮炎，其主要临床表现为皮肤干燥、瘙痒以及呈现湿疹样皮疹，给众多患者的生活带来极大困扰。那么，人类究竟是如何逐步认识这一疾病的，其发展演变的历史又是怎样的呢？

回顾特应性皮炎的发现历程，确切起源已难以精准追溯。不过，依据现有的科学文献资料，我们能够大致梳理出人类对该疾病认知与理解的脉络。"特应性皮炎"这一术语直至1933年才被正式提出。在十九世纪之前的医学文献中，虽未直接提及"特应性皮炎"，但诸多历史古籍里不乏对与特应性皮炎相似症状的记载。

公元69~140年间，古罗马历史学家Suetonius曾详细记录奥古斯都皇帝的健康状况，其中包括皮肤上出现干燥斑块并伴有瘙痒、季节性疾病以及呼吸不畅等症状，这些描述与特应性皮炎的症状存在相似之处。尽管彼时医疗知识有限，无法准确识别这些症状所对应的疾病，但这些记载为后世研究者提供了珍贵的参考资料。

1572年，意大利医师Giorlamo Mercurialis在其出版的皮肤病学专著中，提及一种发生在哺乳期婴儿头皮上的瘙痒且伴有渗液的情况。Mercurialis的描述极为详尽，与现代医学中特应性皮炎在婴儿期的表现高度吻合，这体现了古人对皮肤炎症细致入微的观察。尽管这些早期描述缺乏现代医学的专业术语，但它们作为宝贵的临床观察记录，反映出历史上人们对皮肤状况的关注与初步理解。

进入十九世纪，随着皮肤病学的迅速发展，临床观察记录愈发精细。英国医生Robert Willan和Thomas Bateman开创性地构建了一套全新的疾病分类体系，将湿疹归为水疱类疾病。虽然当时所描述的湿疹并不完全等同于现今的特应性皮炎，但他们提出的诸如"Porrigo larvalis"等概念，与特应性皮炎的早期表现有着紧密关联。

1860年，维也纳皮肤病学的创始人Ferdinand Hebra报告了一种在婴幼儿群体中发病的慢性皮肤病，后来被命名为"冯·海布拉瘙痒症"（Prurigo of Von Hebra）。该病的特征为出现荨麻疹样变化以及瘙痒性小丘疹，这些临床表现与现代定义的特应性皮炎极为相似。

1982年，法国皮肤科医生Paul Besnier也描述了一种瘙痒性疾病，并称之为"diathetic prurigo"。Besnier观察到该病症与遗传因素相关，且患者除皮肤症状外，还会出现对食物的敏感反应以及呼吸道症状，这些特点与当下的特应性皮炎高度一致。

至此，医学界已开始将特应性皮炎的多种皮疹表现、呼吸道症状以及遗传性相互联系起来，并留意到一些皮肤病症与过敏反应之间的关联。这些发现为后续特应性皮炎概念的形成奠定了基础。真正意义上，特应性皮炎作为医学领域一个独立的概念，是在20世纪逐步形成的。1933年，Fred Wise和Marion Sulzberger通过对大量病例的深入观察与分析，正式提出"特应性皮炎"这一术语。他们在梳理湿疹这组疾病时，将起病于婴儿湿疹阶段，病变局限于面部和弯曲褶皱等区域，且有特应性疾病家族史的疾病定义为特应性皮炎，使其与神经性皮炎、瘙痒类疾病相区分。这一术语的提出，为特应性皮炎后续的研究与发展奠定了重要基础。1951年，英国皮肤科医生Williams在其工作中对特应性皮炎进行了详尽的临床描述，他着重强调了特应性皮炎的遗传因素、过敏倾向以及独特的皮肤表现，尤其是与湿疹的区别。这一工作标志着特应性皮炎作为一个独立诊断实体的形成。

随着医学研究的持续深入，1976年，免疫球蛋白E（immunoglobulin E，IgE）被发现。随后在1978年，研究表明特应性皮炎患者的血清IgE水平显著升高，这一发现为理解特应性皮炎的发病机制提供了关键依据。为进一步推动特应性皮炎的临床诊断与研究工作，1980年，James Hanifin和Gabor Rajka制定了第一套被广泛应用的特应性皮炎诊断标准。这套标准涵盖了一系列详尽的临床和流行病学指标，包括瘙痒症状、皮肤病变特点、年龄分布、家族史等方面，使得特应性皮炎的诊断更为标准化和系统化。

近年来，关于特应性皮炎发病机制的研究以及治疗药物的研发呈现出蓬勃发展的态势。特应性皮炎被认为与遗传因素、免疫异常、皮肤屏障功能异常以及环境因素等密切相关。随着对疾病机制认识的不断深化，一系列新的治疗方法相继涌现，涵盖基础治疗、外用药物治疗、系统治疗、紫外线治疗等。生物制剂的兴起，为特应性皮炎患者提供了全新的治疗选择。例如，度普利尤单抗作为全球首个全人源单克隆抗体，能够抑制特应性皮炎发病过程中的炎症因子白介素IL-4和IL-13信号传导，为成人中重度特应性皮炎患者带来了新的治疗希望。

特应性皮炎的探索历程，见证了人类对皮肤病认知的逐步深入。从古代文献中的模糊记载，到现代医学对该病症的标准化诊断与治疗，人类对特应性皮炎的认知和治疗技术实现了跨越式发展。展望未来，随着医学研究的不断推进，相信会有更为精准有效的治疗方法问世，为特应性皮炎患者带来更高的生活质量。

在全球特应性皮炎流行病学方面，据统计，全球特应性皮炎患病人数约为3.2亿人。相关研究显示，儿童特应性皮炎患病率约为17.5%，而成人特应性皮炎患病率为2%。在不同地域，特应性皮炎的患病率存在显著差异，非洲地区和大洋洲的特应性皮炎患病率普遍高于北欧和东欧地区。一项基于2009~2019年间发表的研究表明，在全球范围内，瑞典儿童特应性皮炎患病率最高，约为35%，而突尼斯儿童特应性皮炎患病率最低，约为0.65%。

就我国特应性皮炎流行病学情况而言，依据《特应性皮炎基层诊疗指南（2022年）》，我国特应性皮炎患病率呈上升趋势。2002年全国10城市调查显示，

1~7岁儿童的患病率为2.78%；2014年全国12城市调查显示，1~7岁儿童的患病率达12.94%，而1~12月龄婴儿患病率更是高达30.48%。此外，近年来随着我国人口老龄化进程的加快，老年特应性皮炎患者的数量也在逐年递增。

二、IL-4Rα 抑制剂的开发

在针对特应性皮炎、哮喘、慢性鼻窦炎等过敏性疾病的治疗药物研发领域中，白细胞介素-4受体α亚基（Interleukin-4 Receptor Alpha，IL-4Rα）堪称明星靶点，在过敏性疾病的发病进程里扮演着至关重要的角色。

IL-4是于二十世纪八十年代被发现的一种细胞因子，其分子量处于12至20KDa之间。从蛋白结构层面来看，IL-4分子具备一个球状的疏水核心区域，该区域由四个α-螺旋构成，呈现出显著的"左旋束状"结构。这种细胞因子主要由活化的CD4$^+$T细胞产生，除此之外，诸如NK细胞、巨噬细胞、嗜酸性粒细胞、肥大细胞等其他免疫细胞，同样能够产生并分泌IL-4。那么，IL-4主要行使哪些功能呢？IL-4能够诱导初始CD4$^+$T细胞分化为Th2细胞，进而促使更多细胞因子得以分泌，最终启动2型炎症反应。不仅如此，IL-4还会与IL-13协同作用，诱导嗜酸性粒细胞向炎症部位聚集，引发巨噬细胞替代性活化、黏液产生、杯状细胞生成以及平滑肌收缩等一系列生理反应。总体而言，IL-4在介导炎症反应的过程中发挥着关键作用。

IL-4R同样是一个极为关键的分子。IL-4需通过特异性作用于靶细胞膜上的IL-4R，方可发挥其生物学活性。IL-4R由802个氨基酸残基组成，分子量约为140kDa，其包括Ⅰ型和Ⅱ型两种受体类型。Ⅰ型受体由IL-4Rα亚基与γc亚基组成，主要在造血细胞中表达，且Ⅰ型受体仅能与IL-4结合；而Ⅱ型受体则由IL-4Rα亚基与IL-13Rα1亚基组成，主要在非造血细胞中表达，Ⅱ型受体可同时与IL-4和IL-13相结合。IL-4Rα胞质结构域的磷酸化能够引发信号转导和转录因子STAT6的募集。值得注意的是，IL-4Rα这个亚基是2型炎症反应通路中Ⅰ型受体和Ⅱ型受体所共有的。因此，阻断IL-4Rα便能够同时阻断IL-4和IL-13这两个细胞因子所介导的炎症反应，实现"双重靶点"的作用机制。

那么，IL-4/IL-4R与特应性皮炎之间究竟存在着怎样的关联呢？

当前，学术界普遍将2型炎症视为特应性皮炎发病的核心机制，与此同时，免疫异常、皮肤屏障功能障碍以及皮肤菌群紊乱等因素也均参与到特应性皮炎的发病过程之中。特应性皮炎的典型症状为瘙痒，"瘙痒－皮肤保护伞损伤－免疫异常"这三者之间相互影响。若患者反复搔抓皮肤，不仅会致使皮肤保护层遭受损害，还会加剧炎症反应；而免疫异常同样会导致炎症加剧，反过来又进一步诱发瘙痒，从而进一步加重皮肤保护层的损伤。细胞因子IL-4能够通过IL-4Rα的刺激，诱导B细胞生成IgE，并且将信号传入神经元，进而促使瘙痒症状的产生。此外，如前文所述，IL-4能够促进初始$CD4^+T$细胞分化形成Th2细胞，从而启动2型炎症反应。总而言之，IL-4在特应性皮炎的发病机制中，通过增强IgE产生、促进Th2细胞分化、破坏皮肤屏障功能以及增加瘙痒等多个方面发挥作用。

在明确了IL-4/IL-4R在调控炎症反应，尤其是在特应性皮炎发病机制中的核心地位之后，IL-4R抑制剂的研发迅速成为该疾病治疗领域的研究热点。全球众多药企纷纷投身于IL-4R抑制剂的研发工作，致力于为中重度特应性皮炎患者提供更为有效的治疗方案。依据摩熵数科医药科技有限公司数据库的数据，截至2025年1月22日，全球已获批上市的IL-4R抑制剂共有5款（涵盖单抗、细胞因子、小分子化学药物），其中单抗药物分别为再生元制药公司/赛诺菲集团的度普利尤单抗以及康诺亚的司普奇拜单抗，具体信息如下表所示：

表 10-1 全球已获批上市的 IL-4R 抑制剂

药物名称	药物类型	企业	最早上市时间
Immukin	细胞因子	基因泰克公司/克林根集团/地平线治疗公司	1990-12
甲磺司特	小分子	日本大鹏药品工业株式会社/梅利乌斯制药公司	1995-12
吡美莫司	小分子	诺华公司/晖致医药有限公司	2001-12
度普利尤单抗	单抗	再生元制药公司/赛诺菲集团	2017-03
司普奇拜单抗	单抗	康诺亚生物医药科技有限公司	2024-09

甲磺司特是由日本大鹏药品工业株式会社研发的一款IL-4R小分子靶向药物。其口服制剂早在1995年便在日本获批上市，获批适应证涵盖过敏、哮喘以及炎症性皮肤病。2001年，该药物又获批准用于治疗儿童支气管哮喘。甲磺司特作为全球首个选择性Th2细胞因子抑制剂，其作用机制为抑制T细胞生成IL-4、IL-5等细胞因子，进而抑制IgE产生、减少肥大细胞炎性介质释放以及嗜酸性粒细胞的浸润，以此发挥抗过敏功效，并用于哮喘及其他炎症性疾病的治疗。在哮喘、鼻炎等疾病的治疗方面，甲磺司特疗效显著，目前已获得国内外多个权威指

南的推荐，其中包括《中国哮喘指南（2020年版）》《日本成人哮喘指南（2020年版）》以及《日本过敏性鼻炎指南（2017年版）》等。

吡美莫司由诺华公司与晖致医药有限公司共同开发，主要剂型为乳膏剂。2001年，吡美莫司获得FDA批准上市，2002年在欧盟上市，2005年进入中国国内市场。其获批适应证为用于无免疫受损的2岁及2岁以上患者轻度至中度异位性皮炎的短期或非持续慢性治疗。吡美莫司属于亲脂性抗炎药，在皮肤治疗领域具备诸多显著优势：其一，具有高皮肤亲和力与深层渗透性；其二，作用机制具有高选择性，通过选择性抑制T细胞活化相关的细胞因子（如IL-2、IL-4等）的释放，调节免疫反应，减轻炎症；其三，安全性良好，副作用较低，与皮质激素类药物相比，不会引发皮肤萎缩、损伤等副作用；其四，具有广泛的治疗适用性。目前，这款药物广泛应用于皮肤疾病的治疗，已成为中国国内市场的畅销皮炎药物。依据摩熵数科医药科技有限公司销售数据库的数据，2023年吡美莫司在中国全国范围内的销售额约为1.88亿元，未来其市场潜力有望得到进一步挖掘。

度普利尤单抗是靶向IL-4Rα最为知名的药物，由再生元制药公司和赛诺菲集团联合研发。2017年3月，度普利尤单抗获得FDA批准上市，成为全球首款针对IL-4Rα靶点的全人源单克隆抗体。同年9月，度普利尤单抗获得EMA批准上市，2018年4月在日本获批，2020年6月进入中国市场。围绕度普利尤单抗，全球范围内已开展超过250项临床试验。其获批上市的适应证，除特应性皮炎外，已逐步拓展至哮喘、结节性痒疹、慢性阻塞性肺病、慢性鼻窦炎伴鼻息肉病等领域。自获批以来，度普利尤单抗在全球各大市场迅速展现出惊人的市场潜力，销售额呈现爆发式增长。2017年，即上市销售的第一年，度普利尤单抗的全球销售额达到2.5亿美元。随后，其每年的全球销售额分别为：2018年9亿美元、2019年23亿美元、2020年39亿美元、2021年64亿美元、2022年94亿美元。2023年，度普利尤单抗的全球销售额首次突破百亿美元大关，达到115亿美元。在2024年上半年，度普利尤单抗以66.6亿美元的销售额成绩出众，不仅超过了阿达木单抗的50.84亿美元，也领先于乌司奴单抗的53.36亿美元，从而正式荣登自身免疫性疾病领域新一代"药王"的宝座。

三、度普利尤单抗的开发之旅

度普利尤单抗属于一款IgG4人单克隆抗体，其作用靶点为IL-4Rα。该抗体能够对Ⅰ型受体和Ⅱ型受体介导的IL-4与IL-13信号通路产生双重阻断效应。其中，Ⅰ型受体主要表达于B细胞、T细胞、单核细胞、嗜酸性粒细胞等细胞表面；Ⅱ型受体则主要表达于单核细胞、成纤维细胞等细胞。细胞因子IL-4特异性结合Ⅰ型受体，IL-13特异性结合Ⅱ型受体。度普利尤单抗通过与这两种受体所共有的亚基相结合，有效阻断IL-4和IL-13的下游信号传导，进而抑制2型炎症反应。

在免疫系统中，1型免疫主要涉及TNF-α、IFNγ、IL-6、IL-12等细胞因子；3型免疫主要涉及IL-17、IL-23等细胞因子。由于1型和3型免疫所驱动的疾病谱具有较高相似性，故而，针对1型或3型炎症细胞因子开发的产品，诸如阿达木单抗、乌司奴单抗等，其适应证主要集中在银屑病、强直性脊柱炎等领域，导致该领域市场竞争较为激烈。相较而言，2型炎症细胞因子所驱动的疾病谱具有显著差异化特征。因此，针对2型炎症发挥作用的度普利尤单抗，能够有效规避与其他重磅自身免疫性抗体药物的直接竞争。

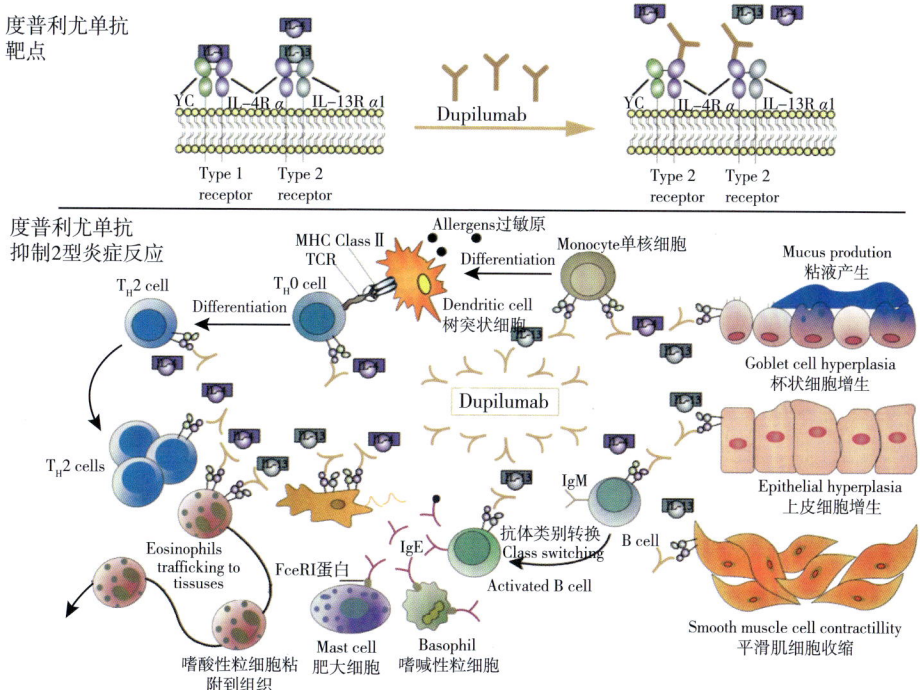

图10-2 度普利尤单抗抑制2型炎症反应

谈及度普利尤单抗的开发历程，赛诺菲集团这家跨国药企的发展轨迹便不容忽视。回溯至二十世纪九十年代，彼时全球制药企业间的并购浪潮汹涌澎湃。在当时的行业格局中，位列全球第35名的赛诺菲集团，一度成为众多制药企业竞相收购的目标。然而，赛诺菲集团并未消极以待，而是积极采取反制策略，同样投身于对其他公司的收购行动之中。

1999年，赛诺菲集团在法国药企排名中位居第二，彼时排名第三的是曾由化妆品企业欧莱雅公司控股的Synthelabo公司。随后，这两家公司顺利完成合并，新成立的Sanofi-Synthelabo公司在战略层面高度聚焦于制药业务。原本，法国第二与第三的制药企业合并后，理应成为法国制药领域的龙头企业。但在同年，德国Hoechst公司与法国Rhone-Poulenc公司合并重组，成立了安万特公司。在体量规模上，安万特公司远超Sanofi-Synthelabo，一跃成为法国制药企业之首。

历经数年发展，赛诺菲集团始终难以超越安万特公司。于是，在2004年底，赛诺菲集团毅然以478亿欧元的巨资发起对安万特公司的收购。历经诸多波折，两家公司最终成功合并，赛诺菲集团借此契机成功跻身全球制药巨头行列。此次合并中，最为引人瞩目的当属安万特公司为赛诺菲集团带来的一份合作协议。该协议是安万特公司于2003年开启的与再生元制药公司的合作，基于再生元制药公司的VEGFTrap技术平台，双方计划合作开发肿瘤治疗药物。此后，两家公司的合作不断深化，共同开发的药物涵盖用于治疗结肠癌的Zaltrap、治疗家族性高胆固醇症的Praluent、治疗类风湿关节炎的Kevzara、治疗肿瘤的Libtayo，而其中最为重磅的产品无疑是度普利尤单抗。

再生元制药公司旗下拥有两大声名卓著的"源头型"技术平台。其一为Traps技术平台，该平台能够将受体成分与抗体分子的恒定区相融合，用于开发"融合蛋白"，诸如Eylea（阿柏西普）、Zaltrap（ziv-阿柏西普）等知名产品皆借助这一技术平台研发而成。其二是VelociSuite技术平台，该平台囊括了抗体药物开发全流程所需的通用技术，具体涵盖靶点鉴定、动物模型构建、抗体制备、治疗性抗体鉴定等环节。而度普利尤单抗正是诞生于VelociSuite平台，该平台集成了VelocImmune小鼠平台、VelociGene、VelociMouse、VelociMab、Velci-Bi®等相关技术，这些技术相互协同，为度普利尤单抗的开发提供了坚实支撑。

2007年，赛诺菲集团安万特公司与再生元制药公司达成一项至关重要的合作，此次合作的核心聚焦于再生元制药公司所拥有的VelocImmune技术。双方基于该技术共同致力于新型抗体药物的开发。2009年，两家公司进一步扩大合作范畴，其中一项显著成果便是度普利尤单抗的成功研发。度普利尤单抗的研发深深扎根于两家公司早期的技术合作基础，在药物发现阶段，由再生元制药公司承担主要工作，而后续的临床开发工作则主要由赛诺菲集团和再生元制药公司携手推进。

度普利尤单抗于2009年首次进入临床开发阶段。依据摩熵数科医药科技有限公司的全球临床试验数据库数据，自2009年起至当下，全球范围内围绕度普利尤单抗开展的Ⅰ至Ⅲ期临床试验共计46项。其中，由赛诺菲集团/再生元制药公司主导的临床试验有17项。目前，经临床开发且已获批的适应证包括特应性皮炎、哮喘、慢性鼻窦炎伴鼻息肉、嗜酸性粒细胞性食管炎、结节性痒疹、慢性阻塞性肺病。

针对特应性皮炎适应证所开展的关键性Ⅲ期临床试验共有6项，其试验编号、试验登记号、开始日期、主要终点完成日期、结束日期、实际入组人数、年龄范围等相关信息如下：

表 10-2　针对特应性皮炎适应证开展的关键性Ⅲ期临床试验 1

试验编号	试验登记号	开始日期	主要终点完成日期	结束日期	实际入组人数	年龄范围
R668-AD-1334（SOLO-1）	NCT02277743	2014-10	2015-11	2016-02	671	18周岁~无限制
R668-AD-1416（SOLO-2）	NCT02277769	2014-11	2015-10	2016-01	708	18周岁~无限制
R668-AD-1224（LIBERTY AD CHRONOS）	NCT02260986	2014-09	2015-08	2016-10	740	18周岁~无限制
R668-AD-1526（LIBERTY AD ADOL）	NCT03054428	2017-03	2018-04	2018-06	251	12~17周岁
R668-AD-1652（LIBERTY AD PEDS）	NCT03345914	2017-11	2019-06	2019-09	367	6~11周岁
R668-AD-1539（LIBERTY AD PRESCHOOL）	NCT03346434	2017-11	2021-07	2021-07	202	6月龄~5周岁

试验编号、试验设计、试验时长、治疗组别信息如下：

表10-3　针对特应性皮炎适应证开展的关键性Ⅲ期临床试验2

试验编号	试验设计	试验时长	治疗组别
R668-AD-1334 （SOLO-1）	随机、双盲、 安慰剂对照	16周	度普利尤单抗300mg每周一次 度普利尤单抗300mg每两周一次 安慰剂
R668-AD-1416 （SOLO-2）	随机、双盲、 安慰剂对照	16周	度普利尤单抗300mg每周一次 度普利尤单抗300mg每两周一次 安慰剂
R668-AD-1224 （LIBERTY AD CHRONOS）	随机、双盲、 安慰剂对照	52周	度普利尤单抗300mg每周一次+皮质类固醇 度普利尤单抗300mg每两周一次+皮质类固醇 安慰剂
R668-AD-1526 （LIBERTY AD ADOL）	随机、双盲、 安慰剂对照	16周	度普利尤单抗300mg每四周一次 度普利尤单抗200mg或300mg每两周一次 安慰剂
R668-AD-1652 （LIBERTY AD PEDS）	随机、双盲、 安慰剂对照	16周	度普利尤单抗联用皮质类固醇 安慰剂联用皮质类固醇
R668-AD-1539 （LIBERTY AD PRESCHOOL）	非随机化、 开放标签	16周	度普利尤单抗联用皮质类固醇 安慰剂联用皮质类固醇

在这六项试验中，SOLO-1、SOLO-2、LIBERTY AD CHRONOS这三项试验，乃是赛诺菲集团与再生元制药公司为获批成人特应性皮炎适应证所开展的临床Ⅲ期试验。

SOLO-1和SOLO-2是两项试验设计完全一致的重复试验，试验周期为16周，采用随机双盲安慰剂对照的研究方法。入组患者按照1∶1∶1的比例被随机分配至以下三组：1）度普利尤单抗300mg每周给药一次（QW）组；2）度普利尤单抗300mg每两周给药一次（Q2W）组；3）安慰剂组。该试验的主要终点指标为，在16周时研究者整体评估（Investigator Global Assessment，IGA）评分达到0/1分且相较于基线下降≥2分的患者比例；次要终点指标则包括湿疹面积和严重程度指数（Eczema Area and Severity Index，EASI）相较于基线改善≥75%的患者比例、瘙痒数字评定量表相较于基线降低≥4分的患者比例等。

SOLO-1试验共纳入患者671人，其试验结果显示，度普利尤单抗300mg每两周给药一次组中有85例（占比38%）患者达到主要终点，即IGA评分达到

0/1分且较基线下降≥2分；度普利尤单抗300mg每周给药一次组有83例（占比37%）患者达到主要终点；而安慰剂组仅有23例（占比10%）患者达到该终点。SOLO-2试验的结果与SOLO-1相近，SOLO-2试验共纳入患者708人，度普利尤单抗300mg每两周给药一次组有84例（占比36%）患者达到主要终点，度普利尤单抗300mg每周给药一次组有87例（占比36%）患者达到主要终点，安慰剂组为20例（占比8%）。在两项试验的关键次要终点数据方面，度普利尤单抗组中湿疹面积和严重程度指数较基线改善≥75%的患者比例，显著高于安慰剂组。

LIBERTY AD CHRONOS试验周期更长，共计开展52周。该试验总共纳入740例患者，具体分组如下：1）度普利尤单抗300mg每周一次联合皮质类固醇治疗组，共319例；2）普利尤单抗300mg每两周一次联合皮质类固醇治疗组，共106例；3）安慰剂联合皮质类固醇治疗组，共315例。该试验采用双主要终点对疗效进行评估，即IGA评分达到0/1分且较基线下降≥2分，以及EASI-75。试验结果显示，在16周时，度普利尤单抗QW组中IGA评分达到0/1分且较基线下降≥2分的患者有125名（占比39%），度普利尤单抗Q2W组该数据为41名（占比39%），安慰剂组数据为39名（占比12%）。三个治疗组的另一个主要终点EASI-75数据分别为204例（占比64%）、73例（占比69%）、73例（占比23%），试验52周的数据与16周数据相近。在安全性方面，三个治疗组报告不良反应事件的患者比例分别为83%、88%、84%，报告严重不良反应事件的患者比例分别为3%、4%、5%。LIBERTY AD CHRONOS试验结果表明，度普利尤单抗与外用皮质类固醇联合使用，能够有效改善特应性皮炎患者的体征和症状，且安全性良好。

基于上述三项试验的结果，2017年3月28日，FDA批准了度普利尤单抗用于治疗中重度特应性皮炎的成年患者。

特应性皮炎在儿童群体中最为常见。相关研究表明，儿童患者的发病年龄通常在3至6个月之间，约60%的患者在出生一年内发病，约90%的患者会在5岁前发病。大多数患者在成年后疾病症状会逐渐消退，症状持续至成年期的患者比例仅为10%~30%。在特应性皮炎疾病领域，儿科患者市场规模更为庞大。LIBERTY AD ADOL、LIBERTY AD PEDS、LIBERTY AD PRESCHOOL这三项研究，便是赛诺菲集团与再生元制药公司针对特应性皮炎适应证进行扩龄开发所开展的临床试验，分别针对12~17周岁、6~11周岁、6月龄~5周岁年龄段的患者。

　　LIBERTY AD ADOL试验在美国、加拿大等45个中心展开，共纳入患者251名。患者依据疾病严重程度和体重，被随机分成3组：1）度普利尤单抗300mg每四周给药一次（Q4W）组，共84例；2）度普利尤单抗200mg或300mg每两周给药一次（Q2W）组，共82例；3）安慰剂组，共85例。该试验的主要终点为16周时，IGA评分达到0/1分以及EASI-75的患者比例。研究结果显示，度普利尤单抗组达到了这两个主要疗效指标。三个治疗组中，IGA评分达到0/1分的患者比例分别为17.9%、24.4%、2.4%，EASI-75的患者比例分别为38.1%、41.5%、8.2%。在第16周时，度普利尤单抗Q2W和Q4W给药方案的两个主要疗效终点均显著优于安慰剂，且从数值上看，Q2W方案的疗效更为突出。在安全性方面，度普利尤单抗Q2W和Q4W给药方案的安全性相近。

　　LIBERTY AD PEDS试验共纳入367名儿童患者。试验结果显示，与安慰剂联合外用糖皮质激素（Topical Corticosteroids，TCS）相比，度普利尤单抗每四周一次联合TCS治疗组和度普利尤单抗每两周一次联合TCS治疗组，在所有疗效指标中均显示出具有临床意义和统计学意义的改善。在疗效终点方面，q4w组、q2w组、安慰剂组中IGA评分达到0/1分的患者比例分别为32.8%、29.5%、11.4%，EASI-75的患者比例分别为69.7%、67.2%、26.8%。在安全性方面，度普利尤单抗联合TCS治疗组在治疗过程中出现不良反应事件的比例更低，度普利尤单抗联合TCS治疗组和安慰剂联合TCS治疗组报告的严重不良反应事件均为2例。

　　LIBERTY AD PRESCHOOL试验共纳入202名学龄前儿童患者。试验结果显示，度普利尤单抗组、安慰剂组中IGA评分达到0/1分的患者比例分别为28%、4%，EASI-75的患者比例分别为53%、11%。此外，在安全性方面，度普利尤单抗组和安慰剂组的总体不良反应率相近，分别为64%和74%。总体而言，与安慰剂相比，度普利尤单抗显著改善了6岁以下儿童特应性皮炎的体征和症状。度普利尤单抗耐受性良好，且显示出可接受的安全性，这一结果与年龄更大的儿童和成人的试验结果相似。

　　哮喘是赛诺菲集团与再生元制药公司针对度普利尤单抗开发的第二大适应证。为获批该适应证，赛诺菲集团与再生元制药公司开展了三个关键临床研究，包括一个为期24周的Ⅱb期试验DRI12544，以及两个关键Ⅲ期试验LIBERTY ASTHMA QUEST、LIBERTY ASTHMA VENTURE。三项研究的试验编号、试验登记号、开始日期、主要终点完成日期、结束日期、实际入组人数、年龄范围等信息如下：

表 10-4 针对哮喘开展的关键性 Ⅲ 期临床试验 1

试验编号	试验登记号	开始日期	主要终点完成日期	结束日期	实际入组人数	年龄范围
DRI12544	NCT01854047	2013-06	2014-11	2015-04	776	18周岁 – 无限制
EFC13579（LIBERTY ASTHMA QUEST）	NCT02414854	2015-04	2017-07	2017-11	1,902	12周岁 – 无限制
EFC13691（LIBERTY ASTHMA VENTURE）	NCT02528214	2015-10	2017-09	2017-11	210	12周岁 – 无限制

试验编号、试验设计、试验时长、治疗组别信息如下：

表 10-5 针对哮喘开展的关键性 Ⅲ 期临床试验 2

试验编号	试验设计	试验时长	治疗组别
DRI12544	随机、双盲、安慰剂对照	24周	度普利尤单抗200mg两周一次 度普利尤单抗200mg四周一次 度普利尤单抗300mg两周一次 度普利尤单抗300mg四周一次 安慰剂
EFC13579（LIBERTY ASTHMA QUEST）	随机、双盲、安慰剂对照	52周	度普利尤单抗200mg每两周一次 度普利尤单抗300mg每两周一次 安慰剂
EFC13691（LIBERTY ASTHMA VENTURE）	随机、双盲、安慰剂对照	24周	度普利尤单抗 安慰剂

DRI12544试验是一项为期24周的剂量范围研究，研究对象涵盖776名18岁及以上的成年患者。这些患者按照1∶1∶1∶1∶1的比例被随机分配至以下五个组别：1）度普利尤单抗200mg每两周给药一次组，该组纳入150名患者；2）度普利尤单抗300mg每两周给药一次组，共157名患者；3）度普利尤单抗200mg每四周给药一次组，有154名患者；4）度普利尤单抗300mg每四周给药一次组，包含157名患者；5）安慰剂组，共158名患者。该试验的主要终点为基线血液嗜酸性粒细胞计数 ≥300个细胞/μl的受试者，其第一秒用力呼气容积（Forced Expiratory Volume in One Second，FEV1）从基线至第12周的平均变化情况。其他

研究终点还包括FEV1相对于基线的百分比变化，以及在24周安慰剂对照治疗期间严重哮喘发作事件的年化率。研究结果显示，在主要终点方面，除200mg每两周给药一次（Q2W）治疗组外，在第12周时其他所有剂量组相较于安慰剂组均达到具有统计学意义的显著差异；在其他次要终点方面，如哮喘发作事件的年化率，也得到了类似的结果。

LIBERTY ASTHMA QUEST试验是一项为期52周的Ⅲ期临床试验。该试验共纳入1,902名12岁及以上患有难以控制哮喘的患者，患者按照2∶2∶1∶1的比例被随机分配至以下四个组别：1）度普利尤单抗200mg每两周给药一次组，共计631名患者；2）度普利尤单抗300mg每两周给药一次组，有633名患者；3）安慰剂200mg每两周给药一次组，包含317名患者；4）安慰剂300mg每两周给药一次组，共321名患者。该试验的主要终点为意向性治疗人群中严重哮喘发作的年化率，以及使用支气管扩张剂前FEV1从基线至第12周的绝对变化情况。次要终点则为基线血液嗜酸性粒细胞 ≥ 300个细胞/μl的受试者的FEV1以及哮喘发作事件率。研究表明，200mg和300mg剂量的度普利尤单抗对于哮喘发作频率和肺功能均具有统计学显著且具有临床意义的改善效果。同时，200mg和300mg治疗组在有效性方面的表现并无显著差异。在安全性方面，各个治疗组所报告的不良反应事件情况相近。

LIBERTY ASTHMA VENTURE试验是一项为期24周的Ⅲ期临床试验，总计纳入210名正在接受口服糖皮质激素治疗的哮喘患者。这些患者以1∶1的比例被随机分配至度普利尤单抗300mg每两周给药一次组或安慰剂组。该试验的主要终点为24周时糖皮质激素剂量减少的百分比。研究结果表明，在24周时，度普利尤单抗组糖皮质激素剂量减少幅度达70.1%，而安慰剂组糖皮质激素剂量减少幅度为41.9%。两个治疗组中，糖皮质激素剂量减少50%以上的患者比例分别为80%和50%；剂量减少至每天5mg以下的患者比例分别为69%和33%；完全停止口服糖皮质激素使用的患者比例分别为48%和25%。该试验总体结果显示，在依赖糖皮质激素治疗的重度哮喘患者中，度普利尤单抗治疗能够显著减少患者对口服糖皮质激素的使用剂量。

针对其他适应证开展的关键性Ⅲ期临床试验的试验编号、试验登记号、开始日期、主要终点完成日期、结束日期、实际入组人数、年龄范围等相关信息如下：

表 10-6 针对其他适应症开展的关键性 Ⅲ 期临床试验 1

适应证	试验编号	试验登记号	开始日期	主要终点完成日期	结束日期	实际入组人数	年龄范围
慢性鼻窦炎伴鼻息肉	EFC14146（LIBERTY NP SINUS-24）	NCT02912468	2016-12	2018-07	2018-07	276	18周岁~无限制
	EFC14280（LIBERTY NP SINUS-52）	NCT02898454	2016-11	2018-08	2018-11	448	18周岁~无限制
结节性痒疹	EFC16459（LIBERTY-PN PRIME）	NCT04183335	2019-12	2021-11	2022-02	151	18~79周岁
	EFC16460（LIBERTY-PN PRIME2）	NCT04202679	2020-01	2021-08	2021-11	160	18~79周岁

试验编号、试验设计、试验时长、治疗组别信息如下：

表 10-7 针对其他适应症开展的关键性 Ⅲ 期临床试验 2

适应证	试验编号	试验设计	试验时长	治疗组别
慢性鼻窦炎伴鼻息肉	EFC14146	随机、双盲、安慰剂对照	24周	度普利尤单抗300mg每两周一次 安慰剂
	EFC14280	随机、双盲、安慰剂对照	52周	度普利尤单抗300mg每两周一次 前24周度普利尤单抗300mg每两周一次，后28周每四周一次 安慰剂
结节性痒疹	EFC16459	随机、双盲、安慰剂对照、多中心	24周	度普利尤单抗300mg每两周一次 安慰剂
	EFC16460	随机、双盲、安慰剂对照、多中心	24周	度普利尤单抗300mg每两周一次 安慰剂

四、度普利尤单抗的销售

特应性皮炎市场规模庞大，已成为各大药企激烈角逐的重要领域。特应性皮炎虽不具致命性，但其慢性且反复发作的特性，给患者带来了沉重的疾病负担，进而催生出一个规模巨大的治疗市场。近年来，全球特应性皮炎药物市场呈现出迅猛增长态势，从2011年的44亿美元攀升至2022年的122亿美元，年复合增长率达15.8%。

在特应性皮炎市场中，达必妥占据着领军地位。2017年3月28日，达必妥率先于美国获批上市。上市次年，其全球销售额便迅速逼近10亿美元；2019年，销售额突破20亿美元；2021年，销售额超过50亿美元；至2023年，销售额更是突破百亿美元大关，占赛诺菲集团总营收的25.37%。该产品从上市到成为标志性重磅药物仅用时7年，在众多重磅药物中表现极为突出。

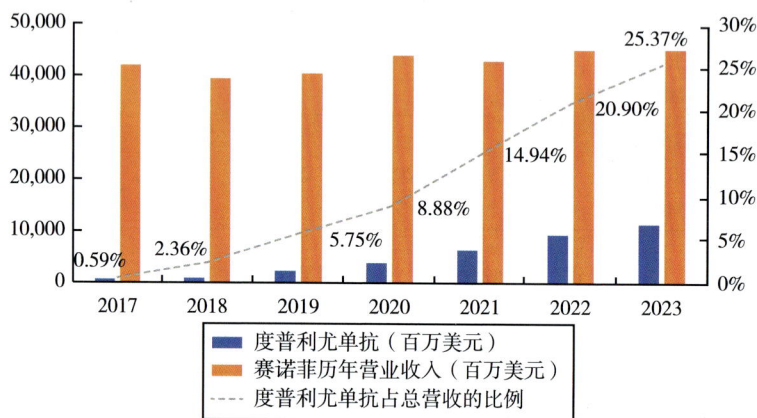

图10-3 赛诺菲集团度普利尤单抗销售额占比

达必妥销售额持续攀升，其核心原因值得深入探究。从作用靶点来看，IL-4Rα作为2型炎症通路的关键靶点，具备调节多种免疫性疾病的潜力。度普利尤单抗靶向IL-4Rα，能够同时阻断IL-4/13双重信号通路，这一独特的作用机制，使其成为治疗2型炎症性疾病的理想之选，宛如一把精准的钥匙，开启了多种疾病治疗的大门。

赛诺菲集团与再生元制药公司针对度普利尤单抗开展了全面的适应证开发工作。在其第一大适应证特应性皮炎领域，于首次获批成人适应证后，两家公司并未满足于现状，而是积极拓展患者年龄范围。通常，药物向儿科适应证拓展时，会先从与成人较为接近的青少年年龄段着手。于是，他们迅速开展针对12周岁至17周岁患者的临床试验，随后继续向下拓展，相继进行了针对6周岁至11周岁、6月龄至5周岁患者的试验。尽管儿科药物开发面临诸多挑战，如儿童生理特点的复杂性、临床试验招募困难等，但一旦成功，便能开拓出极为广阔的新市场空间。事实证明，赛诺菲集团的这一策略成效显著，度普利尤单抗目前是全球唯一一款覆盖从婴幼儿到成人全人群的特应性皮炎系统治疗药物，极大地扩大了其市场受众群体。

度普利尤单抗在2型炎症疾病领域展现出极为广阔的应用前景。除特应性皮炎外，该药物已在全球范围内获批用于哮喘、结节性痒疹、嗜酸性食管炎、慢性阻塞性肺病等多个适应证。随着其覆盖人群范围的持续拓宽，市场潜力不断被挖掘和释放。与传统自身免疫性疾病药物不同，度普利尤单抗并未盲目涌入竞争激烈的大适应证市场，而是另辟蹊径，专注于填补临床上存在巨大需求的空白适应证领域，其所获批的适应证几乎均为空白的蓝海市场，这一精准的市场定位策略，为其销售额增长奠定了坚实基础。

中国作为赛诺菲集团的全球第二大市场，度普利尤单抗在中国市场亦取得了出色成绩。2019年12月，赛诺菲集团向我国递交达必妥的上市申请，次年6月成功获批。尤为值得一提的是，从获批上市到实现商业化仅用时25天，展现出极高的市场推进效率。度普利尤单抗进入中国市场后，每一步都精准把控节奏。在纳入医保方面，上市后不久，赛诺菲集团便抓住2020年医保谈判的契机，同年12月，达必妥成功纳入我国医保，并于2021年3月1日正式落地执行。纳入医保后，达必妥在我国的用药可及性得到极大提升，更多患者能够受益于该药物，这无疑对其销售额增长起到了强劲的推动作用。

国内销售额
（亿元）

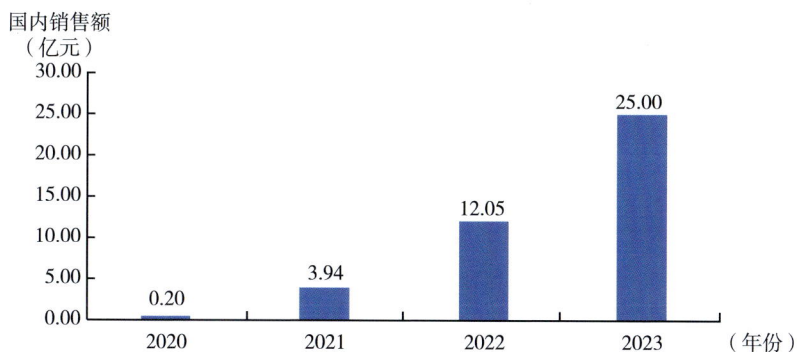

图10-4　达必妥国内销售额

在适应证拓展方面，达必妥于我国已实现全面覆盖。其适用范围涵盖从6个月及以上婴幼儿至成人全人群的中重度特应性皮炎，成人中重度结节性痒疹，以及12岁及以上青少年和成人哮喘三大领域，共计6个适应证。

纳入医保体系以及获批新适应证两大关键因素，有力地推动了度普利尤单抗在国内销售额的迅猛增长。2022年，其国内销售额成功突破12亿元大关；至

2023年，销售额进一步攀升至25亿元。据媒体公开报道，赛诺菲集团对达必妥在中国的年销售额预期设定为70亿元。鉴于当前销售业绩与赛诺菲集团预期仍存在较大差距，预计在未来一段时期内，这款产品在中国市场将持续释放发展潜力，展现出旺盛的市场生命力。

五、IL-4Rα 抑制剂的最新研究进展

依据摩熵数科医药科技有限公司的全球药物研发数据库数据，截至2025年1月22日，全球范围内处于研发进程中的IL-4R抑制剂（涵盖创新药、改良型新药以及生物类似药）总计达82款。在这82款产品中，已有5款获得批准并成功上市。处于临床阶段的产品共有60款，具体分布如下：处于三期临床阶段的产品有8款；处于二期临床阶段的产品同样为8款；处于一期临床阶段的产品亦是8款。此外，处于临床前研究阶段的产品数量为16款。

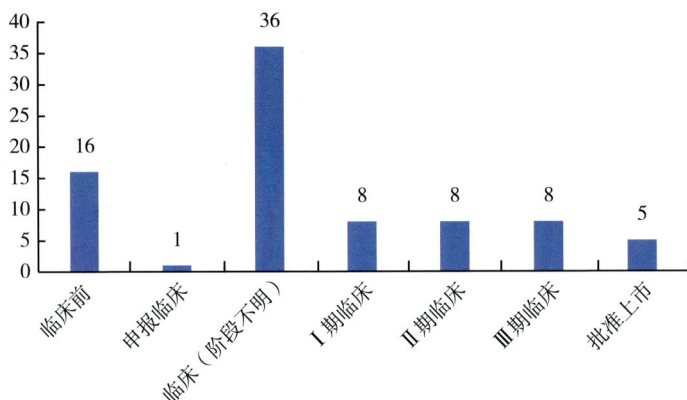

图10-5　全球在研的IL-4R抑制剂阶段分布

度普利尤单抗上市以后，截至2025年1月22日，全球范围内IL-4R抑制剂最新进展具体信息如下表所示：

表 10-8　度普利尤单抗上市后全球范围内 IL-4R 抑制剂最新进展信息

药品名称	公司	靶点	全球最高研发阶段	最高研发阶段适应证
司普奇拜单抗	康诺亚生物医药科技有限公司	IL-4R	已上市	—
611	三生国健药业股份有限公司	IL-4R	临床三期	慢性鼻窦炎伴鼻息肉、特应性皮炎

续表

药品名称	公司	靶点	全球最高研发阶段	最高研发阶段适应证
GR-1802	重庆智翔金泰生物制药股份有限公司	IL-4R	临床三期	慢性鼻窦炎伴鼻息肉、特应性皮炎
TQH-2722	正大天晴药业集团股份有限公司	IL-13R、IL-4R	临床三期	特应性皮炎
manfidokimab	康方生物医药有限公司	IL-4R	临床三期	特应性皮炎
SHR-1819	江苏恒瑞医药股份有限公司	IL-4R	临床三期	结节性痒疹、特应性皮炎
rademikibart	先声药业集团有限公司/康乃德生物医药有限公司	IL-4R	临床三期	特应性皮炎、哮喘
QX-005-N	江苏荃信生物医药股份有限公司	IL-4R	临床三期	结节性痒疹、特应性皮炎
comekibart	湖南麦济生物技术股份有限公司	IL-4R	临床三期	特应性皮炎

司普奇拜单抗由康诺亚生物医药科技有限公司研发，作为全球第二款获批上市的IL-4Rα抑制剂，具备重要的行业意义。2024年9月，NMPA正式批准司普奇拜单抗上市，其获批适应证为成人中重度特应性皮炎。此次获批不仅标志着司普奇拜单抗成为国内首款、全球范围内第二款获批上市的IL-4Rα单抗药物，更填补了国产特应性皮炎生物制剂领域的空白。

与已在市场中占据一定地位的度普利尤单抗相比，司普奇拜单抗在多个维度展现出显著优势：

结构特性：司普奇拜单抗拥有全新的互补决定区序列，这使其在结合抗原时具备更强的能力，能够实现对IL-4与IL-4Rα结合的完全阻断；反观度普利尤单抗，仅能部分阻断IL-4与IL-4Rα的结合。

疗效表现：在临床试验的16周节点，司普奇拜单抗组达到EASI-75的受试者比例达66.9%，达到IGA评分为0/1分且较基线下降≥2分的患者比例为44.2%；而度普利尤单抗在这两个关键疗效指标上的数据分别为57.3%和26.8%。数据表明，司普奇拜单抗在16周时的疗效显著优于度普利尤单抗。

价格因素：度普利尤单抗300mg：2ml/支定价为2,780.8元，200mg（1.14ml）*2支/盒定价为4,077.5元；司普奇拜单抗300mg：2ml/支定价为2,488元。目前司普奇拜单抗虽尚未纳入医保，但后续若成功纳入医保并降价，其在价格方面将更具竞争力。

综合上述优势，司普奇拜单抗的商业化前景极为广阔，有望在激烈的市场竞争中崭露头角，为特应性皮炎患者带来更多治疗选择，推动相关治疗领域的发展。

六、启示

在竞争激烈且充满挑战的生物医药领域，赛诺菲集团凭借达必妥的巨大成功，书写了一段令人瞩目的传奇篇章，为整个行业提供了多维度的宝贵启示。

达必妥在靶点选择上具备显著的先发优势。IL-4Rα作为IL-4与IL-13共用的受体亚基，在2型免疫反应中占据中枢地位。达必妥作为全球首款针对IL-4Rα靶点的单克隆抗体药物，能够从根源上抑制2型炎症反应的发生与发展。这种先发优势使其在市场中迅速占据主导地位，成功抢占了绝大部分市场份额，并率先建立起患者对其品牌的认知。由此可见，选择与疾病关联性强、具备成药潜力且具有临床验证前景的靶点，对于药物研发至关重要，这一选择直接决定了药物研发的方向与成功率。

已上市药品若要在市场中持续保持竞争优势，通常有两种主要策略：其一，在原有适应证的基础上纵向拓展适用人群；其二，横向拓展新的适应证。赛诺菲集团堪称将这两大策略运用至极致的典范。度普利尤单抗所针对的2型炎症性疾病具有广泛的疾病谱，且目前在该领域，绝大部分疾病仍缺乏有效的治疗药物，这为开发相关药物带来了巨大的市场机遇，如同一片亟待开拓的蓝海。赛诺菲集团凭借深刻的市场洞察能力，精准把握这一机遇，这无疑是其取得成功的关键因素之一。

在中国市场，达必妥的审批流程堪称一路"加速跑"。从递交上市申请到成功获批，仅用时6个月；自获批上市至实现商业化，仅间隔25天，并且在上市首年便成功进入医保目录。在市场推广方面，达必妥连续七年参展进博会，其知名度与市场认可度得到了极大提升。由此不难看出，赛诺菲集团在多个环节展现出了极高的效率，有条不紊地推进达必妥的审批、上市、首针注射、纳入医保以及市场推广等工作。在竞争日益白热化的医药市场中，赛诺菲集团的成功经验表明，创新与效率的协同共进是破局的关键所在。唯有在各个环节持续进行优化与创新，方能在快速变化的医药市场中崭露头角。

附：达必妥开发大事记

1982年，科学家Howard M发现并命名细胞因子IL-4

1995年，全球首款IL-4R靶向药甲磺司特在日本获批上市

2003年，法国安万特公司与再生元制药公司达成技术合作，两家公司合作开发肿瘤治疗药物

2004年，赛诺菲集团收购安万特公司，囊获其已上市产品及研发管线

2007年，合并后的赛诺菲集团继续扩大与再生元制药公司的战略合作

2009年，度普利尤单抗首次进入临床开发

2014年，针对成人特应性皮炎的三项关键性Ⅲ期临床试验SOLO-1、SOLO-2和LIBERTY AD CHRONOS启动

2016年，赛诺菲集团和再生元制药公司两家公司共同宣布度普利尤单抗上市申请获FDA优先审查

2017年，度普利尤单抗正式获批上市，商品名Dupixent（达必妥）

2017年，针对12~17周岁、6~11周岁、6月龄~5周岁年龄段特应性皮炎患者的关键性Ⅲ期临床试验启动

2018年，FDA批准达必妥治疗中重度哮喘

2019年，慢性鼻窦炎伴鼻息肉适应证获FDA批准

2022年，再次获批新适应证，用于治疗嗜酸性粒细胞性食管炎

2023年，达必妥全球销售额达到114.63亿美元，跻身标志性重磅药物行列

参考文献

[1]尹沐涵，马凌宇，赵明，等.特应性皮炎发病机制及靶向药物治疗进展[J].医学综述，2023，29（16）：3224-3228.

[2]吴忠，李宏.特应性皮炎的免疫学发病机制[J].中华临床免疫和变态反应杂志，2008，2（4）：6.

[3]秦思，温炬，郑荣昌，等.T细胞在银屑病与特应性皮炎发病机制中的研究进展[J].广东医学，2013，34（7）：4.

[4]王佳怡，周冰静，曹巧芝，等.度普利尤单抗对中重度特应性皮炎的疗

效与安全性分析［J］.中华医学杂志，2024，104（30）：2810-2816.

［5］摩熵数科医药科技有限公司数据库［DB/OL］. https：//pharma.bcpmdata.com/.

［6］Karo-Atar D，Bitton A，Benhar I，et al.Therapeutic Targeting of the Interleukin-4/Interleukin-13 Signaling Pathway：In Allergy and Beyond［J］. Biodrugs，2018.

［7］Mccann M R，Kosloski M P，Xu C，et al.Dupilumab：Mechanism of action，clinical，and translational science［J］.CTS：Clinical & Translational Science，2024，17（8）.

［8］Shirley，Matt.Dupilumab：First Global Approval［J］.Drugs，2017，77（10）：1115-1121.

［9］Harb H，Chatila T A .Mechanisms of Dupilumab［J］.Clin Exp Allergy，2020（1）.

［10］Wenzel S，Castro M，Corren J，et al.Dupilumab efficacy and safety in adults with uncontrolled persistent asthma despite use of medium-to-high-dose inhaled corticosteroids plus a long-acting β2 agonist：a randomised double-blind placebo-controlled pivotal phase 2b dose-ranging trial［J］.The Lancet，2016.

［11］Simpson E L，Bieber T，Guttman-Yassky E，et al.Two Phase 3 Trials of Dupilumab versus Placebo in Atopic Dermatitis.［J］.New England Journal of Medicine，2016：2335.

［12］Vatrella A，Fabozzi I，Calabrese C，et al.Dupilumab：a novel treatment for asthma［J］.Journal of Asthma and Allergy，2014，7（default）：123-130.

［13］Thomson J，Wernham A G H，Williams H C .Long-term management of moderate-to-severe atopic dermatitis with dupilumab and concomitant topical corticosteroids（LIBERTY AD CHRONOS）：a critical appraisal［J］.British Journal of Dermatology，2018，178（1）.

第十一章

"网红"减肥药：诺和泰、诺和盈

2017年12月5日，司美格鲁肽注射液（英文通用名semaglutide，英文商品名Ozempic）获FDA批准上市，用于治疗2型糖尿病。自上市伊始，其销售额便呈现出迅猛增长的态势。2020年，该产品在全球范围内的销售额达到212.11亿丹麦克朗（按照2020年平均汇率0.1531进行换算，约合32.47亿美元）。

2021年6月4日，司美格鲁肽注射液（商品名：Wegovy）再度获得FDA批准，新增用于肥胖症治疗的适应证。此后，其销售额持续高速攀升。至2023年，全球销售额已飙升至1,270.61亿丹麦克朗（按2023年平均汇率0.1454折算，折合184.75亿美元），成功跻身标志性重磅药物之列，在医药市场中占据了极为重要的地位。

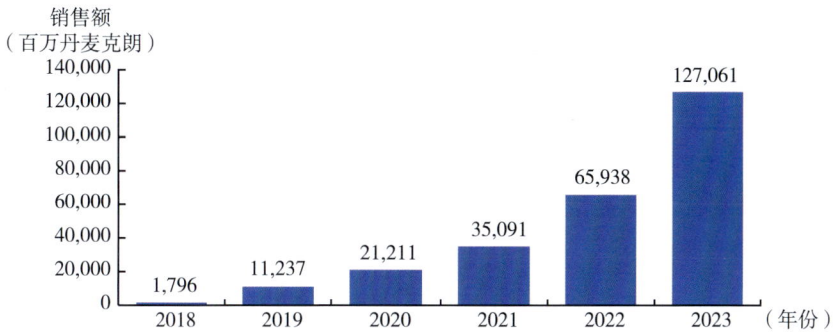

图11-1 司美格鲁肽注射液历年销售额

一、GLP-1 受体激动剂的开发

前文提及，科学家研究发现，GLP-1在糖尿病治疗领域展现出巨大潜力。此后，各大制药企业纷纷投身于GLP-1相关药物的研发工作。

首款获批上市的GLP-1类药物，是由礼来公司与Amylin公司（2012年被百时美施贵宝公司以53亿美元收购）联合开发的艾塞那肽，该药物于2005年在美国获得批准上市。艾塞那肽分离自吉拉毒蜥，这种动物栖息于美国西南部和墨西哥北部的沙漠地带，被视作美国本土毒性最强的蜥蜴。吉拉毒蜥食量惊人，单次进食量可达自身重的一半左右。其能够大量进食却不罹患"糖尿病"，得益于体内的艾塞那肽。艾塞那肽的结构与人体内的GLP-1相似，且不会像GLP-1那样迅速被DPP-4代谢，因而可长时间发挥作用。1992年，John Eng博士成功分离出艾塞那肽，但当时这一发现未受重视。John Eng博士坚信其商业价值，于1995

年自费申请专利。1996年，在第56届美国糖尿病协会年会上，Amylin公司敏锐捕捉到这一商机，买下艾塞那肽的专利并着手药物开发。由于面临财务危机，2002年Amylin公司以3.25亿美元的价格，将该药物的共同开发与推广权利出售给礼来公司。最终，艾塞那肽于2005年在美国获批上市。艾塞那肽在人体内的半衰期为2至4小时，需每日注射两次。后续，艾塞那肽长效制剂研发成功，于2012年在美国获批上市，给药频率降为每周一次，且疗效与每日两次给药相当。

第二款获批上市的是诺和诺德公司的利拉鲁肽，2009年在欧盟获得批准，这也是首款获批上市的人源化GLP-1类似物。天然的GLP-1因半衰期过短难以成药，诺和诺德公司以此为切入点，开展GLP-1改造工作。作为全球胰岛素领域的领军企业，诺和诺德公司此前运用脂化策略成功优化了胰岛素的药代动力学性质，收获巨大成功。此次，公司将该策略应用于GLP-1改造，成功研发出利拉鲁肽。利拉鲁肽在人体内的半衰期约为13小时，每日给药一次，剂量为1.2至1.8mg。2014年，更高剂量的利拉鲁肽获FDA批准，用于肥胖症治疗。

第三款获批上市的是赛诺菲集团的利司那肽，2013年在欧盟获批。利司那肽基于艾塞那肽改造而来，通过在艾塞那肽羧基端修饰6个赖氨酸残基得到。由于利司那肽与人体GLP-1同源性较低，且上市时间晚于利拉鲁肽，其销售表现欠佳，全球销售额始终未突破1亿美元。

第四款获批上市的是葛兰素史克公司的阿必鲁肽，2014年3月在欧盟上市，同年4月于美国上市。紧随其后，2014年9月，礼来公司的度拉糖肽在美国获批上市。这两款药物不仅在同一年获批，设计策略也颇为相似，均通过将多肽连接到大分子载体上，以减轻蛋白酶降解、降低肾脏清除速度。阿必鲁肽由两个GLP-1类似物串联拼接后，与重组人血清白蛋白拼合而成，在人体内的半衰期为6至8天，每周给药一次。度拉糖肽则是两个GLP-1串联拼接后，再与人IgG4-Fc片段拼合，在人体的半衰期约为4天，每周给药一次。尽管两款药物同年上市且设计策略相似，但市场表现却截然不同。2017年底，葛兰素史克公司宣布停止阿必鲁肽的一切后续研发、制造与销售活动，使其正式退出医药市场。葛兰素史克公司给出的原因是市场竞争激烈，以及其他更具创新性药物的出现，导致其销售额未达预期。反观度拉糖肽，销售额稳步增长，2017年全球销售额达21亿美元，2022年达到峰值77.77亿美元。

2016年12月，上海仁会生物制药股份有限公司的贝那鲁肽注射液获得

NMPA批准上市。贝那鲁肽是与人体GLP-1完全同源的药物，采用随餐给药方式，一日三次。如此给药频率，在市场竞争中缺乏明显优势。

二、司美格鲁肽的开发

自20世纪80年代GLP-1被发现后，凭借胰岛素在糖尿病市场占据显著份额的诺和诺德公司，于20世纪90年代初便投身GLP-1相关药物的研发。早期药物研发项目往往充满曲折，尤其是首创药物项目，面临极大风险，公司投入资源有限，致使项目开发团队人员流动性大，项目推进极为坎坷，利拉鲁肽项目负责人Lotte Bjerre Knudsen对此有着深刻体会。

Knudsen于1991年加入诺和诺德公司，彼时本科毕业仅两年的她，入职后担任GLP-1项目的一线实验员，在上级安排下开展实验工作。在此期间，Knudsen一边实践操作，一边学习GLP-1相关知识。两年后，Knudsen因怀孕休产假，待其重返公司，却发现项目组人员全部更替，曾经忙碌的实验室一片空寂。原来，由于GLP-1项目进展不顺，团队成员纷纷另谋出路。而Knudsen因前期积累，成为公司内对GLP-1最为了解之人，遂被任命为该项目负责人。

担任"项目负责人"一职，Knudsen肩负巨大压力，核心任务是延长GLP-1在体内的半衰期，此任务难度颇高，毕竟此前众多实验人员都未能攻克，且当时GLP-1领域可供参考的资料稀缺。Knudsen只能一方面整理过往实验资料，另一方面探寻新的解决方案，艰难推动项目前行。至1996年，GLP-1项目进展仍未达公司预期，公司高层下达最后通牒：若一年内无法研发出GLP-1药物，项目将被关停。面对绝境，Knudsen背水一战，全力做最后尝试。

Knudsen项目组采取了如下策略：GLP-1是一种由30个氨基酸组成的（7-36）肽形式，其半衰期极短，静脉注射仅1.5分钟，皮下注射为1.5小时。部分公司为延长半衰期选择优化艾塞那肽，但艾塞那肽源自吉拉毒蜥，与人类GLP-1的同源性仅53%。Knudsen项目组则以人类GLP-1为药物开发起点，旨在设计出能与白蛋白可逆结合的类似物，以规避被DPP-4降解。基于此，项目组决定对GLP-1进行脂肪酸衍生化，诺和诺德公司此前已对该方法展开广泛研究，并依此开发出地特胰岛素，在这方面积累了丰富经验。

确定总体方向后，项目组对GLP-1序列展开系统的丙氨酸扫描（一种用于探究多肽或蛋白质结构与功能的实验方法，通过依次用丙氨酸替换序列中的每一个氨基酸，以明确特定氨基酸对多肽或蛋白质生物活性的影响），以明晰每个氨基酸在肽中的作用。丙氨酸扫描结果显示，GLP-1的N端（位点7、8、9、10、12、13和15）和C端（位点28和29）的特定氨基酸对其活性至关重要。同时观察到，GLP-1的N端对DPP-4降解敏感，而艾塞那肽的N端对DPP-4降解具有抗性，这种差异源于N端第2位氨基酸不同，GLP-1为丙氨酸，艾塞那肽为甘氨酸。早期研究表明，在GLP-1的位点8（即N端第2位，因其为（7–36）形式）引入替代氨基酸，可增强其对DPP-4的降解抗性。然而，在位点8引入甘氨酸后，虽提高了对DPP-4的降解抗性，但对GLP-1受体的亲和力显著降低。经研究发现，仅在位点8引入氨基异丁酸取代丙氨酸，可在提高DPP-4降解抗性的同时，保持对GLP-1受体的高亲和力。

基于丙氨酸扫描结果，项目组着手在GLP-1上添加脂肪酸，以延长其在体内的作用时间。研究发现，当脂肪酸长度达到或超过12个碳原子时，改造后的GLP-1皮下注射后作用时间可延长至9小时以上，而原始GLP-1仅能维持1.5小时。不过，脂肪酸的添加位置极为关键。若脂肪酸靠近N端，改造后的GLP-1与受体结合能力将大幅减弱，这与丙氨酸扫描结论相符。据此，研究人员确定了部分不适宜添加脂肪酸的位置，并发现第26位的赖氨酸是理想的脂肪酸添加位点。此外，将第34位的赖氨酸替换为精氨酸后，改造后的GLP-1可通过半重组过程生产，即先利用生物工程技术制备肽链主干，再通过简单化学反应添加脂肪酸。

进一步研究表明，使用由 γ–谷氨酸（γ-GlutamicAcid，γGlu）连接的超过14个碳的脂肪酸二酸会导致活性丧失，而使用多达16个碳的单酸（棕榈酸）可保持活性。项目组还尝试使用其他连接子替代γGlu，以期找到更简单、无手性的连接子，但未取得更好效果。最终确定，棕榈酸加上γGlu连接子为最佳组合，既能延长药物在体内的作用时间，又不损害其与GLP-1受体的结合能力。

基于上述研究，1997年，利拉鲁肽（位点26通过γGlu连接棕榈酸，位点34的赖氨酸替换为精氨酸）被选定为最佳化合物。随后，研究人员开展动物实验，却发现注射利拉鲁肽会使甲状腺癌发病率升高，诺和诺德公司因安全性问题一度欲放弃利拉鲁肽。Knudsen通过文献调研认为，啮齿类动物出现此副作用是因其滤泡旁细胞数量较多，而灵长类动物滤泡旁细胞较少，或许不会出现该问题。在Knudsen的争取下，公司投入资源进行研究，二十名科学家历经三年研究，最终证实了Knudsen的观点，利拉鲁肽得以继续推进。但临床推进过程极为缓慢，因当时诺和诺德公司的生产资源主要投入胰岛素生产，而临床推进需一定量的试验品。转机出现在2005年，全球首款GLP-1类似物艾塞那肽获FDA批准上市，且由诺和诺德在降糖领域的主要竞争对手礼来推向市场。此后，诺和诺德公司加快利拉鲁肽的研发进程，最终于2009年在欧盟获批上市，2010年在美国获批上市，成为全球第二款上市的GLP-1类药物。与艾塞那肽相比，利拉鲁肽半衰期更长，艾塞那肽需每日注射2次，利拉鲁肽仅需每日1次，且利拉鲁肽由人体GLP-1改造而来，免疫原性低。利拉鲁肽在商业上取得巨大成功，2011年全球销售额突破10亿美元。

艾塞那肽和利拉鲁肽临床试验的成功，引发业界对GLP-1的广泛关注。鉴于每日注射给药给患者带来不便，后续研究重点转向改善用药便利性，理想目标是实现每周给药一次，如前文所述，艾塞那肽改为缓释制剂获批上市便是成功范例。

诺和诺德公司延续利拉鲁肽的设计思路，致力于寻找更长效的分子。然而，提高半衰期与增强对GLP-1受体的亲和力存在矛盾。为提高半衰期需增强对白蛋白的亲和力，但白蛋白结合与GLP-1受体结合存在竞争关系，理论上仅血浆中未与白蛋白结合的游离部分才能激活GLP-1受体，因此，对白蛋白亲和力越强，游离并发挥活性的部分越少。例如，在GLP-1上添加脂肪酸时，脂肪酸链越长，对白蛋白亲和力越高，对GLP-1受体活性越低。

为应对这一挑战，研发人员开展了一系列探索实验。首先，为避免免疫原性风险，尽可能保持与利拉鲁肽和内源性GLP-1的相似性。在利拉鲁肽基础上，仅在位点8对肽骨架进行修饰，将丙氨酸替换为氨基异丁酸（前文已述，仅在此位点引入氨基异丁酸可同时提高DPP-4降解抗性和保持对GLP-1受体高亲和力）。其次，探寻最佳连接子与脂肪酸。经测试多种连接子，发现"OEG"连接子可同时产生高受体结合力和白蛋白亲和力。在脂肪酸方面，将脂肪酸长度从C16（棕榈酸）增加到C18或C20，未达预期效果。含有脂肪二酸的衍生物与利拉鲁肽相比，具有更高的白蛋白亲和力，且二酸长度至关重要。研究人员对C12至C20脂肪二酸进行系统性测试，数据显示，二酸链从C12增加到C18时，GLP-1受体活性显著增加，但使用超过C18的二酸时，这一趋势逆转。C18二酸展现出最高的白蛋白亲和力和GLP-1受体活性。衍生物的构效关系表明，脂肪二酸链长度关键，C18二酸为最佳选择。在受体结合实验中，C18二酸显示出强烈的白蛋白亲和力。进一步实验确定，C18二酸与γGlu–2xOEG连接子为最佳组合。

筛选活性化合物时，体内药代动力学和药效学也是重要考量因素。为选出兼具长期药代动力学特性和高GLP–1受体活性的衍生物，开展了多项实验，包括在大鼠和迷你猪上进行药代动力学研究，以及在db/db小鼠（常用于糖尿病研究的遗传性肥胖小鼠模型）上进行疗效研究。在大鼠体内，衍生物半衰期随脂肪酸链长度增加而延长，从C12二酸的1.2小时延长至C18二酸的约7小时，C20二酸半衰期更长。由于大鼠药物动力学数据不一定能反映人类情况，最具潜力的衍生物也在迷你猪上进行测试。研究表明，迷你猪体内半衰期长于大鼠。在大鼠与迷你猪的研究结果对比中，C20二酸衍生物半衰期存在差异：在大鼠体内，该衍生物半衰期长于C18二酸；但在迷你猪体内，无论皮下还是静脉给药，其表观半衰期与C18二酸相似，分别约为75小时和55小时。

基于上述研究，司美格鲁肽（在利拉鲁肽基础上，将位点8换为氨基异丁酸，连接子换为γGlu–2xOEG，脂肪酸换为C18二酸）被选定为最佳化合物。以下为司美格鲁肽与利拉鲁肽的结构对比：

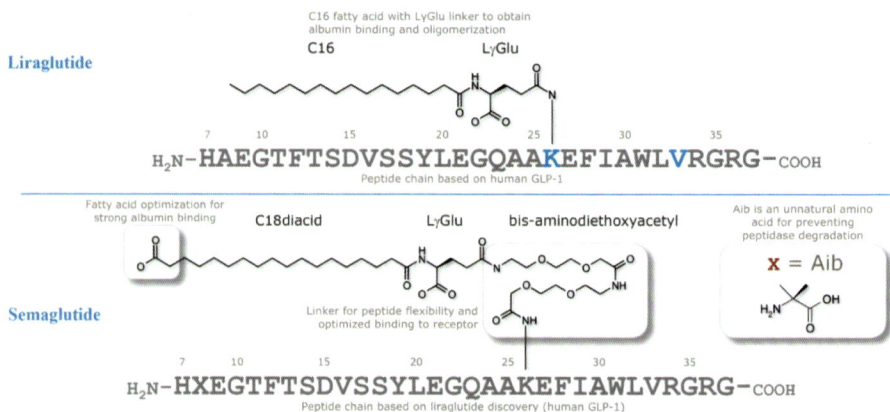

图11–2　司美格鲁肽与利拉鲁肽的结构对比

此后，司美格鲁肽进入临床试验阶段。通过临床试验登记平台查询可知，其最早开展的临床试验起始时间为2007年6月11日（登记号：NCT03144271），该试验旨在探究司美格鲁肽在男性健康受试者体内的安全性、耐受性、药代动力学以及药效学特征。

最早的Ⅱ期临床试验于2008年6月3日启动（登记号：NCT00696657），此试验在全球多个国家开展，共计纳入415例受试者。试验将受试者随机分组，分别接受不同干预措施：部分受试者每周注射一次司美格鲁肽，其中部分采用逐渐增加剂量的方式；部分每日注射利拉鲁肽；还有部分接受安慰剂治疗。该试验的主要终点为基线HbA1c水平的变化情况，次要终点涵盖体重变化、安全性以及耐受性等方面。研究结果显示，不同剂量的司美格鲁肽均能显著降低HbA1c水平与体重，其中最高剂量的司美格鲁肽效果最为显著，HbA1c降低1.7%，体重降低4.8kg，与安慰剂组相比，差异具有统计学意义。经治疗后，超过80%的患者HbA1c水平降至7%以下，达到较为理想的血糖控制水平。在降低血糖与体重方面，最高剂量的司美格鲁肽效果优于利拉鲁肽，但与此同时，伴随更多不良事件发生，受试者退出试验的情况也有所增加。随着司美格鲁肽剂量的递增，患者出现恶心、呕吐等胃肠道问题的概率上升，不过这些问题大多处于轻微至中等程度，且具有暂时性，可通过逐步增加剂量的方式予以缓解。综上所述，研究表明不同剂量的司美格鲁肽能够有效降低2型糖尿病患者的血糖与体重，未发现意料之外的安全性问题，并且通过逐步增加剂量，常见的胃肠道不良反应得到了有效控制。基于此，诺和诺德公司决定在后续阶段的临床研究中，采用每周0.5mg和1.0mg的剂量，并在前4周采取逐步增加剂量的方案。

2013-2014年期间，诺和诺德公司相继开展了8项关于司美格鲁肽的Ⅲ期临床试验，累计纳入8,124名受试者，旨在深入探究司美格鲁肽注射液用于治疗2型糖尿病的有效性与安全性。这8项临床试验的试验登记号、开始日期、主要终点完成日期、结束日期、实际入组人数以及年龄范围具体如下：

表 11-1 司美格鲁肽 8 项 Ⅲ 期临床试验信息 1

试验编号	试验登记号	开始日期	主要终点完成日期	结束日期	实际入组人数	年龄范围
NN9535-3623（SUSTAIN 1）	NCT02054897	2014-02-03	2015-05-08	2015-05-08	388	18周岁~无限制
NN9535-3626（SUSTAIN 2）	NCT01930188	2013-12-02	2015-10-12	2015-10-12	1,231	18~75周岁
NN9535-3624（SUSTAIN 3）	NCT01885208	2013-12-02	2015-07-13	2015-07-13	813	18周岁~无限制
NN9535-3625（SUSTAIN 4）	NCT02128932	2014-08-04	2015-09-03	2015-09-03	1,089	18~64周岁
NN9535-3627（SUSTAIN 5）	NCT02305381	2014-12-01	2015-11-21	2015-11-21	397	18周岁~无限制

续表

试验编号	试验登记号	开始日期	主要终点完成日期	结束日期	实际入组人数	年龄范围
NN9535-4091	NCT02207374	2014-08-04	2016-02-27	2016-02-27	601	40~75周岁
NN9535-4092	NCT02254291	2014-10-02	2015-11-11	2015-11-11	308	18周岁~无限制
NN9535-3744（SUSTAIN 6）	NCT01720446	2013-02-21	2016-03-15	2016-03-15	3,297	18~65周岁

这8项临床试验的受试人群、试验设计、试验时长、治疗组别信息如下：

表11-2　司美格鲁肽8项Ⅲ期临床试验信息2

试验代号	受试人群	试验设计	试验时长	治疗组别
NN9535-3623（SUSTAIN 1）	未服用抗糖尿病药物的成人2型糖尿病患者	随机、双盲、安慰剂对照	30周	·司美格鲁肽0.5mg每周一次 ·司美格鲁肽1mg每周一次 ·安慰剂
NN9535-3626（SUSTAIN 2）	服用二甲双胍和/或噻唑烷二酮类的成人2型糖尿病患者	随机、双盲、阳性对照	56周	·司美格鲁肽0.5mg每周一次 ·司美格鲁肽1mg每周一次 ·西格列汀100mg每天一次
NN9535-3624（SUSTAIN 3）	服用1-2种口服降糖药的成人2型糖尿病患者	随机、开放标签、阳性对照	56周	·司美格鲁肽1mg每周一次 ·艾塞那肽长效制剂2mg每周一次
NN9535-3625（SUSTAIN 4）	接受二甲双胍+/-磺脲类药物治疗的成人2型糖尿病患者－既往未使用胰岛素治疗	随机、开放标签、阳性对照	30周	·司美格鲁肽0.5mg每周一次 ·司美格鲁肽1mg每周一次 ·甘精胰岛素（剂量可调节）
NN9535-3627（SUSTAIN 5）	接受基础胰岛素+/-二甲双胍治疗的成人2型糖尿病患者	随机、双盲、安慰剂对照	30周	·司美格鲁肽0.5mg每周一次 ·司美格鲁肽1mg每周一次 ·安慰剂
NN9535-4091	服用一种口服降糖药（磺脲类、格列奈类、α-葡萄糖苷酶抑制剂或噻唑烷二酮类）的日本成人2型糖尿病患者	随机、开放标签、阳性对照	56周	·司美格鲁肽0.5mg每周一次 ·司美格鲁肽1mg每周一次 ·额外的口服降糖药物
NN9535-4092	通过饮食和运动或口服一种降糖药的日本成人2型糖尿病患者	随机、开放标签、阳性对照	30周	·司美格鲁肽0.5mg每周一次 ·司美格鲁肽1mg每周一次 ·西格列汀100mg每天一次
NN9535-3744（SUSTAIN 6）	具有高心血管风险的2型糖尿病成人患者－允许多种背景治疗	随机、双盲、安慰剂对照	104周	·司美格鲁肽0.5mg每周一次 ·司美格鲁肽1mg每周一次 ·安慰剂

SUSTAIN1试验：受试人群为未服用抗糖尿病药物的成人2型糖尿病患者。在血糖控制方面，平均基线HbA1c水平为8.05%，用药30周后，司美格鲁肽

0.5mg组、司美格鲁肽1mg组和安慰剂组的HbA1c降低幅度分别为1.45%、1.55%和0.02%。体重变化方面，平均基线体重为91.63kg，用药30周后，上述三组体重降低量分别为3.73kg、4.53kg和0.98kg。

SUSTAIN2试验：受试对象为服用二甲双胍和/或噻唑烷二酮类药物的成人2型糖尿病患者。降糖效果上，平均基线HbA1c为8.1%，用药56周后，司美格鲁肽0.5mg组、司美格鲁肽1mg组和西格列汀组的HbA1c降低幅度依次为1.3%、1.6%和0.5%。体重降低情况为，平均基线体重89.5kg，用药56周后，三组体重降低量分别为4.3kg、6.1kg和1.9kg。

SUSTAIN3试验：受试人群为服用1~2种口服降糖药的成人2型糖尿病患者，旨在比较司美格鲁肽与艾塞那肽缓释制剂的疗效与安全性。降糖数据显示，平均基线HbA1c是8.3%，用药56周后，司美格鲁肽组和艾塞那肽缓释制剂组的HbA1c降低幅度分别为1.5%和0.9%。体重变化方面，平均基线体重95.8kg，用药56周后，两组体重降低量分别为5.6kg和1.9kg。

SUSTAIN4试验：受试人群为接受二甲双胍（有或没有磺脲类药物）治疗且既往未使用胰岛素治疗的成人2型糖尿病患者。在降糖效果上，平均基线HbA1c为8.17%，用药30周后，司美格鲁肽0.5mg组、司美格鲁肽1mg组和甘精胰岛素组的HbA1c降低幅度分别为1.21%、1.64%和0.83%。体重变化方面，平均基线体重93.45kg，用药30周后，司美格鲁肽0.5mg组、司美格鲁肽1mg组体重降低量分别为3.47kg和5.17kg，而甘精胰岛素组体重增加了1.15kg。

SUSTAIN5试验：受试对象为接受基础胰岛素（有或没有二甲双胍）治疗的成人2型糖尿病患者。在降糖方面，平均基线HbA1c是8.4%，用药30周后，司美格鲁肽0.5mg组、司美格鲁肽1mg组和安慰剂组的HbA1c降低幅度分别为1.4%、1.8%和0.1%。体重降低方面，用药30周后，三组体重降低量分别为3.7kg、6.4kg和1.4kg。

NN9535-4091试验：受试人群为服用一种口服降糖药（磺脲类、格列奈类、α-葡萄糖苷酶抑制剂或噻唑烷二酮类）的日本成人2型糖尿病患者。在血糖控制上，平均基线HbA1c为8.1%，用药56周后，司美格鲁肽0.5mg组、司美格鲁肽1mg组和额外的口服降糖药物组的HbA1c降低幅度分别为1.7%、2.0%和0.7%。体重变化方面，平均基线体重71.5kg，用药56周后，司美格鲁肽0.5mg组、司美格鲁肽1mg组体重降低量分别为1.4kg和3.2kg，额外的口服降糖药物组体重增加了0.4kg。

NN9535-4092试验：受试对象为通过饮食和运动或口服一种降糖药的日本成人2型糖尿病患者。降糖效果上，平均基线HbA1c为8.1%，用药30周后，司美格鲁肽0.5mg组、司美格鲁肽1mg组和西格列汀组的HbA1c降低幅度分别为1.9%、2.2%和0.7%。体重降低情况为，平均基线体重69.3kg，用药30周后，司美格鲁肽0.5mg组、司美格鲁肽1mg组体重降低量分别为2.2kg和3.9kg，西格列汀组体重无减少。

SUSTAIN6试验：受试人群为具有高心血管风险的2型糖尿病成人患者（允许多种背景治疗），该试验旨在探索司美格鲁肽在这一人群中的安全性。试验共计入组3,297名患者，其中2,735名患者（83.0%）已确诊心血管疾病、慢性肾病或两者兼而有之。在非致死性心肌梗死发生率方面，司美格鲁肽组为2.9%，安慰剂组为3.9%；非致死性卒中的发生率方面，司美格鲁肽组为1.6%，安慰剂组为2.7%。两组心血管原因死亡率相近。

基于这8项Ⅲ期临床试验结果，2017年12月5日，FDA批准司美格鲁肽上市，用于2型糖尿病的治疗，商品名为OZEMPIC。在2型糖尿病适应证获批上市后，诺和诺德公司持续研究其对肥胖症的治疗效果。随后，司美格鲁肽注射液在多个国家相继获批2型糖尿病适应证，2021年4月27日在我国获批用于2型糖尿病治疗，商品名为诺和泰。

2018年，诺和诺德公司开展了4项关于司美格鲁肽的Ⅲ期临床试验，总计纳入4,684名受试者，旨在探究司美格鲁肽注射液对肥胖症的疗效及安全性。这4项临床试验的试验登记号、开始日期、主要终点完成日期、结束日期、实际入组人数等信息如下：

表11-3 司美格鲁肽4项Ⅲ期临床试验信息1

试验编号	试验登记号	开始日期	主要终点完成日期	结束日期	实际入组人数
NN9536-4373（STEP 1）	NCT03548935	2018-06-04	2020-03-30	2021-03-05	1,961
NN9536-4374（STEP 2）	NCT03552757	2018-06-04	2020-03-24	2020-05-01	1,210
NN9536-4375（STEP 3）	NCT03611582	2018-08-01	2020-03-18	2020-04-28	611
NN9536-4376（STEP 4）	NCT03548987	2018-06-04	2020-02-22	2020-03-20	902

这4项临床试验的受试人群、试验设计、治疗组别、试验终点、试验时长、受试人群信息如下：

表 11-4 司美格鲁肽 4 项 Ⅲ 期临床试验信息 2

试验编号	试验设计	治疗组别	试验终点	试验时长	受试人群
NN9536-4373（STEP 1）	随机（2：1）、双盲、安慰剂对照，双臂、平行组，多中心，多国试验，评估司美格鲁肽（2.4mg，每周1次，皮下注射）与安慰剂对比作为减少热量饮食和增加体力活动的辅助治疗的效果和安全性	·司美格鲁肽（3.0mg/ml）皮下注射，2.4mg，每周一次；·安慰剂	共同主要终点：体重自基线变化的百分比；达到从基线体重减少至少5%的受试者	68周	受试者为肥胖（BMI≥30kg/m²）或超重（BMI≥27至<30kg/m²）且至少有1种与体重相关的并发症
NN9536-4374（STEP 2）	随机（1：1：1）、双盲、安慰剂对照，多中心，多国试验，评估司美格鲁肽（2.4mg）与安慰剂对比作为减少热量饮食和增加体力活动的辅助治疗效果的效果和安全性	·司美格鲁肽皮下注射，1mg，每周一次；·司美格鲁肽（1.34mg/ml）皮下注射，2.4mg，每周一次；·安慰剂（与两个活性治疗组相匹配），皮下注射，每周一次	共同主要终点：体重自基线变化的百分比；达到从基线体重减少至少5%的受试者	68周	受试者为BMI≥27kg/m²且患有2型糖尿病（HbA1c 7%~10%）。
NN9536-4375（STEP 3）	随机（2：1）、双盲、安慰剂对照，双臂、平行组，多中心试验，评估司美格鲁肽（2.4mg，每周1次，皮下注射）与安慰剂对比作为强化行为疗法的辅助疗法的效果和安全性	·司美格鲁肽（3.0mg/ml；治疗最后8周为3.2mg/ml）皮下注射，2.4mg，每周一次；·安慰剂	共同主要终点：体重自基线变化的百分比；达到从基线体重减少至少5%的受试者	68周	受试者为肥胖（BMI≥30kg/m²）或超重（BMI≥27至<30kg/m²）且至少有1种与体重相关的并发症
NN9536-4376（STEP 4）	随机（2：1），双盲，多中心，多国退出试验，评估在进入期达到维持剂量的受试者中，司美格鲁肽每2.4mg，每周1次，皮下注射）与安慰剂相比的效果和安全性。	·司美格鲁肽（3.0mg/ml）皮下注射，2.4mg，每周一次；·安慰剂	主要指标：体重从随机化阶段（第20周）至第68周的变化百分比	68周	受试者为肥胖（BMI≥30kg/m²）或超重（BMI≥27至<30kg/m²）且至少有1种与体重相关的并发症，这些受试者在随机化时已达到2.4mg的维持剂量

STEP1试验：此试验的受试者为患有肥胖或超重且至少伴有1种与体重相关并发症的患者。在所有随机分组人群（不论受试者对治疗计划的依从性，以及是否使用其他抗肥胖疗法）中，历经68周的试验周期，司美格鲁肽组相较于安慰剂组，在体重减轻方面展现出具有统计学意义的显著效果及优越性。受试者平均基线体重为105.3kg，司美格鲁肽组体重减轻幅度达14.9%，而安慰剂组仅为2.4%。同时，司美格鲁肽组中有86.4%的患者在68周后体重减轻5%及以上，安慰剂组的这一比例为31.5%。若受试者严格按照预期服用治疗药物（即所有受试者均遵循治疗计划且未使用其他抗肥胖疗法），司美格鲁肽组体重减轻比例可达16.9%，安慰剂组维持在2.4%。在这一理想情况下，司美格鲁肽组体重减轻5%及以上的患者比例提升至92.4%，安慰剂组为33.1%。

STEP2试验：受试对象为肥胖或超重的2型糖尿病患者。在所有随机分组人群（不考虑治疗计划依从性及其他抗肥胖疗法使用情况）中，平均基线体重为99.8kg。68周时，司美格鲁肽2.4mg组体重减轻9.6%，司美格鲁肽1.0mg组体重减轻7.0%，安慰剂组体重减轻3.4%。司美格鲁肽2.4mg组中，68周后体重减轻5%及以上的患者占比为68.8%，安慰剂组为28.5%。当所有受试者严格遵循治疗计划且未使用其他抗肥胖疗法时，司美格鲁肽2.4mg组在68周时体重减轻10.6%，司美格鲁肽1.0mg组体重减轻7.5%，安慰剂组体重减轻3.1%。此时，司美格鲁肽2.4mg组体重减轻5%及以上的患者比例上升至73.2%，安慰剂组为27.6%。

STEP3试验：试验聚焦于患有肥胖或超重且至少有一种与体重相关并发症的患者，旨在对比每周一次皮下注射司美格鲁肽与安慰剂，在联合强化行为疗法及初始低热量饮食方案下，对超重或肥胖成人的体重管理效果。在所有随机分组人群（不考量治疗计划执行情况及其他抗肥胖疗法使用与否）中，司美格鲁肽组体重减轻16.0%，安慰剂组体重减轻5.7%。司美格鲁肽组中，86.6%的患者在68周后体重减轻5%及以上，安慰剂组该比例为47.6%。若所有受试者均严格依从治疗计划且未采用其他抗肥胖疗法，司美格鲁肽组体重减轻17.6%，安慰剂组体重减轻5.0%。在此情形下，司美格鲁肽组体重减轻5%及以上的患者比例为89.8%，安慰剂组为50.0%。

STEP4试验：受试者为患有肥胖或超重且至少伴有1种与体重相关并发症的患者。首先，902名受试者接受司美格鲁肽治疗20周，以适应2.4mg的剂量。在这20周的磨合期后，达到目标剂量的803名受试者平均体重从107.2kg降至

96.1kg。随后，这些受试者被随机分为两组，分别接受每周一次皮下注射司美格鲁肽2.4mg或安慰剂，继续治疗48周。在所有随机分组人群（不论治疗计划依从性及其他抗肥胖疗法使用状况）中，继续使用司美格鲁肽组在后续48周治疗后体重减轻7.9%，而安慰剂组体重回升6.9%，全程接受司美格鲁肽治疗68周的人群总体重减轻17.4%。若所有受试者均严格遵循治疗计划且未使用其他抗肥胖疗法，继续使用司美格鲁肽组在后续48周治疗后体重减轻8.8%，安慰剂组体重回升6.5%，全程接受司美格鲁肽治疗68周的人群总体重减轻18.2%。

基于上述4项Ⅲ期临床试验的结果，2021年6月4日，FDA批准司美格鲁肽上市，用于肥胖症的治疗，其商品名为WEGOVY。2024年6月18日，司美格鲁肽在我国获批肥胖症适应证，商品名为诺和盈。

三、诺和泰和诺和盈的销售

在全球GLP-1药物市场的激烈竞争格局中，诺和诺德公司与礼来公司无疑占据着主导地位。2005年，礼来公司携手Amylin公司（2012年被百时美施贵宝公司以53亿美元收购），成功将全球首款GLP-1药物艾塞那肽推向市场，从而抢占了市场先机。自上市后，艾塞那肽销售额一路攀升，至2009年达到峰值，金额高达8.15亿美元。

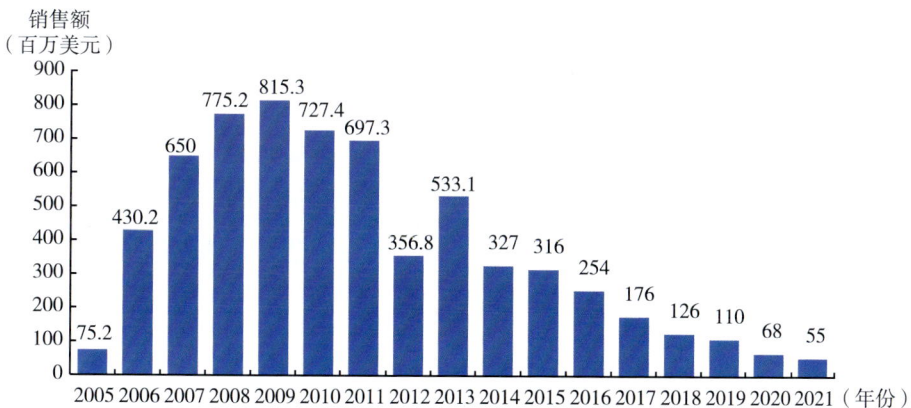

图11-3 艾塞那肽全球销售额

艾塞那肽销售额在2009年达到峰值，其中一个关键因素在于诺和诺德公司的利拉鲁肽获批上市。利拉鲁肽凭借其显著更长的半衰期，以及因采用人源化设计而具备的更低免疫原性等优势，在市场竞争中崭露头角。2011年，利拉鲁肽的销售额成功超越艾塞那肽，突破10亿美元大关，跻身重磅药物行列，自此成为GLP-1类药物中的销售冠军，且后续销售额持续上扬。2014年，利拉鲁肽获批用于肥胖症治疗，开拓出第二个业绩增长极。这一举措使其即便在面临其他竞品冲击的市场环境下，仍能保持高速增长态势，同时也为后续司美格鲁肽取得超高销售额奠定了坚实基础。

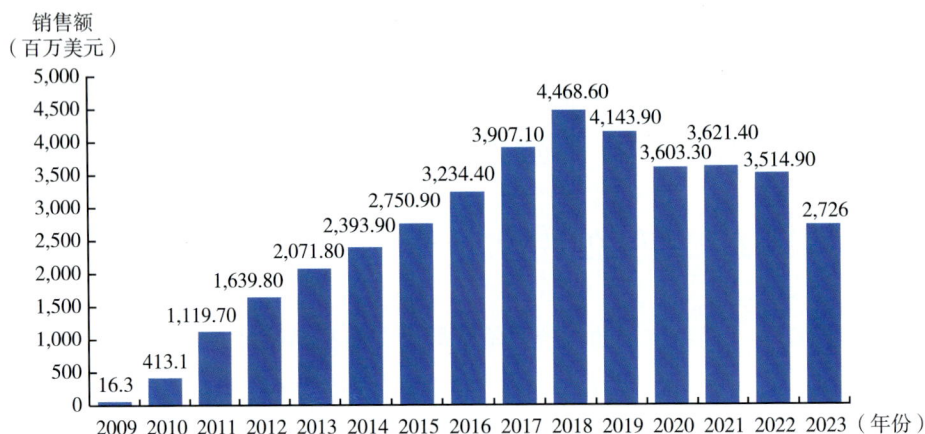

图11-4　利拉鲁肽全球销售额

在GLP-1药物的市场发展进程中，2013年，赛诺菲集团的利司那肽成功上市；2014年，葛兰素史克公司的阿必鲁肽也正式进入市场。尽管赛诺菲集团与葛兰素史克公司均为制药行业的巨头企业，但在GLP-1这一细分领域，二者在市场竞争中难以与礼来公司和诺和诺德公司相抗衡。赛诺菲集团的利司那肽虽基于艾塞那肽进行改进，然而其销售额不仅未能超越艾塞那肽，与利拉鲁肽相比更是差距显著。而葛兰素史克公司的阿必鲁肽，由于市场竞争极为激烈，于2017年无奈退出市场。由此可见，在制药行业，除了研发环节面临诸多挑战外，市场营销方面同样存在极高的壁垒。

若要打破利拉鲁肽在GLP-1类药物销售领域的领先局面，礼来公司成为关键力量。2014年，礼来公司的度拉糖肽获批上市。度拉糖肽凭借其更长的半衰期，实现每周一次给药，极大提升了患者的依从性。加之礼来公司在该领域强大的销售能力，度拉糖肽迅速在市场中抢占份额，销售额呈现持续高速增长态势。2019年，度拉糖肽的全球销售额达到43.68亿美元，成功超越利拉鲁肽，成为GLP-1

类药物新的销售冠军。其中，礼来公司自身实现销售额41.27亿美元，略低于诺和诺德公司利拉鲁肽的41.43亿美元，其余2.41亿美元的销售额由日本住友制药株式会社和韩国保宁制药公司贡献。至2020年，礼来公司度拉糖肽的销售额攀升至50.68亿美元，成功超越诺和诺德公司利拉鲁肽的销售额，在GLP-1市场竞争中占据领先地位。

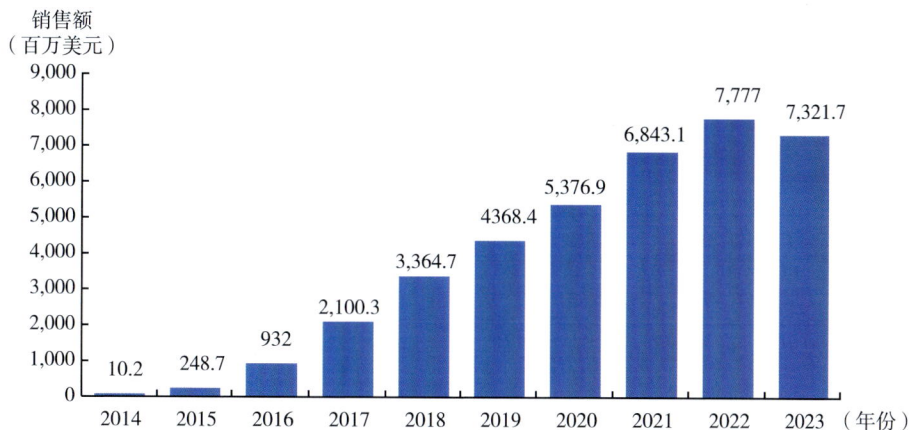

图11-5 度拉糖肽全球销售额

在GLP-1药物的市场角逐中，各企业竞争激烈，呈现出"你方唱罢我登场"的态势。诺和诺德公司基于利拉鲁肽进行优化，研发出司美格鲁肽，并于2017年底成功获批上市。尤为关键的是，在头对头试验（SUSTAIN7研究）中，司美格鲁肽战胜了度拉糖肽，展现出更为卓越的血糖控制与体重减轻功效，这一临床成果为司美格鲁肽后续的市场快速拓展奠定了坚实基础。该临床试验的具体过程与结果如下：

2016年1月6日至2016年6月22日期间，研究共纳入1,201名受试者，并将其随机分配接受不同治疗方案。其中，301人接受司美格鲁肽0.5mg治疗，299人接受度拉糖肽0.75mg治疗，300人接受司美格鲁肽1.0mg治疗，299人接受度拉糖肽1.5mg治疗。试验过程中，共有72名（6%）患者中途退出，具体为接受司美格鲁肽0.5mg治疗的22人、接受度拉糖肽0.75mg治疗的13人、接受司美格鲁肽1.0mg治疗的21人以及接受度拉糖肽1.5mg治疗的16人。在血糖控制方面，从整体基线平均水平分析，司美格鲁肽0.5mg使平均HbA1c降低了1.5%，度拉糖肽0.75mg降低了1.1%；司美格鲁肽1.0mg降低了1.8%，度拉糖肽1.5mg降低了

1.4%。在体重减轻方面，同样基于整体基线平均水平，司美格鲁肽0.5mg使平均体重降低4.6kg，度拉糖肽0.75mg降低2.3kg；司美格鲁肽1.0mg使平均体重降低6.5kg，度拉糖肽1.5mg降低3.0kg。

2017年底司美格鲁肽上市之时，市场上的主要竞品为诺和诺德公司自身的利拉鲁肽以及礼来公司的度拉糖肽。鉴于司美格鲁肽已在头对头试验中击败度拉糖肽，加之诺和诺德公司强大的销售实力，司美格鲁肽迅速对度拉糖肽的市场份额形成冲击。而对于利拉鲁肽而言，司美格鲁肽作为其升级换代产品，诺和诺德公司自然将市场推广重心转向司美格鲁肽。从市场数据来看，利拉鲁肽的销售额峰值出现在2018年，这在很大程度上与诺和诺德公司的市场策略调整相关。此外，利拉鲁肽已获批用于肥胖症治疗，作为利拉鲁肽的进阶产品，司美格鲁肽尽管当时尚未获批该适应证，但众多消费者已开始购买诺和泰用于减肥。在诸多有利因素的共同作用下，司美格鲁肽销量急剧攀升。然而，随着市场需求的迅猛增长，产能逐渐成为限制其增速的瓶颈，一度出现"一针难求"的局面。由于供应短缺问题，诺和诺德公司甚至不得不搁置全国性广告投放计划。

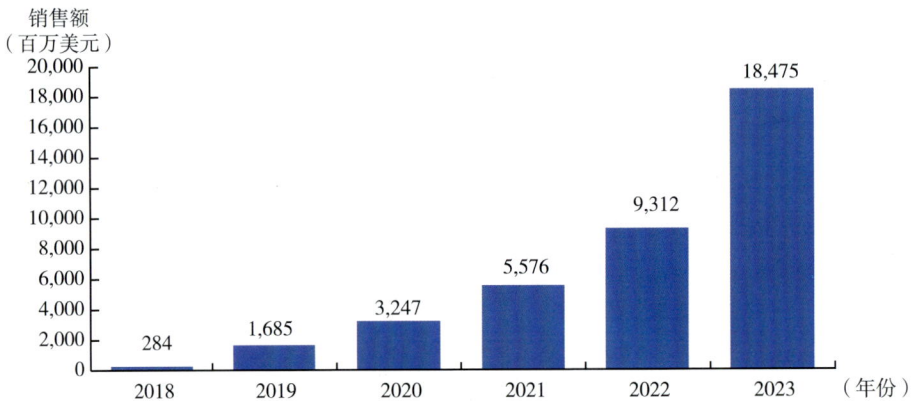

图11-6 司美格鲁肽注射液历年销售额（按当年平均汇率计算）

此外，诺和诺德公司在药物制剂创新领域的成果同样值得关注。该公司成功开发出司美格鲁肽的口服剂型——司美格鲁肽片，其商品名为RYBELSUS。2019年9月20日，RYBELSUS率先在美国获批上市，随后在欧盟及其他国家和地区陆续获得上市批准。2024年1月23日，司美格鲁肽片在我国获批上市，商品名为诺和忻。作为全球首款口服GLP-1药物，RYBELSUS一经推出，销售额便呈现出快速增长的态势，其全球销售额具体情况如下：

销售额
（百万美元）

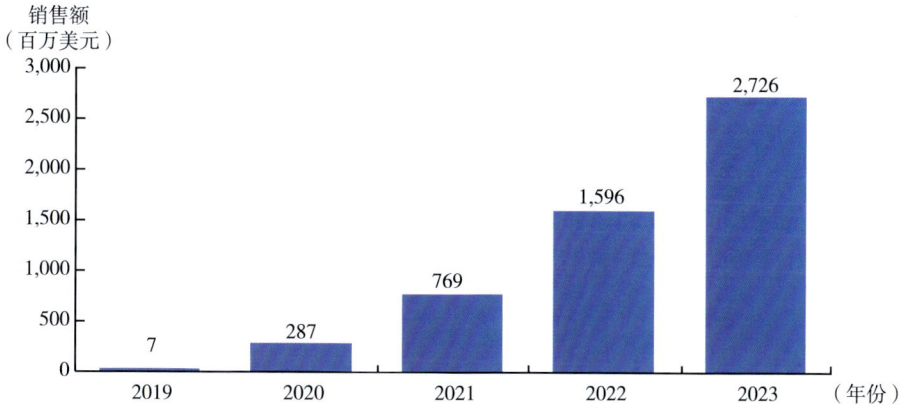

图11-7 司美格鲁肽片历年销售额（按当年平均汇率计算）

当然，GLP-1药物市场的竞争远未终结。礼来公司的下一代产品替尔泊肽已崭露头角，其在市场竞争中的表现及相关情况将在下文中详细阐述。

四、GLP-1受体激动剂的最新进展

依据摩熵数科医药科技有限公司的全球药物研发数据库数据，截至2025年1月22日，全球范围内处于研发阶段的GLP-1受体激动剂总计399款（涵盖创新药、改良型新药以及生物类似药）。在这399款在研药物中，已有21款获得批准上市，15款处于申请上市阶段，处于三期临床阶段的有44款，处于一期临床与二期临床阶段的合计114款，另有180款尚处于临床前研究阶段。

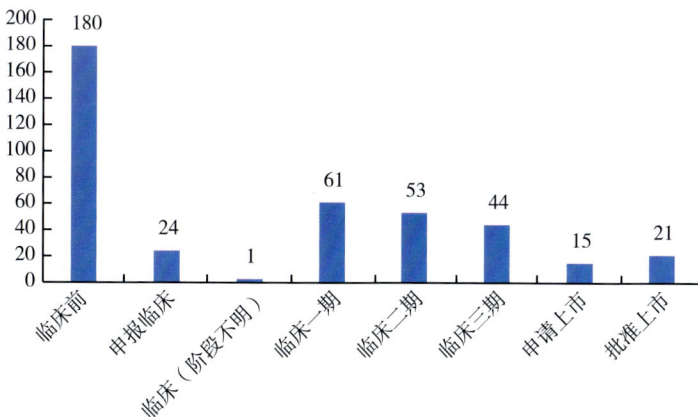

图11-8 球在研的GLP-1受体激动剂开发阶段

自司美格鲁肽上市后，截至2025年1月22日，在全球范围内，共有2款GLP-1受体激动剂创新药获得批准上市，其具体信息详见下表：

表11-5　司美格鲁肽上市后全球范围内获批上市的GLP-1受体激动剂创新药

药品名称	公司	首次获批上市国家或地区	首次获批上市时间
聚乙二醇洛塞那肽	江苏豪森药业集团有限公司	中国	2019-05-05
替尔泊肽	礼来公司	美国	2022-05-13

2019年5月5日，江苏豪森药业集团有限公司研发的聚乙二醇洛塞那肽，经NMPA批准正式上市，其临床应用方向为成人2型糖尿病患者的血糖控制。作为国内首款获批上市的长效GLP-1制剂，聚乙二醇洛塞那肽的给药频率设定为每周一次，其分子结构系在艾塞那肽基础上进行修饰改良所得。

在针对2型糖尿病患者开展的Ⅲ期单药治疗临床试验中，研究团队严格按照随机化原则，共纳入406例受试者，并将其均分为三组，分别给予洛塞那肽0.1mg、0.2mg以及安慰剂进行每周一次的皮下注射治疗。整个研究周期规划严谨，涵盖24周的核心治疗阶段以及后续28周的延伸治疗阶段。依据临床试验数据，在核心治疗期的24周节点，洛塞那肽0.1mg组的HbA1c相较于基线水平降低0.99%，0.2mg组降低幅度达1.34%，而安慰剂组仅降低0.15%。

鉴于聚乙二醇洛塞那肽由蜥蜴源的艾塞那肽修饰而来，与基于人源化GLP-1改造而成的司美格鲁肽、度拉糖肽等竞品相比，在分子来源及免疫原性等方面存在一定的先天劣势。但作为国产GLP-1领域的重要成果，其诞生对推动我国糖尿病治疗药物的多元化发展具有不可忽视的积极意义。凭借江苏豪森药业集团有限公司在国内构建的广泛且高效的销售网络与渠道，聚乙二醇洛塞那肽在国内GLP-1市场中成功占据一定份额。依据摩熵数科医药科技有限公司提供的详实销售数据，2023年度，聚乙二醇洛塞那肽在国内GLP-1市场的占有率超过5%。

替尔泊肽的研发与上市进程同样备受瞩目。2022年5月13日，FDA批准美国礼来公司研发的替尔泊肽用于2型糖尿病的治疗，此后，该药物相继在欧盟、日本、韩国等多个国家和地区获得上市许可。2023年11月8日，替尔泊肽再度获FDA批准，新增肥胖症治疗适应证。2024年5月15日，替尔泊肽在我国获批用于2型糖尿病适应证。

替尔泊肽的独特之处在于其为GLP-1受体和GIP双重激动剂。在关键的3期临床试验（SURMOUNT-1）中，72周的试验数据呈现出极为显著的治疗效果：

替尔泊肽5mg组平均体重减轻幅度达15.0%，10mg组为19.5%，15mg组更是高达20.9%，与之形成鲜明对比的是，安慰剂组平均体重仅降低3.1%。从体重降低幅度的分层数据来看，在体重降低至少5%的人群占比方面，5mg组、10mg组、15mg组和安慰剂组分别为85%、89%、91%和35%；而在体重降低至少20%的人数占比上，10mg组和15mg组分别为50%和57%，安慰剂组仅为3%。这些数据直观地展现出替尔泊肽在体重控制方面的卓越疗效。

依托如此优异的临床研究数据，结合美国礼来公司在全球医药市场所具备的强大销售与推广能力，替尔泊肽自上市后便迅速打开市场局面，销售业绩一路高歌猛进。2022年下半年，其销售额即达到4.82亿美元，到2023年全年，销售额更是飙升至53.38亿美元。

五、启示

回顾GLP-1药物的研发历程，诸多关键节点彰显出新药开发的艰难险阻与创新的弥足珍贵。1992年，John Eng博士成功分离出艾塞那肽，然而在彼时，该成果并未获得广泛认可与重视。但John Eng博士坚信艾塞那肽蕴含巨大商业潜力，毅然自费申请专利。直至1996年，Amylin公司敏锐洞察到其中商机，购入艾塞那肽专利。这段历程深刻表明，新药研发道路上具有开创性的创新成果，往往诞生于漫长的坚持与不懈的努力之中，需要研发者具备坚定的信念与十足的耐心。

在诺和诺德公司的GLP-1研发进程中，同样充满荆棘。Knudsen于1991年加入诺和诺德公司投身GLP-1的研发工作，期间遭遇重重困难与波折。仅仅两年后，由于项目组人员变动，Knudsen成为公司内对GLP-1最为了解的核心人物。彼时，诺和诺德公司甚至一度考虑放弃GLP-1项目，直至利拉鲁肽成功问世，该项目才得以继续推进。这一实例生动诠释了开创性创新需要研发人员能耐得住寂寞，在长时间的艰难探索中坚守初心。

从司美格鲁肽的研发历程中，技术平台在新药开发中的关键作用得以充分彰显。诺和诺德公司能够在GLP-1药物研发领域取得显著成就，并非偶然。该公司在胰岛素研发过程中，积累并掌握了脂肪酸化技术。利拉鲁肽和司美格鲁肽正是将脂肪酸化技术从胰岛素研发领域迁移至人源化GLP-1的成功范例。在当时，脂肪酸化技术为诺和诺德公司所独有，这一技术优势为其在GLP-1药物研发竞争中奠定了坚实基础，凸显了技术平台对于新药开发的强大驱动力。

在制药行业，市场营销同样构成了不容忽视的重要壁垒。赛诺菲集团与葛兰素史克公司等制药巨头均推出过GLP-1相关产品，然而，在全球GLP-1市场中，礼来公司与诺和诺德公司始终占据主导地位，市场主角也主要在这两家企业之间交替。以国内市场为例，江苏豪森药业集团有限公司凭借其强大的销售能力，使其研发的GLP-1产品在国内市场成功占据一定份额。这表明，即使拥有优质的产品，若缺乏有效的市场营销策略与强大的销售渠道，也难以在激烈的市场竞争中脱颖而出。

此外，现代人对减肥的强烈需求在将GLP-1推向市场"王座"的过程中发挥了关键作用。糖尿病治疗领域虽市场规模庞大，但治疗药物种类繁多，竞争异常激烈。与之形成鲜明对比的是，减肥产品市场长期缺乏安全有效的优质产品。纵观各代减肥产品，尽管均受到市场关注，但在安全性方面均存在不同程度的问题。随着医学技术的不断进步，相信在GLP-1之后，还会有更为安全有效的减肥产品问世，以满足市场需求。

附：诺和泰和诺和盈开发大事记

20世纪60年代，科学家发现"肠促胰素效应"的现象

20世纪80年代，科学家们发现GLP-1

20世纪90年代初，诺和诺德公司开始GLP-1项目

1992年，从吉拉毒蜥中分离出艾塞那肽

1997年，诺和诺德公司GLP-1项目组根据人源的GLP-1改造出利拉鲁肽，并且在利拉鲁肽的基础上继续优化拟得到更长效的GLP-1

2005年，礼来公司和Amylin公司的首款GLP-1受体激动剂艾塞那肽获批上市

2007年，在利拉鲁肽基础上优化得到的司美格鲁肽进入临床

2009年，诺和诺德公司首款人源化的GLP-1利拉鲁肽获批上市

2013年，诺和诺德公司逐步开展了8项司美格鲁肽的Ⅲ期临床试验

2014年，利拉鲁肽获批肥胖症适应证

2017年，司美格鲁肽获批上市，用于2型糖尿病的治疗

2021年，司美格鲁肽获批肥胖症适应证

2023年，诺和泰和诺和盈全球销售额超过百亿美元，跻身标志性重磅药物行列

参考文献

［1］潘琦，郭立新.胰高糖素样肽-1受体激动剂的发展历程和临床应用进展［J］.中华糖尿病杂志，2022，14（12）：1355-1363.

［2］摩熵数科医药科技有限公司数据库［DB/OL］. https：//pharma.bcpmdata.com/.

［3］Knudsen LB，Lau J. The Discovery and Development of Liraglutide and Semaglutide［J］. *Front Endocrinol（Lausanne）*. 2019，10：155.

［4］Sorli C，Harashima SI，Tsoukas GM，et al. Efficacy and safety of once-weekly semaglutide monotherapy versus placebo in patients with type 2 diabetes（SUSTAIN 1）：a double-blind，randomised，placebo-controlled，parallel-group，multinational，multicentre phase 3a trial［J］. *Lancet Diabetes Endocrinol*. 2017，5（4）：251-260.

［5］Ahrén B，Masmiquel L，Kumar H，et al. Efficacy and safety of once-weekly semaglutide versus once-daily sitagliptin as an add-on to metformin，thiazolidinediones，or both，in patients with type 2 diabetes（SUSTAIN 2）：a 56-week，double-blind，phase 3a，randomised trial［J］. *Lancet Diabetes Endocrinol*. 2017，5（5）：341-354.

［6］Ahmann AJ，Capehorn M，Charpentier G，et al. Efficacy and Safety of Once-Weekly Semaglutide Versus Exenatide ER in Subjects With Type 2 Diabetes（SUSTAIN 3）：A 56-Week，Open-Label，Randomized Clinical Trial. Diabetes Care［J］. 2018，41（2）：258-266.

［7］Aroda VR，Bain SC，Cariou B，et al. Efficacy and safety of once-weekly semaglutide versus once-daily insulin glargine as add-on to metformin（with or without sulfonylureas）in insulin-naive patients with type 2 diabetes（SUSTAIN 4）：a randomised，open-label，parallel-group，multicentre，multinational，phase 3a trial［J］. *Lancet Diabetes Endocrinol*. 2017，5（5）：355-366.

［8］Rodbard HW, Lingvay I, Reed J, et al. Semaglutide Added to Basal Insulin in Type 2 Diabetes（SUSTAIN 5）: A Randomized, Controlled Trial［J］. *J Clin Endocrinol Metab*. 2018, 103（6）: 2291-2301.

［9］Kaku K, Yamada Y, Watada H, et al. Safety and efficacy of once-weekly semaglutide vs additional oral antidiabetic drugs in Japanese people with inadequately controlled type 2 diabetes: A randomized trial［J］. *Diabetes Obes Metab*. 2018, 20（5）: 1202-1212.

［10］Seino Y, Terauchi Y, Osonoi T, et al. Safety and efficacy of semaglutide once weekly vs sitagliptin once daily, both as monotherapy in Japanese people with type 2 diabetes［J］. *Diabetes Obes Metab*. 2018, 20（2）: 378-388.

［11］Marso SP, Bain SC, Consoli A, et al. Semaglutide and Cardiovascular Outcomes in Patients with Type 2 Diabetes［J］. *N Engl J Med*. 2016, 375（19）: 1834-1844.

［12］Wilding JPH, Batterham RL, Calanna S, et al. Once-Weekly Semaglutide in Adults with Overweight or Obesity［J］. *N Engl J Med*. 2021, 384（11）: 989-1002.

［13］Davies M, Færch L, Jeppesen OK, et al. Semaglutide 2.4 mg once a week in adults with overweight or obesity, and type 2 diabetes（STEP 2）: a randomised, double-blind, double-dummy, placebo-controlled, phase 3 trial［J］. *Lancet*. 2021, 397（10278）: 971-984.

［14］Wadden TA, Bailey TS, Billings LK, et al. Effect of Subcutaneous Semaglutide vs Placebo as an Adjunct to Intensive Behavioral Therapy on Body Weight in Adults With Overweight or Obesity: The STEP 3 Randomized Clinical Trial［J］. *JAMA*. 2021, 325（14）: 1403-1413.

［15］Rubino D, Abrahamsson N, Davies M, et al. Effect of Continued Weekly Subcutaneous Semaglutide vs Placebo on Weight Loss Maintenance in Adults With Overweight or Obesity: The STEP 4 Randomized Clinical Trial［J］. *JAMA*. 2021, 325（14）: 1414-1425.

［16］Jastreboff AM, Aronne LJ, Ahmad NN, et al. Tirzepatide Once Weekly for the Treatment of Obesity［J］. *N Engl J Med*. 2022, 387（3）: 205-216.

第十二章

艾滋病治疗药物不断迭代的产物：必妥维

2018年2月7日，必妥维（英文商品名Biktarvy，英文通用名bictegravir+emtricitabine+tenofovir alafenamide，中文通用名比克替拉韦＋恩曲他滨＋丙酚替诺福韦）经FDA批准上市，销售额持续上涨，2022年销售额超过100亿美元，跻身标志性重磅药物行列。

销售额
（百万美元）

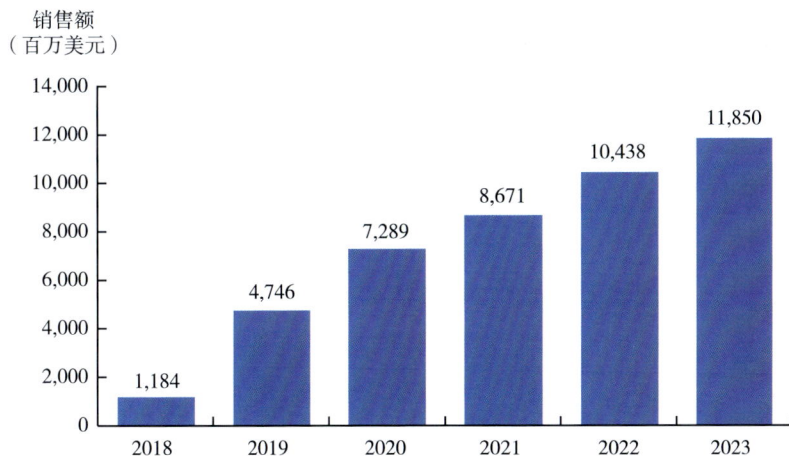

图12-1　必妥维历年销售额

一、溯源艾滋病

1981年，美国疾病控制与预防中心（Centers for Disease Control and Prevention，CDC）首次披露了5名男同性恋者感染罕见肺部疾病——卡氏肺囊虫肺炎的病例。同时，这些患者伴有一系列与免疫系统严重受损相符的其他病症。在相关报告发表之际，其中2人已不幸离世，不久后，另外3人也相继死亡。至1981年末，类似病例报告数量攀升至270例。1982年，该疾病在男同性恋群体之外的人群中被发现，CDC正式将"获得性免疫缺陷综合征（Acquired Immuno Deficiency Syndrome，AIDS）"这一术语引入公共卫生领域，在我国，其音译为"艾滋病"。艾滋病以迅猛之势在全球范围内蔓延，这促使科学界与医学界积极投身于对这一致命疾病起源及发病机制的深入探究。

在探寻艾滋病发病原因的进程中，存在一段颇具争议的故事。起初，NIH的罗伯特·加罗（Robert C. Gallo）认为，引发艾滋病的病原体是一种名为人体T细胞白血病病毒（Human T cell leukemia virus，HTLV）的病毒，该病毒由加罗于1980年发现，可导致人类罹患T细胞白血病。加罗基于以下四点理由，怀疑HTLV与艾滋病存在关联：其一，过滤去除人体细胞后的血液仍具备传播艾滋病的能力，这表明病原体并非细菌或真菌，而是体积相对较小的病毒；其二，HTLV的传播途径与当时所观察到的艾滋病传播情况高度一致；其三，被HTLV感染的动物，不仅会患上白血病，还会出现类似于艾滋病的免疫功能衰弱症状；其四，艾滋病患者体内一类表面存在抗原CD4的T细胞数量逐渐减少，而HTLV恰好能够攻击此类T细胞。为验证这一推测，加罗从艾滋病患者体内成功分离出HTLV-1和HTLV-2。

在加罗发表其观点的同时，1983年初，法国巴斯德研究所的吕克·蒙塔尼耶（Luc Montagnier）从法国临床医师提供的一名淋巴结肿大患者（按照当下标准，该患者处于艾滋病无症状感染期）的淋巴结活检样本培养物中，分离出一种全新的人类逆转录病毒，当时将其命名为淋巴结病相关病毒（lymphoadenopathy associated virus，LAV）。此后，在艾滋病患者群体中也分离出了该病毒，这强烈暗示LAV极有可能是引发艾滋病的病原体。不过，LAV与HTLV在特征上全然不同。蒙塔尼耶团队将这一研究发现发表于《科学》杂志。尽管后续证实LAV即为HIV，但在该篇论文中，尚无法确凿判定LAV是否就是艾滋病的病因。

1984年，加罗团队在《科学》杂志同一期上连续发表四篇论文，详细报告了他们从48名艾滋病患者或艾滋病高危个体的T细胞中，分离出一种新型逆转录病毒，并运用多种方法对该病毒特性展开分析的结果。加罗将此病毒命名为HTLV-3。尤为关键的是，论文中提供了确凿证据，证实HTLV-3即为引发艾滋病的病原体。此外，加罗团队成功建立了一个细胞株，并从不同美国患者身上筛选出一批HTLV-3病毒，这些病毒能够在体外连续培养的该细胞株中良好生长，进而大量产生病毒颗粒。这一成果对于后续深入开展病毒研究意义非凡，更是开发艾滋病血液检测技术的重要基石。与之形成对比的是，在蒙塔尼耶关于LAV的论文中，LAV无法在体外实现培养。

加罗团队迅速就艾滋病血液检测技术申请并获批专利，然而，这一行为引发了蒙塔尼耶的强烈不满。1985年，蒙塔尼耶所在的巴斯德研究所将加罗所在的NIH诉至专利法庭。事实上，蒙塔尼耶与加罗尽管在艾滋病病原体研究领域互为竞争对手，但始终维持着良好的合作关系。双方不仅相互交流研究信息，还彼此交换各自实验室分离得到的病毒样品，以供对方开展对比研究。样品交换遵循学术界通行规则，即仅限于科学研究用途，严禁用于商业目的。蒙塔尼耶发现，加罗团队用于申请专利的那株HTLV-3病毒，与自己赠送给加罗的第二份LAV病毒样品极为相似。蒙塔尼耶由此认定，加罗实验室可能发生了样品混杂或污染问题，误将自己赠送的LAV当作HTLV-3。但加罗坚决予以否认，坚称是蒙塔尼耶实验室出现样品混杂或污染，将自己赠送的HTLV-3错认成LAV后回赠给自己。这一事件引发广泛关注，双方争论持续多年。甚至在1987年，美国总统里根与来访的法国总理希拉克在白宫共同宣布，两国就解决此项专利纠纷达成协议。

然而，事件并未就此终结。1988年，独立调查记者克鲁森（John Crewdson）在《芝加哥论坛报》发表了一篇长达16页的调查报告，文中宣称加罗用以申请专利的HTLV-3实则源自蒙塔尼耶的赠送，并暗示加罗存在将法国研究成果据为己有的嫌疑。此报道一经刊发，舆论哗然，加罗瞬间成为舆论攻击的焦点。迫于舆论压力，美国政府和国会对加罗团队展开了为期4年的调查。最终查明，两家实验室均发生了样品污染情况，且蒙塔尼耶实验室的样品混杂在先。他们赠送给加罗的LAV病毒样品中，混入了少量来自另一名法国患者的病毒，而混入的这种病毒能够在细胞培养环境中生长。LAV病毒进入加罗实验室后，又进一步混入HTLV-3病毒中，经过多次复制，发生突变，最终被筛选出来。1991年，加罗承认用于申请专利的HTLV-3确实来自法国。此后，NIH科研诚信办公室对加罗团队展开了长达4年的调查，最终结论显示，并未发现加罗在整个过程中存在蓄意盗窃行为，加罗的声誉得以恢复。科学界也摒弃了LAV和HTLV-3这两个名称，统一将该病毒命名为human immunodeficiency virus，简称HIV。

2008年，诺贝尔生理学或医学奖授予蒙塔尼耶、巴斯德研究所的另一位成员巴里·赛诺西（Françoise Barré-Sinoussi），以及人类乳头状瘤病毒的发现者豪森（Harald zur Hausen），加罗遗憾落选。为此，106位知名科学家联名在《科学》杂志发表公开信，为加罗鸣不平。蒙塔尼耶同样对加罗的落选感到意外，并表示在证明HIV是艾滋病病因这一关键问题上，加罗做出了极为重要的贡献。

直至今日，艾滋病依旧是全球公共卫生领域面临的重大挑战，在世界各国持续传播。根据WHO的数据，截至目前，艾滋病已夺走4,040万（3,290万~5,130

万）人的生命。截至2022年底，全球估计有3,900万（3,310万~4,570万）名艾滋病毒感染者，其中三分之二（2,560万）分布在世卫组织非洲区域。2022年，全球有63万（48万~88万）人因艾滋病毒及相关疾病离世，有130万（100万~170万）人新感染艾滋病毒。

二、艾滋病治疗药物的开发

在HIV病毒分离确认之初，鉴于当时学界对逆转录病毒认知的局限性——逆转录过程不稳定，致使逆转录病毒变异迅速，极大地增加了疫苗研发的难度。在此背景下，相当一部分学者倾向于将疫苗研发置于药物研发之前。第一代艾滋病疫苗以诱导中和抗体为目标，其中VaxGen公司研发的AIDSVax疫苗极具代表性。彼时，研究人员发现，HIV病毒表面的包膜糖蛋白是唯一能在人体中诱导免疫反应的病毒成分。AIDSVax疫苗正是以HIV病毒的表面包膜糖蛋白作为抗原，意图诱发人体对HIV的体液免疫，然而最终宣告失败。AIDSVax的失利让科学家认识到，仅依靠体液免疫不足以对HIV感染提供充分的免疫保护。

第二代疫苗汲取了第一代疫苗失败的经验，转而将激发T细胞免疫反应作为主要目标。默沙东公司尝试把HIV病毒基因导入复制缺陷型5型腺病毒中，结果该疫苗不仅未能起到保护作用，反而提高了感染风险。此后，第三代疫苗旨在同时激发体液免疫和细胞免疫，在这一策略下，诞生了迄今为止距离成功最近的疫苗RV144。接种RV144后短期内，受种者感染风险降低了60%，但RV144的保护效力在一年内持续减弱，至3.5年研究结束时，其保护效力降至31.2%，因保护效力过低，RV144无法实现推广应用。直至今日，仍无艾滋病疫苗获批上市。

尽管HIV疫苗研发屡遭挫折，药物治疗领域却不断取得突破，治疗效果持续提升。最早获批上市的艾滋病治疗药物是齐多夫定，于1987年获得批准。齐多夫定由密歇根癌症研究所的霍洛维茨（Jerome Horowitz）于1964年合成，其最初设计合成的目的是用于抗肿瘤，但由于抗肿瘤效果欠佳，霍洛维茨将其搁置。1974年，马克斯普朗克实验医学研究所的奥斯特塔格（Ostertag）推测齐多夫定能够插入正在增长的DNA中，从而对病毒产生抑制作用，进而开展了对齐多夫定抗病毒作用的研究。随后，Burrughs Wellcome公司（1995年与葛兰素公司合并成立葛兰素威康公司，2000年葛兰素威康公司与史克必成公司合并成立葛兰素史克公司）购得齐多夫定，用于治疗疱疹病毒的开发。1984年，在加罗确定病毒后不久，美国癌症研究所组建团队筛选抗病毒药物，50多家制药公司提供了样品，齐多夫定位列其中，并在体外试验中展现出强效的抗病毒活性。在后续临床试验中，齐多夫定表现出良好的耐受性与安全性，同时能够增加HIV感染者的CD4$^+$T淋巴细胞数量，改善营养状况。1985年，Burrughs Wellcome公司开展了齐多夫定的随机双盲安慰剂对照临床研究，结果表明齐多夫定可有效延长艾滋病患者的生存期。1987年3月13日，齐多夫定在欧盟获批上市，3月19日，于美国获批上市，首个艾滋病治疗药物由此诞生。齐多夫定属于胸腺嘧啶脱氧核苷的叠氮类似物，其结构是将胸腺嘧啶脱氧核苷上的3-羟基转化为叠氮基团，具体结构式如下：

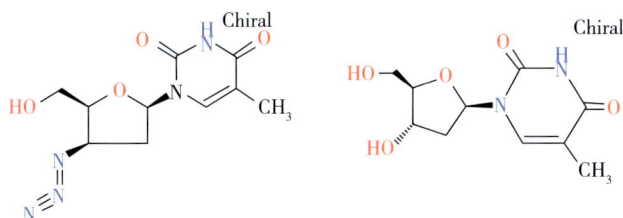

图12-2 齐多夫定（左）和胸腺嘧啶脱氧核苷（右）的化学结构式

在HIV病毒复制过程中，逆转录酶会将磷酸化的齐多夫定嵌入DNA链，以此取代磷酸化的胸腺嘧啶脱氧核苷。齐多夫定的分子结构中，脱氧核糖环3位是叠氮基，而非胸腺嘧啶脱氧核苷所对应的羟基。这一结构差异致使齐多夫定无法与下一个核酸形成磷酸键，进而终止了病毒RNA基因在宿主DNA上的复制进程，有效阻止了病毒的复制。齐多夫定与逆转录酶具有较强的结合能力，而对人体细胞DNA聚合酶的作用甚微，因此不会抑制人体细胞的增殖。

齐多夫定作为首个上市的艾滋病治疗药物，具有极为重要的意义。它不仅激发了众多制药公司投身艾滋病治疗药物研发的兴趣，更为后续艾滋病治疗药物的开发提供了策略和方法学上的启示。此后，多种核苷类逆转录酶抑制剂（nucleoside reverse transcriptase inhibitor，NRTI）相继上市，包括1991年获批的去羟肌苷、1992年上市的扎西他滨、1994年推出的司他夫定，以及1995年问世的拉米夫定。在这一阶段，NRTI成为治疗艾滋病的唯一可选药物类型。然而，临床实践显示，NRTI单药治疗的疗效持续时间较短，而二联NRTI方案在延缓疾病进程方面优于单药治疗。即便如此，NRTI的长期疗效仍不尽人意。

随着科学家对HIV研究的不断深入，对HIV的认知愈发透彻。1989年，HIV蛋白酶的结构首次得到解析。HIV蛋白酶在HIV复制周期中扮演着关键角色，负责将多蛋白分子加工成具有功能性的蛋白以及构成性蛋白。当时，基于结构的药物设计理念刚刚兴起，HIV蛋白酶结构的成功解析极大地激发了制药公司开发HIV蛋白酶抑制剂的热情，众多制药巨头纷纷投身其中。罗氏公司的沙奎那韦率先获批上市，于1995年12月6日获得FDA批准。1996年3月1日，雅培制药有限公司的利托那韦获FDA批准；1996年3月22日，默沙东公司的茚地那韦也获得FDA批准。FDA批准沙奎那韦是基于一项在超过9名HIV感染者中开展的临床试验，该试验对三种药物组合进行了比较，分别为沙奎那韦联合齐多夫定、沙奎那韦联合扎西他滨，以及沙奎那韦联合齐多夫定和扎西他滨。药物疗效的主要衡量指标是患者CD4细胞计数的变化，CD4细胞计数是反映免疫系统强度的重要指标，健康人血液中的CD4细胞计数数值高于800个/μl。在16周的治疗期间，接受沙奎那韦联合扎西他滨、齐多夫定或同时联合两者治疗的受试者，其CD4细胞计数平均增加了300~400/μl。

蛋白酶抑制剂上市后，非核苷类逆转录酶抑制剂（non-nucleoside reverse transcriptase inhibitor，NNRTI）应运而生。与NRTI的作用机理不同，NNRTI能够结合在逆转录酶活性位点附近的疏水区，从而破坏其催化部位的结构，属于非竞争性抑制作用。勃林格殷格翰公司的奈韦拉平成为首个获批上市的NNRTI，于1996年6月21日被FDA批准。随后，1998年杜邦公司的依非韦伦上市，它们同属第一代NNRTI。

1996年底，美籍华人何大一博士提出了"鸡尾酒疗法"，即高效抗逆转录病毒治疗（highly active anti-retroviral therapy，HAART）。该疗法通过让患者同时服用三种或三种以上不同类型的抗病毒药物来治疗艾滋病。其优势在于能够减少单一用药产生的抗药性，最大程度地抑制病毒复制，使受损的机体免疫功能部分甚至全部恢复，进而延缓病程进展，延长患者生命并提高生活质量。这一治疗理念将艾滋病的治疗提升到了新的高度，使艾滋病从致死性疾病逐渐转变为慢性病，何大一博士也因此成为1996年《时代》周刊的年度风云人物。"鸡尾酒疗法"

的核心思路是采用两种NRTI搭配另一类抗HIV药物。有学者将NRTI称作"骨干"药物，而将另一类抗HIV药物视为"核心"药物。随着更多类型的抗HIV药物以及已有类型中更多药物的研发问世，"鸡尾酒疗法"的配方也在持续优化升级。

后续，NRTI领域不断有新的药物获批上市。1998年，葛兰素史克公司的阿巴卡韦获批；2001年，吉利德科学公司的富马酸替诺福韦二吡呋酯上市；2003年，吉利德科学公司的恩曲他滨也获得批准。蛋白酶抑制剂方面同样有新成员加入，如1997年Agouron公司的nelfinavir上市，1999年amprenavir获批，2000年雅培制药有限公司的利托那韦/洛匹那韦上市，2003年百时美施贵宝公司的阿扎那韦上市，2006年强生公司的达芦那韦获批。这些新药物带来了更多的治疗组合，在改善病毒抑制率的同时，也提高了患者对药物的耐受性。

在1996年至2007年期间，NNRTI和蛋白酶抑制剂成为"鸡尾酒疗法"中的核心药物。然而，这一阶段的药物存在诸多局限性。当病毒RNA>105拷贝/ml时，治疗失败率较高，且病毒抑制持续时间较短，NNRTI的耐药屏障相对较低。此外，这些药物还会引发腹泻、贫血、高脂血症等不良反应，导致患者的依从性较差，极易造成治疗失败。

2007年，一种具有全新抗艾滋病作用机制的药物——HIV整合酶抑制剂（Integrase Strand Transfer Inhibitor，INSTI）拉替拉韦（由默沙东公司研发）获批上市，由此开启了INSTI作为核心药物的新时代。1985年，Lee Ratner在测定HIV全基因组序列后，发现pol基因阅读框3'端与其他逆转录病毒一样编码了一个核酸内切酶，此酶即为HIV整合酶。HIV侵入CD4$^+$T细胞后，病毒的单链RNA会逆转录为cDNA，cDNA末端包含一个保守的CAGT序列。整合酶能够在胞质中特异性识别该序列，并在3'端分别切下两个核苷酸（GT），从而露出高度保守的3'–CA末端，这一过程被称为3'端加工。随后，整合酶与加工后的DNA结合形成DNA蛋白复合物。接着，DNA蛋白复合物进入细胞核，整合酶交错切割宿主细胞的染色体DNA，产生切口，并将cDNA整合到宿主染色体上，这一过程称为链转移。与逆转录酶和蛋白酶不同的是，整合酶在细胞内不存在类似物，这使得整合酶抑制剂具备显著优势。2013年，ViiV Healthcare公司的第二代INSTI多替拉韦获批上市。多替拉韦对基线高病毒载量患者的病毒抑制疗效显著，以多替拉韦为核心药物的治疗方案能够快速且持久地抑制病毒。

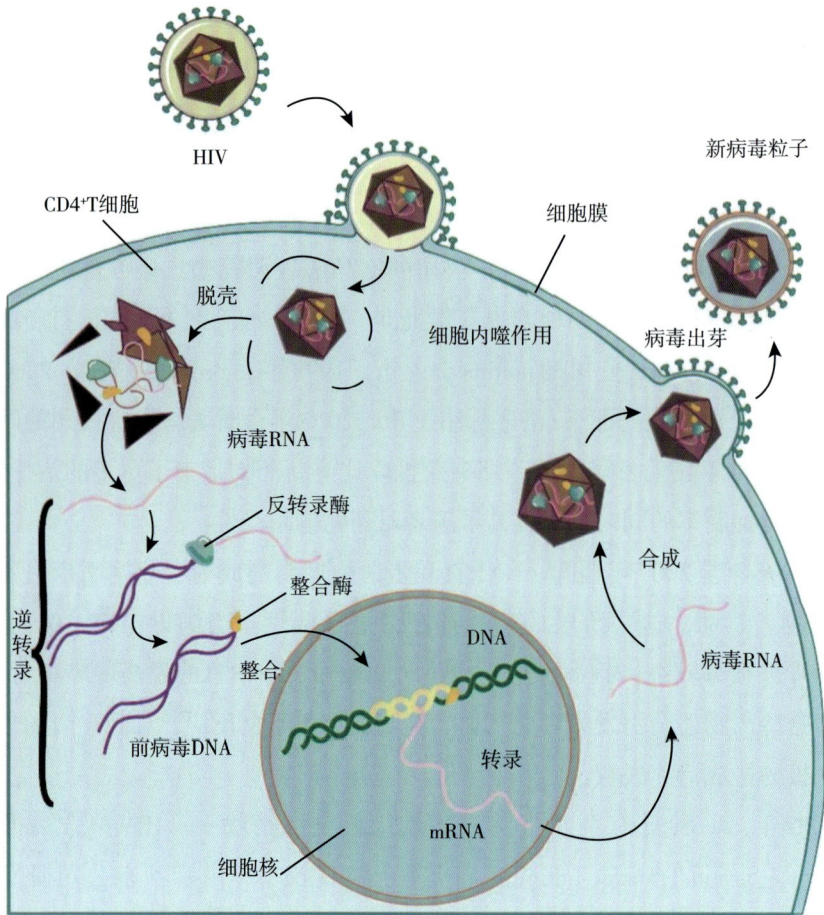

图12-3 HIV复制生命周期

在抗HIV药物类别中，HIV进入抑制剂占据重要地位。2003年，罗氏的恩夫韦肽获批上市，作为首个获批的进入抑制剂，其属于gp41抑制剂。2007年，ViiV Healthcare公司的马拉韦罗获批，该药物为C–C基序趋化因子受体5抑制剂。2018年，我国前沿生物的艾博韦泰获NMPA批准上市，此药亦为gp41抑制剂。

三、必妥维的开发

如前文所提及，吉利德科学公司于2001年推出富马酸替诺福韦二吡呋酯，2003年推出恩曲他滨，在抗艾滋病药物市场长期占据一定份额。早期，"鸡尾酒疗法"要求患者每日需服用大量药物，极为不便，仅服用一片药物的"全方案鸡尾酒疗法"成为临床迫切需求。吉利德科学公司敏锐捕捉到这一需求，于2006年推出首款真正意义上的三合一口服抗HIV药物Atripla，其成分为富马酸替诺福韦二吡呋酯（NRTI）、恩曲他滨（NRTI）与依非韦伦（NNRTI），从而在抗艾滋病领域崭露头角。此后，吉利德科学公司持续升级"鸡尾酒疗法"，2011年推出Complera，由富马酸替诺福韦二吡呋酯（NRTI）、恩曲他滨（NRTI）和盐酸利匹韦林（NNRTI）组成；2012年，该公司在"鸡尾酒"组合方案中首次引入整合酶抑制剂，推出STRIBILD，包含恩曲他滨（NRTI）、富马酸替诺福韦二吡呋酯（NRTI）、艾维雷韦（INSTI）以及考比司他（CYP3A抑制剂，作为增效剂，可提升艾维雷韦药物浓度，使小剂量艾维雷韦发挥更强抗HIV作用），这一治疗方案显著增强了对HIV的控制效果，耐药性大幅降低。

2014年10月，吉利德科学公司的新型整合酶抑制剂比克替拉韦进入Ⅰ期临床试验（编号NCT02275065），旨在评估其安全性、药代动力学及抗病毒活性。2015年3月，吉利德科学公司又开展了另一项Ⅰ期临床试验（编号NCT02400307），以评估比克替拉韦在肾功能正常及受损成人中的药代动力学。比克替拉韦的结构式如下：

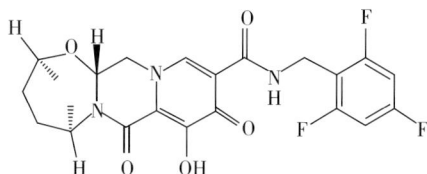

图12-4　比克替拉韦化学结构式

在体外均相时间分辨荧光共振能量转移试验中，比克替拉韦能够有效抑制纯化重组HIV-1整合酶的链转移活性与3'端加工活性，其半数抑制浓度IC50分别为7.5nM和241nM。该药物在淋巴T细胞系MT-2和MT-4中可高效抑制HIV复制，半数最大效应浓度EC50分别为1.5nM和2.4nM；在原发CD4T淋巴细胞及单细胞源的巨噬细胞中同样能抑制HIV复制，EC50分别为1.5nM和6.6nM。对于新分离的人外周血单核细胞中的14株HIV-1分离株及1株HIV-2分离株，比克替拉韦的平均EC50为0.81nM（范围在0.04-1.7nM）。在MT-2和MT-4细胞中，比克替拉韦的选择性指数（半数最大细胞毒性浓度CC50/EC50）分别约为6,800和

1,500；对CD4T淋巴细胞和巨噬细胞的选择性指数分别约为8,700和4,500。

在针对急性感染HIV-1的MT-2细胞开展的为期5天的细胞病理分析中，比克替拉韦与核苷类逆转录酶抑制剂丙酚替诺福韦、恩曲他滨，以及蛋白酶抑制剂达芦那韦具有高度协同作用。此外，比克替拉韦与其他整合酶抑制剂（如拉替拉韦和艾维雷韦）联合使用时，显示出额外的抗HIV活性。

比克替拉韦对包含整合酶单突变和双突变的9种HIV-1变异株具有强效体外活性，这些变异株代表了主要的拉替拉韦和艾维雷韦耐药逃逸变异株，这表明比克替拉韦的耐药特征与多替拉韦相似，且优于拉替拉韦和艾维雷韦。同时，该药对来自患者的具有高INSTI耐药性的HIV-1分离株的抗病毒活性，也高于拉替拉韦、艾维雷韦和多替拉韦。在体外剂量递增研究中，在第71天、第87天和第20天分别筛选出的表型敏感性降低的HIV-1变异株里，比克替拉韦和多替拉韦的耐药屏障比艾维雷韦更高。相较于野生型病毒，比克替拉韦对具有比克替拉韦选择性的整合酶M50I/R263K双突变的重组HIV-1的活性低2.8倍。在所有比克替拉韦选择性的变异体中，均观察到对比克替拉韦、拉替拉韦、多替拉韦和艾维雷韦的交叉耐药（<8倍），但对其他类别抗逆转录病毒药物的敏感性保持不变。在休外突破性耐药研究中也发现，比克替拉韦和多替拉韦在临床相关浓度下具备很高的耐药屏障。

针对4名HIV-1感染者开展的试验中，受试者口服比克替拉韦（1日1次，每次50mg，连续10天）后，1.8小时达到血药浓度峰值。稳态（第10天）时，AUCtau和Cmax分别为87,538.4ng·h/ml和6,080.0ng/ml，t1/2为17.8小时，未观察到清除饱和迹象。表观稳态清除率和分布容积分别为621.9ml/h和15,559.1ml，这与体外研究中观察到的高血浆蛋白结合率（99.7%）相符。

给予志愿者单次口服100μCi的［14C］-比克替拉韦后，总放射性回收率为95%，其中60%经粪便排出，35%经尿液排出。该药物主要通过葡萄糖醛酸化和氧化进行代谢。在每个队列15名志愿者参与的试验中，75mg比克替拉韦与CYP3A4抑制剂伏立康唑（300mg，每日2次）及达芦那韦/考比司他（800/150mg，每日1次）联用，可使比克替拉韦的AUC增加61%~74%；当比克替拉韦与UGT1A1和CYP3A4的强效双重抑制剂阿扎那韦（每日1次，400mg）以及阿扎那韦加考比司他（300和150mg）联合给药时，AUC出现更为显著的增幅（约3倍）；而比克替拉韦与强效CYP3A4/UGT1A1/P-gp诱导剂利福平（600mg，每日1次）和中效CYP3A4/P-gp诱导剂利福布汀（300mg，每日1次）联用时，比克替拉韦的AUC分别降低75%和38%。

2015年末，吉利德科学公司启动4项Ⅲ期临床试验，即GS-US-380-1490（NCT02607956）、GS-US-380-1489（NCT02607930）、GS-US-380-1844（NCT02603120）和GS-US-380-1878（NCT02603107），以评估三联复方（比克替拉韦+恩曲他滨+丙酚替诺福韦）的有效性与安全性。2016年初，开启1项Ⅲ期临床试验GS-US-380-1961（NCT02652624）；2016年9月，启动1项Ⅱ/Ⅲ期临床试验GS-US-380-1474（NCT02881320）；2017年4月，开展1项Ⅲ期临床试验GS-US-380-4030（NCT03110380）。

5项Ⅲ期临床研究结果显示，三联复方在主要终点48周时对HIV-1感染具有疗效。其中，三项双盲试验对不同情况进行了评估：GS-US-380-1489和GS-US-380-1490评估了比克替拉韦/恩曲他滨/丙酚替诺福韦与含有多替格拉韦的治疗方案在未接受治疗患者中的疗效；GS-US-380-1844评估了已实现病毒学抑制的患者从现有抗逆转录病毒治疗方案转换为比克替拉韦/恩曲他滨/丙酚替诺福韦的疗效。第四项研究GS-US-380-1878，比较了已实现病毒学抑制的HIV-1感染患者切换到比克替拉韦/恩曲他滨/丙酚替诺福韦，与继续使用两种NRTIs和一种药代动力学增强的蛋白酶抑制剂方案的疗效。第五项研究GS-US-380-1961，在已实现病毒学抑制的HIV-1感染的女性患者中，对比了切换到比克替拉韦/恩曲他滨/丙酚替诺福韦与继续使用目前可用的基于INSTI和蛋白酶抑制剂方案的疗效。此外，比克替拉韦/恩曲他滨/丙酚替诺福韦在青少年和儿童中的应用也在评估中（GS-US-380-1474）。

GS-US-380-1490研究将327例患者随机分配接受比克替拉韦/恩曲他滨/丙酚替诺福韦治疗，330例患者接受多替拉韦加恩曲他滨和丙酚替诺福韦治疗，两组分别有320例和325例纳入主要疗效分析。48周时，比克替拉韦组有286例（89%）患者的HIV-1 RNA<50拷贝/ml，多替拉韦组有302例（93%）患者，两组差异无统计学意义（p=0.12），表明比克替拉韦/恩曲他滨/丙酚替诺福韦非劣效。

GS-US-380-1489研究将316例患者随机分配接受比克替拉韦/恩曲他滨/丙酚替诺福韦治疗，315例患者接受多替拉韦、阿巴卡韦和拉米夫定治疗，两组分别有314例和315例患者在第48周纳入主要疗效分析。比克替拉韦组有290例

（92.4%）患者的HIV-1 RNA<50拷贝/ml，多替拉韦组有293例（93.0%）患者，两组差异无统计学意义（p=0.78），表明比克替拉韦/恩曲他滨/丙酚替诺福韦非劣效。

GS-US-380-1844研究纳入的患者已通过多替拉韦加阿巴卡韦/拉米夫定或者阿巴卡韦/多替拉韦/拉米夫定治疗实现病毒学抑制（HIV-1 RNA<50拷贝/ml），患者被随机分为改用比克替拉韦/恩曲他滨/丙酚替诺福韦治疗组（n=282，比克替拉韦组）和继续当前治疗方案组（n=281，多替拉韦组）。治疗48周时，比克替拉韦组和多替拉韦组分别有94%和95%的患者HIV-1 RNA<50拷贝/ml。基于比克替拉韦组和多替拉韦组中分别有1.1%和0.4%的患者HIV-1 RNA≥50拷贝/ml（基于Snapshot分析，非劣效性边际为4%），表明比克替拉韦/恩曲他滨/丙酚替诺福韦非劣效。

GS-US-380-1878研究纳入的患者已通过以强效蛋白酶抑制剂为基础的抗逆转录病毒治疗方案（阿扎那韦或达芦那韦加阿巴卡韦/拉米夫定或恩曲他滨/富马酸替诺福韦二吡呋酯）实现病毒学抑制，患者被随机分为改用比克替拉韦/恩曲他滨/丙酚替诺福韦治疗组（n=290，比克替拉韦组）和继续当前治疗方案组（n=287，强效蛋白酶抑制剂组）。治疗48周时，比克替拉韦组和强效蛋白酶抑制剂组分别有92%和89%的患者HIV-1 RNA<50拷贝/ml。基于比克替拉韦组和强效蛋白酶抑制剂组中均有1.7%的患者HIV-1 RNA≥50拷贝/ml（基于Snapshot分析，非劣效性边际为4%），表明比克替拉韦/恩曲他滨/丙酚替诺福韦非劣效。

GS-US-380-1961研究纳入的为女性患者，这些患者已通过目前可获得的以INSTI-和蛋白酶抑制剂为基础的治疗方案（艾维雷韦/考比司他/恩曲他滨/丙酚替诺福韦或艾维雷韦/考比司他/恩曲他滨/富马酸替诺福韦二吡呋酯或阿扎那韦加利托那韦加恩曲他滨/富马酸替诺福韦二吡呋酯）实现病毒学抑制，患者被随机分为改用比克替拉韦/恩曲他滨/丙酚替诺福韦治疗组（n=234，比克替拉韦组）和继续当前治疗方案组（n=236）。治疗48周时，比克替拉韦组和以INSTI-和蛋白酶抑制剂为基础的治疗方案组分别有96%和95%的患者HIV-1 RNA<50拷贝/ml。基于比克替拉韦组和以INSTI-和蛋白酶抑制剂为基础的治疗方案组中均有2%的患者HIV-1 RNA≥50拷贝/ml（基于Snapshot分析，非劣效性边际为4%），表明比克替拉韦/恩曲他滨/丙酚替诺福韦非劣效。

在开放标签的Ⅱ/Ⅲ期临床研究GS-US-380-1474中，纳入了12至小于18岁（体重≥35kg；n=34）的青少年患者，这些患者已实现病毒学抑制（HIV-1 RNA<50拷贝/ml）。在接受比克替拉韦/恩曲他滨/丙酚替诺福韦治疗的患者中，观察到较高的病毒学应答率，100%的患者在第24周时维持病毒学抑制。

在不良反应方面，参与试验GS-US-380-1489（第48周分析）的患者中，≥2%报告的所有级别不良反应如下：腹泻（比克替拉韦/恩曲他滨/丙酚替诺福韦受试者6%对比阿巴卡韦/多替拉韦/拉米夫定受试者4%），恶心（5%对比17%），头痛（5%对比5%），疲劳（3%对比3%），异梦（3%对比3%），头晕（2%对比3%）和失眠（2%对比3%）。在试验GS-US-380-1490中，≥2%的患者报告了类似的所有级别不良反应，包括腹泻（比克替拉韦/恩曲他滨/丙酚替诺福韦受试者3%对比多替拉韦/恩曲他滨/丙酚替诺福韦3%），恶心（3%对比5%），头痛（4%对比3%），疲劳（2%对比2%），异梦（<1%对比1%），头晕（2%对比1%）和失眠（2%对比<1%）。在这些试验中，<2%的患者发生的不良反应包括呕吐、胃肠胀气、消化不良、异常疼痛、皮疹和抑郁；<1%的患者发生的不良反应包括自杀意念、自杀未遂和自杀性抑郁。GS-US-380-1844和GS-US-380-1878研究中比克替拉韦/恩曲他滨/丙酚替诺福韦的不良事件概况，与GS-US-380-1489和GS-US-380-1490研究中观察到的情况相似。

在GS-US-380-1489和GS-US-380-1490试验（48周分析）中，≥2%经比克替拉韦/恩曲他滨/丙酚替诺福韦治疗的患者报告的3~4级实验室异常包括：淀粉酶>2倍正常值上限（两项研究中均为2%），丙氨酸氨基转移酶>5倍正常值上限（GS-US-380-1489和GS-US-380-1490中分别为1%和2%），门冬氨酸氨基转移酶>5倍正常值上限（分别为2%和1%），肌酸激酶≥10倍正常值上限（两项研究中均为4%），中性粒细胞<750mm^3（两项研究中均为2%），禁食的低密度脂蛋白胆固醇>190mg/dl（分别为2%和3%）。

基于GS-US-380-1489、GS-US-380-1490、GS-US-380-1844和GS-US-380-1878的临床试验结果，Biktarvy于2018年2月7日获FDA批准上市。

四、必妥维的销售

2014年，ViiV Healthcare公司的绥美凯（多替拉韦/拉米夫定/阿巴卡韦）上市，这一事件标志着以整合酶抑制剂为主的一线治疗方案，逐步跻身于HIV首选药物序列。绥美凯上市次年，销售额便突破10亿美元，成为一款重磅药物。到2018年，其销售额达到峰值，为35.35亿美元。相关销售额情况如图所示：

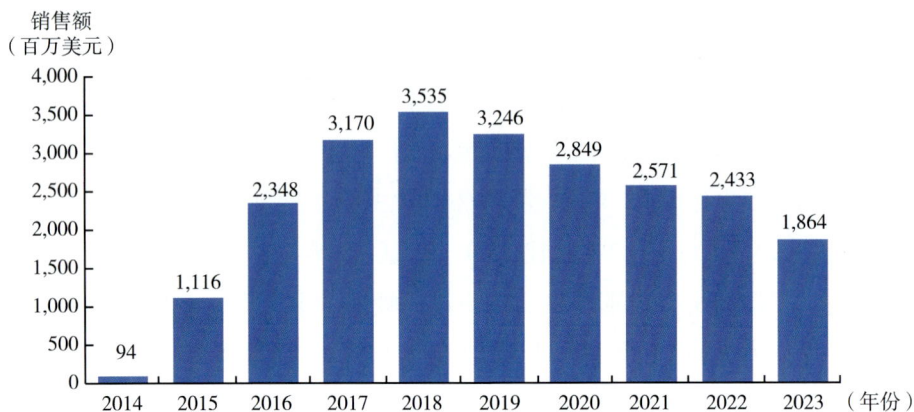

销售额
（百万美元）

图 12-5　绥美凯历年销售额

2015年，吉利德科学公司的捷扶康（丙酚替诺福韦/恩曲他滨/考比司他/艾维雷韦）上市。捷扶康存在诸多不足，例如需随餐服用、易受其他药物干扰、耐药屏障较低以及可能引发血脂异常等问题，长期以来饱受广大患者诟病。即便如此，捷扶康在上市次年销售额便达14.84亿美元，至2018年销售额攀升至峰值46.24亿美元。其历年销售额情况见下图：

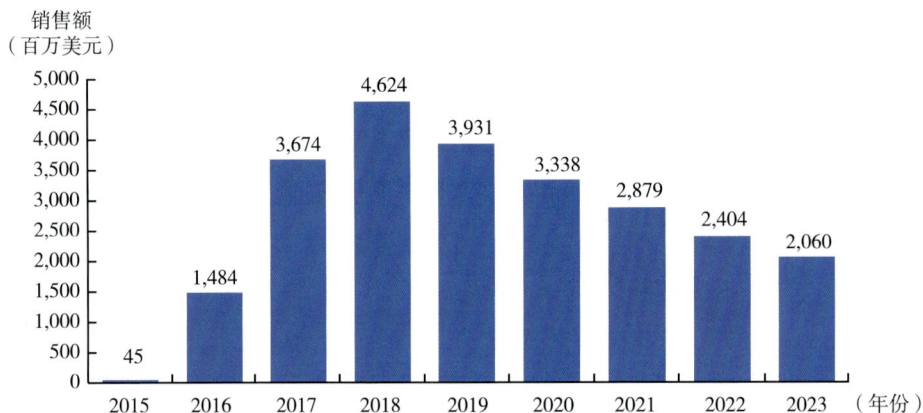

销售额
（百万美元）

图 12-6　捷扶康历年销售额

绥美凯与捷扶康的销售额均在2018年达到峰值，此现象与2018年必妥维的上市密切相关。必妥维自上市起便迅速成为爆款产品，其具备诸多优势，如副作用小、耐药屏障高且剂量小。从副作用来看，依据前文GS-US-380-1489临床试验结果，必妥维在恶心发生率方面，显著低于多替拉韦组（5%对比17%），在其他副作用表现上与多替拉韦组相近。耐药屏障方面，体外研究显示，比克替拉韦与多替拉韦的耐药屏障优于拉替拉韦和艾维雷韦。在剂量方面，必妥维每片仅275mg，与绥美凯的950mg以及捷扶康的510mg相比，剂量明显更小。必妥维市场表现出色，上市次年销售额即超47亿美元，并于2022年突破百亿美元，成为具有标志性意义的重磅药物。

五、HIV 感染治疗药物最新研究进展

依据摩熵数科医药科技有限公司的全球药物研发数据库，截至2025年1月22日，全球范围内针对HIV感染治疗的在研药物（涵盖创新药、改良型新药以及生物类似药）总计达414款。其中，已获批准上市的药物有50款，2款已提交上市申请，处于三期临床阶段的有12款，处于一期临床与二期临床阶段的药物合计197款，处于临床前研究阶段的则有140款。

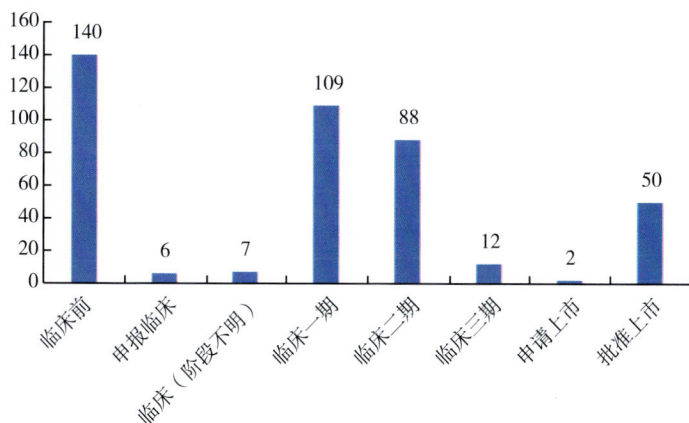

图12-7 全球在研的HIV感染治疗药物开发阶段

必妥维上市之后，截至2025年1月22日，于全球范围内，共有13款针对HIV感染的新药（包括创新药与改良型新药）首次获批上市，其具体信息呈现于下表：

表 12-1 必妥维上市后全球范围内获批上市针对 HIV 感染的新药

药品名称	公司	首次获批上市国家或地区	首次获批上市时间	备注
多替拉韦+恩曲他滨+丙酚替诺福韦	迈兰公司	美国	2018/2/9	"鸡尾酒疗法"1INSTI+2NRTIs
ibalizumab	中裕新药股份有限公司、Theratechnologies 公司	美国	2018/3/6	CD4 单抗
艾博韦泰	重庆前沿生物技术有限公司	中国	2018/5/23	融合抑制剂；多肽
多拉韦林	默沙东公司	美国	2018/8/30	NNRTI
多拉韦林+拉米夫定+富马酸替诺福韦二吡呋酯	默沙东公司	美国	2018/8/30	"鸡尾酒疗法"1NNRTI+2NRTIs
fostemsavir tromethamine	ViiV Healthcare 公司	美国	2020/7/2	附着抑制剂
卡替拉韦	ViiV Healthcare 公司	加拿大	2020/9/21	INSTI
卡替拉韦+利匹韦林	强生公司、ViiV Healthcare 公司	加拿大	2020/9/21	长效疗法INSTI+NNRTI
艾诺韦林	江苏艾迪药业股份有限公司	中国	2021/6/25	NNRTI
艾诺韦林+拉米夫定+富马酸替诺福韦二吡呋酯	江苏艾迪药业股份有限公司	中国	2022/12/30	"鸡尾酒疗法"1NNRTI+2NRTIs
阿兹夫定	河南真实生物科技有限公司	中国	2021/7/20	NRTI；Vif 抑制剂
来那帕韦	吉利德科学公司	欧盟	2022/8/17	衣壳抑制剂
多替拉韦+拉米夫定+丙酚替诺福韦	印度鲁宾制药有限公司	美国	2023/7/18	"鸡尾酒疗法"1INSTI+2NRTIs

2018年2月7日，Biktarvy 获 FDA 批准上市。时隔两日，即2018年2月9日，迈兰公司的三合一药物（包含多替拉韦50mg、恩曲他滨200mg以及丙酚替诺福韦25mg）在美国总统艾滋病紧急救援计划（President's Emergency Plan For Aids Relief，PEPFAR）框架下，获得 FDA 暂定批准，并可于发展中国家即刻投入使用。此前已述，多替拉韦系 ViiV Healthcare 公司于2013年推出的第二代 INSTI。恩曲他滨与丙酚替诺福韦组成的复方（商品名 Descovy），则是吉利德科学公司于2016年推出。对于吉利德科学公司这类创新药企业而言，在已拥有恩曲他滨和丙酚替诺福韦之后，即便多替拉韦已展现出良好效果，仍致力于探寻新的分子，以与自有药物进行联合，这一探索促成了后来 Biktarvy 的诞生，ViiV Healthcare 公司亦是如此。然而，像迈兰公司这种重点聚焦于艾滋病领域的仿制药巨头，情况大相径庭。任何已上市且效果良好的分子，均成为迈兰公司仿制的目标，并且其

极为乐于开展新的产品组合，进而推出了多替拉韦、恩曲他滨和丙酚替诺福韦的三合一片剂。尽管在此之前，患者已存在类似的组合用药方式，但将这些药物联合成一片，显著提升了用药的便利性。同时，仿制药厂商所推出药品的价格更为低廉，为非发达地区的艾滋病患者提供了颇具价值的用药选择。

Ibalizumab是一种能够特异性结合T细胞表面CD4受体的单克隆抗体。2018年3月6日，该药获FDA批准，用于治疗当前抗逆转录病毒治疗方案失败的HIV-1感染的多重耐药成人患者，商品名为TROGARZO。HIV在感染T细胞过程中，会选择性地吸附于T细胞表面的CD4受体，并在辅助受体的协同作用下进入T细胞。Ibalizumab能够与CD4受体结合，从而阻断HIV进入T细胞。该药物由中裕新药股份有限公司与Theratechnologies公司合作开发，其最早由Biogen公司研发，基因泰克公司通过全资子公司Tanox公司从Biogen公司处购得此药，随后转让给中裕新药股份有限公司。Trogarzo的获批基于临床试验TMB-301的结果。该试验招募了40名感染多重耐药性HIV的患者，这些患者均历经大量治疗，部分患者甚至接受过10种及以上抗逆转录病毒疗法。即便如此，他们血液中的病毒水平依旧维持在较高状态。研究人员发现，在现有治疗方案基础上额外加入Ibalizumab治疗1周后，大部分患者血液中的HIV-RNA水平显著下降。24周后，43%的患者其HIV-RNA水平仍处于抑制状态。对于这些极度缺乏有效治疗方案的患者而言，Trogarzo带来了显著益处。Ibalizumab是一种作用机制全新的HIV感染治疗药物，且属于长效制剂，每14天给药一次，为原本无药可用的HIV重度感染者提供了新的用药选择。2022年，该药全球销售额达2,960万美元。

2018年5月23日，我国自主研发的艾滋病治疗新药艾博韦泰获NMPA批准上市。该药适用于与其他抗反转录病毒药物联合使用，治疗已接受过抗病毒药物治疗的HIV-1感染者，对流行的HIV-1病毒及耐药病毒均具有疗效。艾博韦泰是一种HIV-1融合抑制剂，通过与gp41功能区相结合，抑制其促融合功能的发挥。它以HIV-1跨膜糖蛋白gp41为作用靶标，作用于病毒生命周期最早期的关键环节，干扰HIV与宿主细胞的黏附或融合过程。艾博韦泰的Ⅲ期临床试验TALENT研究结果显示，以艾博韦泰为核心，取代两个核苷类逆转录酶抑制剂的两药方案，在治疗初治失败的HIV-1感染者时，患者能够获得快速且持久的病毒抑制效果，治疗48周的效果不劣于标准二线三药联合治疗方案。艾博韦泰具有高耐药屏障、无注射位点反应、长期每周一次注射给药依从性良好以及总体安全性佳等优点。目前，全球仅有两款针对gp41的融合抑制剂获批上市，首款是2003年在美国获批上市的恩夫韦肽。然而，恩夫韦肽的半衰期仅为3至4小时，使用该药物的患者需每日自行注射两针，频繁注射所带来的不便以及不良反应，极大地限制了恩夫韦肽的临床应用。艾博韦泰的创新之处不仅在于它是一种新型融合抑制剂，更在于实现了长效，其半衰期可延长至12天。与其他类别抗病毒药物相比，艾博韦泰还具有一个显著优势，即毒副作用较小。艾博韦泰是一种多肽，多肽降解后的产物为氨基酸，一般不会在特定器官组织中累积，且易于通过肝、肾从体内快速清除，因此几乎不存在异物代谢引发的毒理学问题。由于代谢途径的差异，艾博韦泰与其他药物发生明显相互作用的情况也较少，在联合用药时具有较高的安全性。就现有药物而言，融合抑制剂与整合酶抑制剂联合使用，将为患者提供安全且强效的治疗方案。

2018年8月30日，默沙东公司的多拉韦林以及以多拉韦林为核心的三联复方多拉米替（另外两种成分为拉米夫定和富马酸替诺福韦二吡呋酯）获FDA批准上市。多拉韦林适用于与其他抗反转录病毒药物联合，治疗无NNRTI类耐药的HIV-1感染的体重在35公斤以上的成年及儿童患者。多拉米替适用于治疗HIV-1感染且无NNRTI类药物、拉米夫定或替诺福韦病毒耐药性既往或现有证据的体重在35公斤以上的成年及儿童患者。多拉韦林商品名为PIFELTRO，多拉米替商品名为DELSTRIGO。多拉韦林属于新一代的NNRTI。前文提及，在1996年至2007年期间，核心药物主要为NNRTI和蛋白酶抑制剂。但此阶段的NNRTI药物存在诸多局限性，当病毒RNA>10^5拷贝/ml时，治疗失败率高，病毒抑制持续时间短，耐药屏障较低。同时，该阶段药物会引发腹泻、贫血、高脂血症等不良反应，导致患者依从性差，极易致使治疗失败。此后，尽管属于第二代NNRTI的依曲韦林和利匹韦林分别于2008年和2011年在美国获批上市，但由于存在服药对饮食的要求、耐药屏障较低、不良反应较多以及药物相互作用等问题，NNRTIs类药物逐渐失去优势地位。特别是在多替拉韦等第二代整合酶抑制剂药物上市后，各大临床诊疗指南愈发倾向于推荐含整合酶抑制剂的方案作为一线治疗方案，NNRTIs类药物的推荐次序逐渐靠后。多拉韦林的获批上市，为NNRTIs类药物保留了一定市场份额。在一些特定的用药场景下，多拉韦林可能是更为适宜的推荐选择。多拉韦林以及多拉米替的批准上市主要基于两项临床研究DRIVE-AHEAD和DRIVE-FORWARD的结果数据。DRIVE-AHEAD纳入了

728名尚未接受治疗的HIV感染者，随机分为实验组和对照组，对照组接受替诺福韦/恩曲他滨/依非韦伦合剂（每日一次，每次一片），实验组用药为多拉米替片，对研究对象的病毒抑制情况和不良反应发生情况进行随访。48周时，实验组有84%、对照组有81%达到病毒载量低于检测下限，证明多拉米替片在抗病毒效果上非劣于传统含依非韦伦的方案。在不良反应方面，因不良反应而中断治疗的比例，实验组为3%，低于对照组的7%。尤其值得注意的是，实验组的神经系统不良反应（如头晕、睡眠问题、怪梦、认知功能改变等）明显少于对照组。治疗96周后，多拉米替组有77.5%、依非韦伦组有73.6%达到病毒抑制状态，两组抗病毒效果依然相当。DRIVE-FORWARD则将多拉韦林与蛋白酶抑制剂中具有较高耐药屏障的达芦那韦（含增强剂）进行对比。该研究纳入了766名未接受过抗病毒治疗的HIV感染者，其中84.2%为男性，平均年龄35岁，平均CD4细胞计数为422个/μl。随机分为实验组和对照组，实验组的核心药物为多拉韦林，对照组选择含增强剂的达芦那韦为核心药物，分别与替诺福韦/恩曲他滨或阿巴卡韦/拉米夫定构成的骨架药物组成治疗方案。治疗48周后，多拉韦林组有84%、达芦那韦组有80%达到病毒抑制（<50copies/ml），证明在抗病毒疗效上，多拉韦林组非劣于达芦那韦组。在不良反应发生情况上，多拉韦林组和达芦那韦组分别有2%和3%因药物副作用而中断治疗。治疗96周后，多拉韦林组有73.1%、达芦那韦组有66%达到病毒抑制，多拉韦林组的病毒抑制效果优于达芦那韦组。

2020年7月2日，ViiV Healthcare公司的fostemsavir tromethamine获FDA批准上市，商品名为RUKOBIA。该药适用于联合其他抗逆转录病毒药物，用于治疗曾尝试多种HIV疗法（heavily treatment-experienced，HTE）、且因耐药/不耐受或安全性考量导致当前抗逆转录病毒药物方案治疗失败的多重耐药HIV-1成人感染者。Fostemsavir tromethamine是一种全新机制的HIV治疗药物——附着抑制剂。Fostemsavir作为前药，给药后在体内代谢为temsavir，temsavir能够直接与病毒表面糖蛋白gp120结合（gp120在病毒入侵人体机制中起着至关重要的作用），进而阻止HIV病毒附着到宿主免疫系统CD4⁺T细胞和其他免疫细胞上，防止HIV病毒感染这些细胞并增殖。

Fostemsavir tromethamine的批准基于在HTE多重耐药HIV患者中开展的关键Ⅲ期临床研究BRIGIIT的结果数据。BRIGHT是一项包含2个队列（随机和非随机）的研究，旨在评估fostemsavir tromethamine在既往已过度治疗的HIV-1成人感染者中的安全性和有效性。研究共纳入371例患者，这些患者尽管服用抗逆转录病毒药物，但血液中的病毒（HIV-RNA）水平依然很高。大多数患者接受HIV治疗超过15年（71%）、在进入试验前曾接受过5种或更多种不同的HIV治疗方案（85%）和/或有艾滋病史（86%）。其中，272名患者在随机队列（主要队列）接受治疗，另外99名患者在非随机队列接受治疗。试验的主要队列患者除服用失败的抗逆转录病毒方案外，每天还接受两次fostemsavir tromethamine或安慰剂治疗，为期8天。在第8天，接受fostemsavir tromethamine治疗的患者血液中HIV-RNA水平的下降明显大于服用安慰剂的患者。第8天后，所有患者都接受了fostemsavir tromethamine和其他抗逆转录病毒药物的治疗。服用fostemsavir tromethamine和其他抗逆转录病毒药物24周后，53%的患者实现了HIV-RNA抑制，即HIV水平低到可认为无法检测到。96周后，60%的患者继续保持HIV-RNA的抑制。

Fostemsavir tromethamine是一种全新作用机制的药物，对其他种类的抗逆转录病毒药物未显示出耐药性，其上市为那些因各种原因无法用其他药物抑制病毒的HTE多重耐药HIV-1成人感染者提供了重要的治疗选择。2022年，该药的全球销售额达到1.1亿美元。

2020年9月21日，ViiV Healthcare公司的卡替拉韦在加拿大获批上市，获批剂型有片剂和注射剂，其中片剂为卡替拉韦钠片，商品名为Vocabria，注射剂是卡替拉韦和利匹韦林联合使用的注射液，商品名为Cabenuva。2020年12月17日，Vocabria和Cabenuva在欧盟获批上市，2021年1月21日在美国获批上市，2023年7月11日在我国获批上市。卡替拉韦是一种新的INSTI，用于接受稳定抗逆转录病毒方案治疗后已达病毒学抑制的成人HIV-1感染者。临床上主要使用卡替拉韦/利匹韦林注射液，卡替拉韦片剂与利匹韦林片剂联用，可作为注射疗法开始前的口服导入用药，或作为未按计划进行注射治疗者的口服治疗方案。

卡替拉韦/利匹韦林注射液的重要意义在于，它是一种长效的HIV疗法，每月或每两月给药一次，比以往任何HIV疗法的给药频率都低，可将患者的用药频率减少到每年仅需6次（或12次）。卡替拉韦/利匹韦林注射液有三项关键性临床研究：Ⅲ期ATLAS和FLAIR研究，以及Ⅲb期ATLAS-2M研究，共计招募了来自16个国家的1,200多名研究对象。ATLAS和FLAIR研究证明了卡替拉韦和利匹韦林联合治疗方案相对于标准口服三药方案的有效性和耐受性，ATLAS-2M研究证明每两个月进行一次长效治疗的疗效与每月接受一次治疗相当。在ATLAS研究中，92.5%接受长效治疗的受试者和95.5%接受口服治疗的受试者在第48周仍保持病毒学抑制（调整后的差值：-0.3%；95%置信区间，-6.7%~0.7%），满足非劣效性标准。在FLAIR研究中，93.6%接受长效治疗的受试者和93.3%接受口服治疗的受试者在第48周仍保持病毒学抑制（调整后的差值：0.4%；95%置信区间，-3.7%~4.5%），满足非劣效性标准。在ATLAS-2M研究中，48周治疗后，每8周接受一次卡替拉韦与利匹韦林长效疗法不劣效于每4周接受一次治疗的疗效（调整差值：0.8%，95%置信区间：-0.6%，2.2%）。2022年，卡替拉韦注射液的全球销售额达到5,540万美元。

2021年6月25日，江苏艾迪药业股份有限公司的1类新药艾诺韦林获得NMPA批准上市，适用于与核苷类抗逆转录病毒药物联合使用，治疗成人HIV-1感染初治患者。2022年12月30日，江苏艾迪药业股份有限公司的三联复方艾诺米替（艾诺韦林+拉米夫定+富马酸替诺福韦二吡呋酯）获得NMPA批准上市，用于治疗成人HIV-1感染初治患者。艾诺韦林与前文提到的默沙东公司的多拉韦林一样，是一种全新结构的第三代NNRTI。Ⅲ期临床研究试验结果显示，其抗病毒有效性与对照组的依非韦伦相当，可快速降低患者体内病毒载量，对高、低基线病毒载量抑制均有效且疗效持续稳定；在安全性方面，艾诺韦林能减少头晕、睡眠障碍等中枢神经系统不良反应，脂代谢指标控制良好，肝毒性和皮疹发生率低。

目前，国内临床一线治疗方案普遍应用的依非韦伦，为第一代非核苷类逆转录酶抑制剂药物，针对HIV初治患者疗效明确，但神经毒性较为严重，不良反应明显；第二代非核苷类逆转录酶抑制剂如利匹韦林经过临床实践表明，对于HIV初治患者，其与依非韦伦有着相似的病毒学效果，但对于更高病毒载量的患者则有效性下降。艾诺韦林获批上市后有望填补该细分领域国产创新药物空白，有效提高临床先进药物的可及性。

2021年7月20日，河南真实生物科技有限公司的阿兹夫定获得NMPA批准上市，与核苷逆转录酶抑制剂及非核苷逆转录酶抑制剂联用，用于治疗高病毒载量（HIV-1RNA ≥ 100,000copies/ml）的成年HIV-1感染患者。阿兹夫定是新型核苷类逆转录酶和辅助蛋白Vif（Viral infectivity factor）抑制剂，也是首个上述双靶点抗HIV-1药物。核苷类逆转录酶抑制剂的作用机制前文已经介绍，辅助蛋白Vif

是一种与病毒感染性因子有关的蛋白质，有研究发现，Vif能调整被感染细胞的分裂周期，建立适宜HIV增殖的环境，促进HIV增殖，抑制它能够抑制病毒复制。与已上市的核苷类逆转录酶抑制剂相比较，阿兹夫定具有独特的作用机制，能够选择性进入HIV-1靶细胞外周血单核细胞中的CD4细胞或CD14细胞，发挥抑制病毒复制功能。

临床研究结果显示，阿兹夫定口服剂量极小，用药5天后，靶细胞（外周血单核细胞）内有效药物的浓度仍高于抑制半数病毒的浓度。此外，该药在外周血细胞半衰期长达93个小时，显示出长效性。其低剂量、多靶点、长效口服，并且具有用药后4天以上100%抑制HIV复制的预防性等优势，有望进一步提高患者的生活质量。阿兹夫定广为人知是在获批新型冠状病毒适应证之后，为国内新型冠状病毒患者提供了便宜可及的用药选择。

2022年8月17日，吉利德科学公司的来那帕韦在欧盟获批上市，2022年12月22日在美国获批上市，用于治疗成人多重耐药的HIV-1感染。来那帕韦是一种衣壳抑制剂，系同类首创新药。HIV的衣壳蛋白在整个病毒生命周期中发挥多种作用，例如：逆转录、细胞质转运、跨核转运和病毒粒子成熟，抑制衣壳蛋白能够抑制病毒的作用。

来那帕韦的获批是基于临床研究CAPELLA的积极数据，CAPELLA是一项Ⅱ/Ⅲ期双盲、安慰剂对照的全球多中心研究，评估了来那帕韦治疗既往已接受过多种疗法的对多种药物耐药的HIV-1感染者的疗效和安全性。结果显示，在14天的功能性单药治疗结束时，来那帕韦治疗组有88%（n=21/24）的患者HIV-1病毒载量至少降低了0.5 log10拷贝/毫升，而安慰剂组达到这一水平的患者比例仅为17%（n=2/12）。此外，与安慰剂组相比，来那帕韦治疗组病毒载量下降幅度更显著。来那帕韦作为首个上市的衣壳抑制剂，与过往已上市药物的作用机制不同，为已经产生多种耐药的患者带来了新的用药选择。此外，来那帕韦注射液是一种超长效制剂，一年只需注射两次，对患者非常友好。

2023年7月18日，印度鲁宾制药有限公司的多替拉韦、拉米夫定、丙酚替诺福韦三联复方被FDA暂定批准。与迈兰一样，印度鲁宾制药有限公司也是一个仿制药巨头，这三种药物的组合在临床实际使用已久，仿制药厂商将其做成复方制剂。

在"鸡尾酒疗法"及多种多样的药物治疗下，艾滋病已经成为慢性病，但是仍然存在药物使用久了之后的耐药性问题。因此，艾滋病药物开发的一大方向就是新的作用机制的药物的开发。另外，因为艾滋病患者是终身服药，长效制剂的开发更受欢迎，也是一大发展方向，相信会有越来越多的药物解决未满足的艾滋病患者的临床需求。

六、启示

自1981年人类首次报道艾滋病病例，至2016年国际各类会议开始提出HIV是一种可防可控的慢性病，其间历经35年。在此进程中，人类对HIV从逐步认知走向逐步攻克。从HIV的成功分离，到逆转录酶抑制剂、蛋白酶抑制剂、整合酶抑制剂相继研发问世，随着对HIV认知的不断深化，更为有效的药物持续被开发出来，充分彰显了科技进步对现实应用的引领价值。

与此同时，面对这一重大疾病，国际合作发挥了关键作用。尽管蒙塔尼耶与加罗之间曾出现专利纠纷，但不可忽视的是，为加速对病毒的认知，两国课题组秉持相互协作、资源共享的合作精神。

在抗击艾滋病的历程中，也曾遭遇挫折。早期，大量资源聚焦于疫苗研发，却均以失败告终，直至今日，仍未有一款艾滋病疫苗获批上市。所幸，治疗药物迅速获批，资源随即向药物研发倾斜，这才推动了后续药物的持续迭代升级，成功将艾滋病转变为可控的慢性病。事实上，面对病毒，开发疫苗往往是首要考量，毕竟人类历史上不乏依靠疫苗战胜病毒的成功范例，这使得早期人们自然期望借由疫苗实现一劳永逸的防治效果。然而，每种病毒都有其独特属性，HIV的特性致使其疫苗研发困难重重。当此路受阻时，及时尝试其他途径，在医药领域尤为关键。

艾滋病的攻克亦离不开"鸡尾酒疗法"这一重要治疗理念。该理念极大地提升了艾滋病的治疗成效，对后续药物研发产生了深远影响，堪称艾滋病治疗史上的重要里程碑，深刻体现了医学理念与药物研发相辅相成的关系。

附：必妥维开发大事记

1981年，美国CDC首次报告了艾滋病病例

1983年，法国巴斯德研究所的吕克·蒙塔尼耶首次分离出HIV

1987年，首个HIV治疗药物齐多夫定获批上市，是一个NRTI

1995年，首个HIV蛋白酶抑制剂沙奎那韦获批上市

1996年，首个NNRTI奈韦拉平获批上市

1996年，美籍华人何大一博士提出"鸡尾酒疗法"

2001年，吉利德科学公司的NRTI富马酸替诺福韦二吡呋酯获批上市

2003年，吉利德科学公司的NRTI恩曲他滨获批上市

2006年，吉利德科学公司推出第一个真正意义上的三合一口服抗HIV药物Atripla

2007年，首个HIV整合酶抑制剂拉替拉韦获批上市

2014年，比克替拉韦进入临床

2015年，吉利德科学公司开启多个Ⅲ期临床评估比克替拉韦/恩曲他滨/丙酚替诺福韦/的有效性及安全性

2018年，必妥维获FDA批准上市

2022年，必妥维全球销售额突破百亿美元

参考文献

[1]张红霞，黄荣清，杨建云等.艾滋病治疗药物的研究进展[J].科学技术与工程，2009，9（23）：7081-7087.

[2]孙建军，卢洪洲.艾滋病抗病毒治疗核心药物的变迁[J].中华传染病杂志，2019，37（4）：237-240.

[3]杨文思，王洋.艾滋病治疗药物—HIV抑制剂作用机制及研究进展[J].现代生物医学进展，2012，12（23）：4560-4562+4565.

[4]李芳琼，丁倩，詹金彪.HIV-1整合酶及其抑制剂的研究进展[J].中国生物工程杂志，2008（01）：80-86.

[5]郭宗儒.基于结构设计的蛋白酶抑制剂沙奎那韦、安普那韦和地瑞那韦[J].药学学报，2017，52（05）：832-836.

[6]摩熵数科医药科技有限公司数据库[DB/OL].https：//pharma.bcpmdata.com/.

［7］Barré-Sinoussi F，Ross AL，Delfraissy JF. Past，present and future：30 years of HIV research［J］. *Nat Rev Microbiol.* 2013，11（12）：877–883.

［8］Arribas JR. The rise and fall of triple nucleoside reverse transcriptase inhibitor（NRTI）regimens［J］. *J Antimicrob Chemother.* 2004，54（3）：587–592.

［9］Louis JM，Ishima R，Torchia DA，Weber IT. HIV-1 protease：structure，dynamics，and inhibition［J］. *Adv Pharmacol.* 2007，55：261–298.

［10］Pedersen OS，Pedersen EB. Non-nucleoside reverse transcriptase inhibitors：the NNRTI boom［J］. *Antivir Chem Chemother.* 1999，10（6）：285–314.

［11］Scarsi KK，Havens JP，Podany AT，Avedissian SN，Fletcher CV. HIV-1 Integrase Inhibitors：A Comparative Review of Efficacy and Safety［J］. *Drugs.* 2020，80（16）：1649–1676.

［12］Markham A. Bictegravir：First Global Approval［J］. *Drugs.* 2018，78（5）：601–606.

［13］Deeks ED. Bictegravir/Emtricitabine/Tenofovir Alafenamide：A Review in HIV-1 Infection［J］. *Drugs.* 2018，78（17）：1817–1828.

第十三章

新型冠状病毒治疗药物的破局者：瑞派乐

2021年12月22日，瑞派乐（英文商品名：Paxlovid，英文通用名：nirmatrelvir+ritonavir，中文通用名：奈玛特韦＋利托那韦）于美国获批获得紧急使用授权。2022年，该药销售额达189亿美元，成功跻身标志性重磅药物之列。

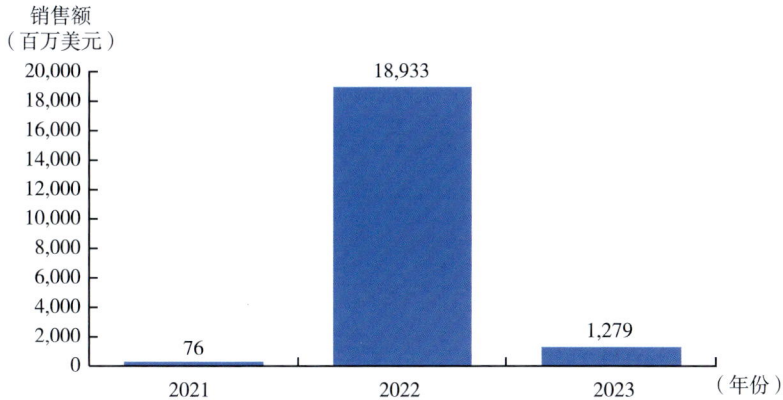

图13-1　瑞派乐历年销售额

一、从新型冠状病毒感染说起

在人类历史的宏大叙事中，新型冠状病毒感染疫情所历经的三年，不过是短暂一瞬，恰似长河中的一朵渺小浪花。然而，对于身处其中的人们而言，这段经历刻骨铭心，成为难以磨灭的记忆。

2019年，12月1日，《柳叶刀》杂志披露首位确诊病例于当日发病。12月8日，武汉市卫生健康委员会通报首例确诊病例的发病情况。12月26日，深圳华大基因科技有限公司收到来自武汉的不明原因病例样本。12月29日，武汉市启动流行病学调查，首批7名感染患者被收治至武汉市金银潭医院。12月30日，武汉市卫生健康委员会发布《关于做好不明原因肺炎救治工作的紧急通知》。12月31日，武汉市卫生健康委员会报告，武汉市发现27例肺炎病例，其中7例病情严重，其余病例病情稳定可控。病例临床表现主要为发热，少数患者出现呼吸困难症状，胸片显示双肺浸润性病灶，新型冠状病毒由此登上历史舞台。

2020年1月1日，国家卫生健康委员会成立疫情应对处置领导小组。1月2日，中国科学院武汉病毒研究所获取新型冠状病毒全基因组序列。1月4日，中国疾病预防控制中心成功研制出高特异性的PCR检测试剂。1月6日，世界卫生组织首次就中国的不明原因肺炎发布新闻资讯。1月7日，中国疾病预防控制中心成功分离出首株新型冠状病毒毒株。1月8日，国家卫生健康委员会专家组确认新型冠状病毒为此次疫情的病原体。1月9日，武汉市出现首例新型冠状病毒肺炎死亡病例。1月11日，武汉市卫生健康委员会首次将"不明原因的肺炎"正式更名为"新型冠状病毒感染的肺炎"。1月13日，泰国公共卫生部通报新型冠状病毒感染确诊病例。1月15日，国家卫生健康委员会发布第一版诊疗方案。1月16日，日本确认出现首例新型冠状病毒感染病例。1月20日，钟南山院士在接受中央电视台采访时明确表示，"新型冠状病毒肯定存在人传人现象"。1月22日，美国和中国香港特别行政区均确诊首例感染病例。1月23日，武汉市实施"封城"措施：全市城市公交、地铁、轮渡、长途客运暂停运营；若无特殊原因，市民不得离开武汉，武汉天河国际机场、火车站等离汉通道暂时关闭。1月24日除夕，全国确诊病例数突破1,000人。1月25日，澳大利亚确诊首例新型冠状病毒感染病例。1月28日，中国医学科学院指出蝙蝠是病毒起源；全国累计病例数超过5,000人，超过非典时期的病例数；西藏自治区出现疑似病例，至此全国所有省级行政区均报告了感染病例。1月31日，世界卫生组织将新型冠状病毒疫情列为国际关注的突发公共卫生事件。2月11日，世界卫生组织总干事谭德塞在瑞士日内瓦宣布，将新型冠状病毒感染的肺炎命名为"COVID-19"。2月24日，世界卫生组织称中国疫情顶峰已过，尚未构成全球性大流行。2月26日，中东地区、美国、日本、韩国等国家和地区的新型冠状病毒确诊人数开始持续增加。2月28日，世界卫生组织宣布将新型冠状病毒肺炎疫情全球风险级别上调为"非常高"。4月8日零时，经过76天的坚守，武汉市解除封锁；武汉疫情期间累计确诊50,340例病例，累计死亡3,869人。6月11日，北京市新发地批发市场疫情爆发，累计病例达335例。7月，辽宁省大连市疫情爆发，累计出现100多例病例。2020年下半年，全国疫情防控形势较为乐观，由于管理规范、处置及时，多次实现疫情清零。然而，国外疫情却愈发严峻。

2021年，1月2日，河北省石家庄市藁城区小果庄村疫情爆发。1月6日至29日，河北省石家庄市实施"封城"，成为第二个被封城的省会城市。期间，吉林省通化市也爆发疫情，出现了"1传141"的传播情况。3月29日，云南省边境城市瑞丽因疫情反复，进入一段长期的疫情防控状态。7月20日，江苏省南京市禄口国际机场工作人员检测呈阳性，最终南京市累计确诊病例达235例，并传染至多个地区。10月下旬至11月上旬，内蒙古自治区额济纳旗出现疫情。12月9日，陕西省西安市疫情暴发，随即开始实施封闭式管理。2021年，大部分城市未出现疫情，人们基本不再佩戴口罩，也不再进行核酸检测，度过了一段相对平稳的时期。然而，进入2022年后，疫情大面积爆发且持续不断，几乎影响到每个人的生活。

2022年，1月份香港特别行政区疫情大规模爆发，数月内造成近万人病亡。此后，中国国内多地疫情频发。2月份，吉林省吉林市和长春市因境外输入导致疫情爆发，感染病例超过四万例。3月份起，以上海市为重点，多地疫情相继爆发，上海市确诊病例达60多万例。4月1日，上海市开始全域静态管理。8月6日，海南省三亚市开始实行全域静态管理，超过8万名游客滞留当地。8月8日，西藏自治区发现4名阳性病例，至此全国所有省级行政区再次全部出现疫情。10月4日，河南省郑州市疫情爆发。10月下旬，郑州富士康被曝厂区出现疫情。12月26日晚，国家卫生健康委员会发布公告，将新型冠状病毒肺炎更名为新型冠状病毒感染。自2023年1月8日起，解除对新型冠状病毒感染采取的《中华人民共和国传染病防治法》规定的甲类传染病预防、控制措施；新型冠状病毒感染不再纳入《中华人民共和国国境卫生检疫法》规定的检疫传染病管理。

2023年5月5日，世界卫生组织宣布，新型冠状病毒感染疫情不再构成"国际关注的突发公共卫生事件"。

新型冠状病毒的正式名称为严重急性呼吸综合征冠状病毒2（Severe Acute Respiratory Syndrome Coronavirus 2，SARS-CoV-2）。冠状病毒在系统分类上隶属于套氏病毒目冠状病毒科冠状病毒属。在SARS-CoV-2出现之前，已发现的能够感染人类的冠状病毒共有6种，分别为HCoV-229E、HCoV-OC43、HCoV-NL63、HCoV-HKU1、SARS-CoV和MERS-CoV。其中，SARS-CoV是2002年"非典"爆发的病因，MERS-CoV是2012年中东呼吸综合征的病因。HCoV-229E、HCoV-OC43、HCoV-NL63和HCoV-HKU1较为常见，可致使免疫功能正常的宿主出现感冒症状。SARS-CoV-2结构如后文图示，其有包膜，呈圆形或椭圆形，直径60~140nm，基因组为单股正链RNA即ss（+）RNA，包含4种主要的结构蛋白：刺突蛋白（Spike protein，S蛋白）、膜蛋白（Membrane protein，M蛋白）、包封蛋白（Envelope protein，E蛋白）和核衣壳蛋白（Nuclcocapsid，N蛋白）。

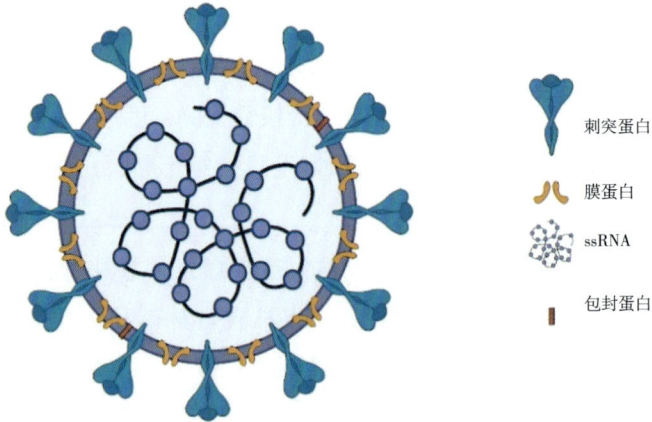

图13-2　SARS-CoV-2结构

SARS-CoV-2的生命周期如下：S蛋白与细胞表面的血管紧张素转化酶2（angiotensin converting enzyme 2，ACE2）相结合，随即S蛋白发生构象改变。这一变化后的构象可促使病毒的膜蛋白与细胞膜发生融合，之后病毒借助内吞途径进入细胞内部。

进入细胞后，病毒脱壳，将单股正链RNA（ss（+）RNA）释放至细胞质中。此ss（+）RNA可直接作为信使RNA（messenger RNA，mRNA），利用宿主细胞的核糖体进行翻译，进而产生两种多聚蛋白pp1a和pp1ab。随后，负责切割这两种聚合蛋白的3C样蛋白酶（3C-likeprotease，3CLpro）和木瓜样蛋白酶（papain-like protease，PLpro）以自溶性方式脱离，自行脱落的这两种酶会对多聚蛋白进行切割，产生十余种非结构蛋白，其中包含RNA依赖的RNA聚合酶（RNA-dependent RNA polymerase，RdRp）。

RdRp与nsp7、nsp8等因子共同形成转录复制复合体，该复合体负责合成全长的单负链RNA（ss（-）RNA），并以ss（-）RNA为模板合成ss（+）RNA。同时，RdRp通过不连续转录机制生成一系列亚基因组mRNA，这些mRNA进一步被翻译成一系列病毒蛋白。最终，ss（+）RNA与病毒蛋白通过内质网-高尔基体中间隔室装配成新的病毒颗粒，并分泌至细胞外。

二、新型冠状病毒疫苗及治疗药物的开发

疫情暴发后，全球范围内的医药企业及科研机构积极投身于新型冠状病毒疫

苗与治疗药物的研发工作。依据摩熵数科医药科技有限公司的数据，截至2023年10月31日，全球在研的新型冠状病毒疫苗共计521款，其中进入临床阶段的有256款，获批上市的达46款。疫苗按照技术路线可划分为灭活疫苗、重组蛋白疫苗、病毒载体疫苗和mRNA疫苗等类别。

灭活疫苗的制备，是先对病毒进行培养，再采用理化方法将病毒灭活，同时保持其抗原颗粒的完整性，使其丧失致病能力但保留抗原性，最后经一系列纯化技术制备而成。该类疫苗因病毒缺乏复制能力，免疫原性相对较低，往往需多次接种才能获得长期免疫效果。2020年12月30日，国药集团中国生物北京生物制品研究所的新型冠状病毒灭活疫苗获批上市，成为首款获批的国产灭活疫苗。2021年2月5日，科兴控股生物技术有限公司的新型冠状病毒灭活疫苗获批上市。同年2月25日，国药集团中国生物武汉生物制品研究所的新型冠状病毒灭活疫苗也获批上市。

重组蛋白疫苗运用基因重组技术制备。具体是将病毒基因中编码目的抗原的基因片段植入工具细胞的基因组内，利用工具细胞表达所需的抗原成分，再经纯化制成疫苗。此类疫苗含有能诱导人体免疫应答的抗原，但不具备病毒基因组，无复制性。2021年2月22日，重庆智飞生物制品股份有限公司与中国科学院微生物研究所联合开发的重组新型冠状病毒蛋白疫苗在乌兹别克斯坦获批上市，成为国际上首个上市的新型冠状病毒重组蛋白疫苗，并于同年3月10日在中国获批紧急使用。灭活疫苗和重组蛋白疫苗主要通过抗原进入人体诱导体液免疫，因抗原无法感染人体细胞，无法引发人体的细胞免疫。仅有体液免疫而缺乏细胞免疫，致使疫苗免疫原性不高，免疫持续时间较短，所以通常需多次注射。

若要既引发体液免疫，又能引发细胞免疫，疫苗需具备感染细胞的能力。病毒载体疫苗，又称减毒活疫苗，便能满足这一要求。其技术方法是将编码目的抗原的基因重组到有复制缺陷的病毒基因组中，随后将病毒制备成疫苗，常用的载体病毒为腺病毒。2020年12月30日，英国牛津大学与阿斯利康制药有限公司研发的重组黑猩猩腺病毒疫苗在英国获批上市。2021年2月25日，我国首款腺病毒载体疫苗——重组新型冠状病毒疫苗（5型腺病毒载体）正式获批使用，该疫苗由康希诺生物股份公司与军事科学院军事医学研究院生物工程研究所共同开发。同年2月27日，美国强生公司研发的人类26型腺病毒疫苗在美国获批上市。

新型冠状病毒的暴发给mRNA疫苗带来了崭露头角的机会。mRNA疫苗是将编码目的抗原的 mRNA 经过特定处理后，直接注射入人体，借助人体的蛋白质合成系统生产出所需抗原，进而触发人体免疫应答。mRNA 疫苗具有诸多显著优势：具备感染细胞的过程，能够同时引发体液免疫和细胞免疫，免疫原性强；生产过程不涉及活的病原体，可有效规避病毒泄露和感染风险；生产周期短，灵活性好。辉瑞制药有限公司与 BioNTech 公司合作研发的 mRNA 疫苗 Comirnaty 于 2020年 10 月 21 日在欧盟获批上市，Moderna 公司的 mRNA 疫苗 Spikevax 于 2020 年 12月 1 日在以色列获批上市。

根据摩熵数科医药科技有限公司数据，截至 2023 年 10 月 31 日，全球范围内在研的新型冠状病毒治疗药物共计 1,151 款，其中进入临床阶段的有 560 款，批准上市的有 37 款。这些药物针对的靶点主要包括 S 蛋白、ACE2、3CLpro、RdRp等。S 蛋白在病毒进入宿主细胞过程中发挥着关键作用，针对该蛋白开发的药物数量最多。已上市的针对 S 蛋白的药物主要为抗体药物。最早获批上市的是礼来公司的 bamlanivimab，于 2020 年 11 月 9 日被 FDA 批准上市。bamlanivimab通过结合 S 蛋白的受体结合结构域，阻止病毒与 ACE2 受体结合。临床试验显示，bamlanivimab 在基线症状改善方面优于安慰剂。2021 年 2 月 9 日，礼来公司的 etesevimab 获得 FDA 批准上市，联合使用 bamlanivimab 和 etesevimab 可降低与COVID-19 相关的住院率和死亡率。然而，由于 SARS-CoV-2 的 S 蛋白位点突变较快，病毒变异后，针对过往毒株研发的抗体对新变异株的活性减弱甚至无效。鉴于 bamlanivimab 和 etesevimab 对新变异株的中和能力有限，美国政府相关部门于当地时间 2021 年 6 月 25 日宣布在美国暂停供应 bamlanivimab/etesevimab 双抗体疗法。

2020 年 11 月 21 日，再生元制药公司的单克隆抗体 casirivimab 和 imdevimab组合疗法（REGEN-COV）获得 FDA 批准上市。临床试验表明，该组合疗法能够降低基线血清阴性的住院患者 28 天死亡率，并缩短症状性疾病和高病毒载量的持续时间。同样因病毒变异，2022 年 1 月，FDA 认为 REGEN-COV 对奥密克戎变种不再有效，暂停了这款药物的紧急授权。2021 年 5 月 26 日，葛兰素史克公司和 Vir Biotechnology 公司研发的 sotrovimab 获得 FDA 批准上市。2022 年 4 月 5日，FDA 表示，由于奥密克戎 BA.2 亚变体引发的新型冠状病毒病例增加，且数据显示 sotrovimab 疗法对 BA.2 亚变体效用不大，因此不再授权其在美国用于新型冠状病毒治疗。此外，阿斯利康制药有限公司的 tixagevimab 和 cilgavimab 组合

（Evusheld）于2021年12月8日在美国获批上市，腾盛博药医药技术有限公司的安巴韦单抗和罗米司韦单抗组合于2021年12月8日在我国获批上市，礼来的bebtelovimab于2022年2月11日在美国获批上市，其中安巴韦单抗和罗米司韦单抗以及bebtelovimab现已撤市。

ACE2作为S蛋白进入人体细胞的结合受体，受到研究人员的关注。目前获批上市的针对ACE2的药物仅有一氧化氮鼻喷雾剂（NONS），其于2020年3月在以色列和新西兰获批上市。临床试验表明，NONS是一款安全有效的抗病毒治疗药物，可预防新型冠状病毒传播，缩短病程并减轻症状严重程度。在最初的24小时内，NONS将平均病毒载量降低约95%，并在72小时内降低99%以上。

3CLpro是SARS-CoV-2复制时的关键酶，是重点关注的靶点。本章所提及的Paxlovid便是首款获批上市的3CLpro抑制剂，后续将详细阐述其开发历程。除Paxlovid外，获批上市用于治疗新型冠状病毒感染的3CLpro抑制剂还有盐野义的ensitrelvir、先声药业的先诺特韦/利托那韦和众生药业的来瑞特韦。Ensitrelvir于2022年11月22日在日本获批上市。Ⅲ期临床试验结果显示，与安慰剂组相比，ensitrelvir低剂量治疗组5个症状的消失时间缩短了24小时（167.9小时vs192.2小时），呈现出具有统计学意义的症状改善效果（p=0.04）。此外，在次要终点方面，给药第4天（3次给药后），治疗组患者的病毒RNA量相比安慰剂组显著减少（p<0.0001）。

先诺特韦/利托那韦于2023年1月28日获得NMPA批准上市，用于治疗轻中度新型冠状病毒感染的成年患者。临床数据显示，在轻中度新型冠状病毒成年感染者中，先诺特韦片/利托那韦片组治疗可有效缩短病程，快速、大幅降低病毒载量。先诺特韦片/利托那韦片组与安慰剂组相比，11种相关症状首次用药至症状完全消除时间可显著缩短约1.5天，其中重症高风险人群亚组显著缩短约2.4天，同时数据提示尽早使用疗效更优。在接受完整的5天疗程治疗后，先诺特韦片/利托那韦片组病毒载量显著下降约96%，显著缩短核酸转阴时间约2.2天。安全性数据显示，先诺特韦片/利托那韦片在中国轻中度新型冠状病毒患者中安全耐受性良好。

来瑞特韦于2023年3月21日被NMPA批准用于治疗轻中度新型冠状病毒感染的成年患者。来瑞特韦获批主要基于一项在轻中度COVID-19感染的成人患者中开展的随机、双盲、安慰剂对照Ⅲ期临床研究。研究结果表明，截至方案预设事件数的分析截止日，来瑞特韦片已达到方案预设的主要疗效终点指标，较安慰剂组显著缩短11项症状至持续临床恢复时间。同时，来瑞特韦组较安慰剂组可快速、显著降低新型冠状病毒受试者的病毒载量。与安慰剂组相比，试验组在不同时间点的11项症状至持续临床恢复的受试者比例、病毒转阴时间及不同时间点病毒转阴的受试者比例等方面也呈现出一致的疗效。安全性方面，来瑞特韦组不良事件发生率与安慰剂组相当。

RdRp是病毒合成的关键酶，抑制RdRp可阻断病毒复制。冠状病毒的RdRp具有高度保守性，SARS-CoV-2与SARS-CoV的RdRp氨基酸序列有96%相同。在SARS-CoV-2出现之前，已有许多针对RdRp的药物。SARS-CoV-2出现后，为缩短研发时间，对老药进行筛选，并筛选出一些有活性的化合物。其中，最为人熟知的是吉利德科学公司的瑞德西韦，在疫情初期被寄予厚望，于2020年10月22日被FDA批准。除瑞德西韦外，获批的还有法匹拉韦、莫诺拉韦和氢溴酸氘瑞米德韦。除上述靶点外，还有针对其他靶点的药物，如针对JAK的巴瑞替尼、针对核苷逆转录酶的阿兹夫定等，在新型冠状病毒流行期间均发挥了重要作用。

三、瑞派乐的开发之旅

2002年SARS疫情暴发后，研发SARS-CoV的3CLpro抑制剂成为研究人员重点攻坚方向之一。彼时，辉瑞制药有限公司开发出化合物PF-00835231，它是PF-07304814的活性形式。PF-07304814属于基于酮的半胱氨酸酶抑制剂，带有磷酸基，具备良好的溶解度，在生物体内易被碱性磷酸酶分解，进而生成PF-00835231。经荧光共振能量转移实验证实，PF-00835231能够有效抑制重组SARS-CoV 3CLpro。

COVID-19疫情出现后，研究人员对PF-00835231的抗病毒活性展开测试。以在Vero E6上皮细胞中测定的细胞毒性效应为依据，发现PF-00835231对SARS-CoV-2具有抗病毒活性，其EC50值为231nM。根据预测的药代动力学特性，将500mg的PF-07304814以小于0.25L的体积连续输注超24小时，可使PF-00835231的全身游离浓度达到0.5μM。临床前研究结果显示，PF-07304814具备所需的药代动力学特征，且安全性良好。此外，当PF-00835231与针对冠状病毒生命周期关键阶段的其他药物联合使用时，对COVID-19抗病毒活性具有额外增效作用。PF-07304814开展了静脉给药的临床试验（NCT04627532）。

在COVID-19大流行早期，除PF-07304814外，研究人员还筛选了其他对3CLpro有活性的既有药物，boceprevir便是其中之一，当时人们对其寄予厚望，其抗病毒作用的EC50值为15.57μM。Boceprevir的类似物MPI29和MPI30，也显示出对3CLpro的抑制作用，其中MPI29的效价水平接近动力学分析的检测极限。不过，由于boceprevir结构中P4 N端脲的存在，导致其在细胞水平的抗病毒活性仅处于中等程度。

在PF-07304814临床试验推进的同时，辉瑞制药有限公司基于该化合物又合成了另一款3CLpro抑制剂PF-07321332，即奈玛特韦。与需静脉给药的PF-07304814不同，奈玛特韦是一种便于给药的口服制剂。体外试验表明，奈玛特韦能够有效抑制3CLpro。在人血浆中，奈玛特韦约69%与蛋白结合。奈玛特韦可诱导CYP3A4、CYP2B6、CYP2C8和CYP2C9，对乳腺癌抵抗蛋白、多药及毒素外排转运蛋白2、有机阴离子转运蛋白1、有机阴离子转运蛋白3、有机阴离子转运多肽1B3和有机阳离子转运蛋白2的抑制作用较弱。在排泄物中，奈玛特韦是主要的药物相关物质及微小代谢产物，血浆中未发生改变的奈玛特韦是唯一可定量的药物相关物质。

奈玛特韦作为易于给药的口服制剂，被视作COVID-19治疗领域的变革性药物，其体内外试验结果为感染奥密克戎突变株的COVID-19患者的康复带来希望。Owen等人研究发现，74.5nM的奈玛特韦在Vero E6细胞中展现出较强的抗SARS-CoV-2 3CLpro活性，且无明显细胞毒性。研究人员在两种生理相关的细胞类型中对奈玛特韦的抗病毒能力进行评估，分别是表达ACE2的人癌源性肺泡基底上皮细胞和分化的正常人支气管上皮细胞。与VeroE6细胞不同，这两种细胞表达的P-gp较少，因而无需同时服用P-gp抑制剂即可评估其抗病毒活性。在细胞实验中，奈玛特韦对SARS-CoV、MERS-CoV和人类冠状病毒229E均显示出抗病毒活性，其90%有效浓度（Effective Concentration 90，EC90）值分别为317nM、351nM和620nM。体外数据表明，SARS-CoV-2变异株的3CLpro突变株依旧对奈玛特韦敏感。荧光共振能量转移分析显示，奈玛特韦对所有已知感染人类的冠状病毒均具有强效抑制作用，其中涵盖β冠状病毒（SARS-CoV、SARS-CoV-2、OC43、HKU1和MERS-CoV）和α-冠状病毒（NL63和229E）。研究人员在不同的SARS-CoV-2谱系中表达五种流行的3CLpro变异株，随后进行酶动力学分析，结果显示奈玛特韦对所有变异株均具有良好效力，这意味着奈玛特韦或许有助于治疗奥密克戎变异株感染。在人肝微粒体（经烟酰胺腺嘌呤二核苷酸磷酸培养）中开展的药物代谢研究表明，奈玛特韦的内在清除率为24.5ml/（min·mg），CYP3A4/5抑制剂酮康唑对其抑制率≥82%。此外，奈玛特韦还具备易于合成放大、溶解度高的优势。

一项基于荧光共振能量转移的裂解实验显示，野生型（USA-WA1）、G15S（λ）、K90R（α、β、γ）和P132H（o）的米氏常数分别为26.4±9.8、67.7±18.6、35.8±17.3和25.2±11.7μM，催化效率分别为31,500±18,600、16,500±5,400、28,300±12,600和20,800±9,350s^{-1}M^{-1}。奈玛特韦对突变体的抑制效力与野生型3CLpro相关。对3CLpro晶体结构的检测发现，突变位点远离奈玛特韦的结合位点，其中Pro132距离结合位点16Å（Cα-Pro132到Cα-Glu166），而K90R和G15S与结合口袋的距离分别为19Å和17Å，这降低了未来药物失效的可能性。氢氘交换（Hydrogen Deuterium Exchange，HDX）质谱分析显示，突变体与野生型具有相似的构象动力学特征。此外，晶体结构表明，突变体对结合口袋及突变位点周围结构的影响较小。晶体结构和HDX研究进一步证实了其生化性质。

针对T21I（流行于B.1.1.318变异株）、L89F（B.1.2变异株）和L205V（P.2，zeta变异株）开展的体外荧光共振能量转移实验显示，这些变异株的3CLpro活性（0.009至0.023s^{-1}M^{-1}）与野生型（0.016s^{-1}M^{-1}）相近。此外，奈玛特韦对不同蛋白酶突变体的抑制水平与野生型相当。奥密克戎3CLpro的熔点温度为53.6±0.1℃，相较于野生型的56.2±0.2℃略低。尽管奥密克戎3CLpro熔点较低，但奥密克戎和野生型的3CLpro在37℃时水解底物的速率相似，且持续时间长达24小时。此外，生化分析表明，野生型和奥密克戎3CLpro对GC-376、奈玛特韦和PF-00835231等共价抑制剂的敏感程度一致。

在体内研究方面，健康受试者单次口服300mg奈玛特韦（2×150mg片剂）后再服用100mg利托那韦片，奈玛特韦和利托那韦的Tmax分别为3.00小时和3.98小时，平均半衰期分别为6.05小时和6.15小时。肾排泄是奈玛特韦和利托那韦联用后消除的主要途径。300mg奈玛特韦约49.6%通过尿液排出，35.3%通过粪便排出。对放射性标记利托那韦开展的人体研究表明，利托那韦的清除主要通过肝胆系统进行，86%的放射性标记药物从粪便中回收，其中部分推测为未被吸收的利托那韦。

Owen等人的研究表明，使用300mg/kg和1,000mg/kg奈玛特韦治疗，可使细胞培养半数感染量平均肺滴度为log10 3.53±0.18和log10 3.02±0.42的小鼠体内病毒水平显著降低。在未感染的卫星组小鼠中，以300mg/kg的剂量每日给药2次，奈玛特韦的最低游离血浆浓度Cmin约为0.9×EC90；以1,000mg/kgBID给药时，奈玛特韦维持的Cmin游离血浆水平约为4×EC90。这些结果表明，在与体外抗病毒特性以及临床使用浓度相一致的情况下，奈玛特韦能够有效降低小鼠肺内的小鼠适应型SARS-CoV-2（SARS-CoV-2 MA10）病毒载量。对SARS-CoV-2 MA10感染小鼠肺组织进行的免疫组织化学和组织病理学分析显示，奈玛特韦能够限制细胞浸润，保护肺组织免受病毒诱导的损伤。

在SARS-CoV-2 MA10模型中对奈玛特韦体内抗病毒潜力的评估显示，感染SARS-CoV-2 MA10的Bagg和Albino（BALB/c）小鼠在10周龄时，鼻腔感染后体重下降约10%，死亡率最低。感染SARS-CoV-2 MA10后，每日两次给予奈玛特韦（300mg/kg和1,000mg/kg剂量）的小鼠与对照小鼠相比，体重未出现减轻。大鼠和猴对奈玛特韦耐受性良好，无可见有害作用水平（NOAELs）为猴子每日600mg/kg，大鼠每日1,000mg/kg。使用奈玛特韦每日两次，每次250mg/kg治疗后，叙利亚金黄地鼠可完全抵御β或δ COVID-19变异株的鼻内感染。

基于体外和体内数据，奈玛特韦（Nirmatrelvir，NTV）与利托那韦（Ritonavir，RTV）联合给药可延长NTV在体内的存在时间。RTV作为已上市蛋白酶抑制剂（如洛匹那韦和达芦那韦）的药代动力学增强剂，能够有效抑制CYP3A4，从而确保NTV维持治疗浓度。口服RTV（100mg）与NTV（250mg）12小时后，血浆浓度显著高于SARS-COV-2抗病毒EC90值（未结合EC90=90.5ng/mL，总EC90=292ng/ml，181nM），因此，该组合展现出对冠状病毒强大的抗病毒活性。在雄性、雌性Wistar大鼠和雌性兔中，对剂量范围为0mg/（kg·d）、60mg/（kg·d）、200mg/（kg·d）和1,000mg/（kg·d）的奈玛特韦开展的生殖和发育健康毒性研究表明，奈玛特韦不会导致畸形，也未降低胚胎-胎儿存活率。此外，该药物对雄性或雌性生育力以及早期胚胎发育的影响极小。不过，当母亲妊娠期体重增加减少时，胎儿体重略有下降。鉴于奈玛特韦对动物胚胎-胎儿发育和雄性或雌性生育力无临床显著影响，且无遗传毒理学相关发现，其生殖安全性可被接受。此外，NTV在体外对SARS-CoV-2突变株（如USA-WA1/2020SARS-CoV-2、α、 β、γ、λ、δ、μ和o）表现出病毒复制抑制作用，EC50值分别为38.0nM、41.0nM、127.2nM、24.9nM、21.2nM、15.9nM、25.7nM和16.2nM。

NTV Ⅰ期临床试验于2021年2月启动（临床试验编号为NCT04756531）。该试验为双盲、申办者开放、单次和多次递增剂量的研究，共招募70名无症状感染者，旨在评估药物的安全性、耐受性和药代动力学。研究分为五个部分：第1部分为单次剂量递增（single ascending dose，SAD）；第2部分为多次剂量递增（multiple ascending dose，MAD）；第3部分研究相对生物利用度和食物效应；第4部分关注代谢和排泄；第5部分探究超治疗暴露。其中，第1、2和5部分为双盲、申办方开放研究，第3和4部分为开放标签研究。研究中给予的治疗或干预为五种不同剂量的NTV以及剂量4的NTV/安慰剂。

采用交叉设计对三个时期的交错SAD队列进行分析，在超过10天的5个平行队列中评估了NTV/RTV每日两次给药的MAD。SAD和MAD的数据被应用于一种计算方法，以确定未来试验的剂量和给药方案。定量系统药理学（quantitative systems pharmacology，QSP）的一种算法模型研究了离散实验数据（即药物/化合物的试验）与"系统"之间的关联。所开发的方法确定了可在5天内降低病毒载量的药物剂量方案。在SAD评估中，13名受试者代表了18~60岁的人群，涵盖性别、种族、民族、体重、身高和身体质量指数等特征。MAD评估有29名受试者，超治疗性暴露有10名，剂量标准与SAD相同。SAD评估中，禁食状态下150mg、500mg和1,500mg的NTV，250/100mg（禁食）、250/100mg（进食）和750/100mg（禁食）的NTV/RTV的Cmax分别为667.7ng/ml、674.4ng/ml、1,538ng/ml、2,882ng/ml、3,323ng/ml和5,086ng/ml。

MAD持续10天，其中4名受试者给药剂量为75/100mg（NTV/RTV）BID（禁食），4名受试者给药剂量为250/100mg BID（禁食），7名受试者剂量为500/100mg BID（禁食），以及4名日本受试者剂量为250/100mg BID（禁食）。第1天，Cmax分别为1,042ng/ml、2,435ng/ml、3,051ng/ml和1,925ng/ml；第5天，Cmax分别为2,224ng/ml、4,774ng/ml、5,296ng/ml和3,674ng/ml；第10天，Cmax略有变化，分别为2,055ng/ml、5,123ng/ml、5,607ng/ml和3,772ng/ml。10名受试者接受了2,250/100mg（NTV/RTV）的超治疗暴露，在0、2和4小时分别给予750mg的剂量，Cmax达到15,940ng/ml。根据试验结果，QSP模型于2021年4月30日建议2/3期临床最佳给药剂量为300/100mgBID。

完成Ⅰ期临床试验后，辉瑞制药有限公司针对高危患者启动了2/3期研究EPIC-HR（NCT04960202）。EPIC-HR是一项随机、双盲、安慰剂对照的临床试验，旨在探究Paxlovid用于治疗经实验室确诊为SARS-CoV-2感染、有症状的非住院成年患者的疗效。参与试验的患者需年满18周岁，具备进展为重症疾病的预设危险因素，或年龄大于等于60岁（无论是否存在预设慢性疾病状况）。所有患者此前均未接种过COVID-19疫苗，且未曾感染过COVID-19。

在症状出现5日内接受治疗，且未接受COVID-19治疗性单克隆抗体治疗的患者中，截至28日随访时，相较于安慰剂组，接受Paxlovid治疗的患者因COVID-19相关住院或全因死亡的比例显著降低了89%。在该项分析中，977例患者接受了Paxlovid治疗，989例患者接受了安慰剂治疗。其中，Paxlovid组患者在28日随访期间因COVID-19住院或死亡的比例为0.9%，而安慰剂组为6.5%。

在既往对COVID-19病毒具有免疫力的患者中，同样观察到Paxlovid的治疗益处。在纳入试验时抗体呈阳性的EPIC-HR患者里，接受Paxlovid治疗的490例患者和接受安慰剂治疗的479例患者，在28日随访期间，COVID-19相关住院或全因死亡风险分别为0.2%和1.7%。

EPIC-HR与另一项试验EPIC-SR均提供了有关COVID-19反弹的信息。这两项试验数据显示，部分患者出现了SARS-CoV-2（RNA或病毒）排出反弹现象或COVID-19症状再次出现，且Paxlovid组与安慰剂组患者中均存在此类反弹情况。依据FDA当前获取的数据，Paxlovid治疗与COVID-19反弹之间尚未发现明确关联。

基于上述临床试验结果，Paxlovid于2021年12月22日在美国获得紧急使用授权。随后，于2021年12月31日在英国、2022年1月17日在加拿大、2022年1月28日在欧盟以及2022年2月10日在日本相继获得授权。2022年2月11日，Paxlovid获得中国应急附条件批准。

四、Paxlovid的销售

在COVID大流行期间，Paxlovid作为大众急需且具疗效的药品，受到各国政府广泛关注与大量采购。美国政府于2021年末，以每盒529美元的价格预定了2,000万盒Paxlovid，订单总额高达105.8亿美元，成为Paxlovid销售的主要力量。

在欧洲，德国和法国等大国也积极采购。2021年底，法国以每盒500欧元的价格预定了50万盒，德国则预定了100万盒。2022年，Paxlovid在欧洲的总计销售额达到32.37亿美元。

在国际市场中，澳大利亚市场上Paxlovid名义价格最高，达1,159澳元一盒。在发展中国家，由国际药品采购机制旗下的药品专利池提供、辉瑞制药有限公司授权的仿制药，价格较为低廉，每盒约25美元。而在中国，由于人均收入高于发展中国家界定标准，Paxlovid定价相对较高。其最初定价为2,300元一盒，随后降至1,890元，之后又进一步降至1,790元。在医保谈判过程中，辉瑞制药有限公司报价基本未作让步，致使Paxlovid未能被纳入医保。除美国与欧洲市场外，其他市场为Paxlovid贡献的销售额合计51.82亿美元。

五、启示

在新型冠状病毒感染疫情期间，医药行业前所未有的受到大众高度关注。彼时，公众急切期盼能有新的有效药物问世。疫情初期，瑞德西韦一度被称作"人民的希望"。最终，Paxlovid在众多新型冠状病毒治疗药物中脱颖而出，成为领跑者。

回顾Paxlovid的研发历程，其能如此迅速地开发成功，得益于辉瑞制药有限公司在3CLpro抑制剂领域的前期积累。而这一积累可追溯至2002年爆发的SARS疫情。制药企业在特定方向上的认知与积累，恰似蛰伏的猛兽，一旦遭遇危机，潜力便会被瞬间激发。这给予行业的启示是，制药企业应在某一个或多个领域深耕细作，唯有如此，方能实现知识与技术的沉淀。

事实上，不仅Paxlovid如此，瑞德西韦同样属于"旧药新用"的典型案例。这是吉利德科学公司长期在抗病毒领域深入研究的成果。尽管其销售额不及Paxlovid，但在2020-2022年这三年间，瑞德西韦依然为吉利德科学公司带来了122.81亿美元的可观收入。

此外，对于SARS期间研发的PF-07304814，辉瑞制药有限公司在推进其临床试验的同时，鉴于该药物仅能通过静脉注射而无法口服使用的局限性，积极开展改进工作。最终成功研发出便于给药的口服药物Paxlovid，这无疑是Paxlovid销售额居高不下的一个关键因素。

值得一提的是，新型冠状病毒的蛋白酶结构由我国上海科技大学饶子和／杨海涛团队率先解析。然而，在此之后，我国在产学研一体化方面的能力与辉瑞制药有限公司、默沙东公司等国际顶级药企之间的差距逐渐显现。由此可见，我国医药行业的产学研结合仍需进一步强化与紧密协作。

附：瑞派乐开发大事记

2002年，SARS爆发，辉瑞制药有限公司开发了一种3CLpro抑制剂PF-00835231

2019年底，SARS-CoV-2爆发，并很快在全球肆虐

2020年3月，辉瑞制药有限公司在PF-00835231的基础上开发新的3CLpro抑制剂

2020年7月，辉瑞制药有限公司合成出PF-07321332，即奈玛特韦

2020年9月，奈玛特韦在兔子中实验成功

2021年2月，奈玛特韦的Ⅰ期临床试验启动

2021年7月，奈玛特韦／利托那韦的Ⅱ／Ⅲ期临床试验EPIC-HR启动

2021年12月，EPIC-HR完成主要终点

2021年12月22日，Paxlovid在美国获得紧急授权，随后陆续在其他国家或地区获得批准

2022年，Paxlovid全球销售额达到189.33亿美元

参考文献

［1］陈楠，陶志敏.SARS-CoV-2与COVID-19的研究进展［J］.医学新知，2021，31（03）：215-223.

［2］杨超君，杨俊，胡军等.COVID-19抗病毒治疗药物的研究进展［J］.巴楚医学，2020，3（03）：1-4，29.

［3］张玲玲.COVID-19疫苗研发与临床应用进展［J］.中国药理学通报，2023，39（04）：610-616.

［4］林梨萍，唐飞，许瑞安等.抗COVID-19药物的研究进展［J］.药学学报，2023，58（01）：39-51.

［5］李凤婷，刘梦璇，王晓波等.COVID-19药物重定位研究进展［J］.中国医药生物技术，2022，17（04）：289-296.

［6］杨璐，王辉强，李玉环.COVID-19治疗药物的研究进展［J］.药学学报，2020，55（06）：1081-1090.

［7］马明仁，王菲，蔡晓庆等.COVID-19致病机制及临床表现研究进展［J］.解放军预防医学杂志，2020，38（09）：161-165.

［8］常俊标.治疗新冠肺炎口服小分子药物研究进展［J］.中国科学基金，2022，36（04）：630-634.

［9］摩熵数科医药科技有限公司数据库［DB/OL］. https：//pharma.bcpmdata.com/.

［10］Navitha Reddy G，Jogvanshi A，Naikwadi S，Sonti R. Nirmatrelvir and ritonavir combination：an antiviral therapy for COVID-19［J］. *Expert Rev Anti Infect Ther*. 2023，21（9）：943-955.

［11］Lamb YN. Nirmatrelvir Plus Ritonavir：First Approval［J］. *Drugs*. 2022，82（5）：585-591.

第十四章

标志性重磅药物对
我们的启示

在对15款标志性重磅药物进行深入细致的梳理后，发现其中11款并非First-in-class药物。例如，立普妥作为全球第五款上市的他汀类药物，它在已有的他汀类药物基础之上，凭借自身独特的性质，在市场中占据了显著的份额。在修美乐上市之前，市场上已有肿瘤坏死因子抑制剂英夫利昔单抗和依那西普，但修美乐凭借自身优势脱颖而出。瑞复美由老药沙利度胺衍生而来，却展现出了独特的竞争优势。艾乐妥作为全球第三款上市的沙班类药物，成功超越了其前辈产品。欧唐静是全球第三款上市的SGLT-2抑制剂，在同类产品竞争中崭露头角。夏帆宁是吉利德科学公司索磷布韦的二代产品，延续并进一步拓展了该系列药物的市场影响力。在PD-1抑制剂领域的两大产品中，后上市的可瑞达销售额高于率先上市的欧狄沃。达必妥上市之前，已有两款IL-4R小分子靶向药，但达必妥后来居上。必妥维上市之前，已存在多种鸡尾酒疗法，其核心成分HIV整合酶抑制剂比克替拉韦虽不是首创药物，但也取得了成功。诺和泰、诺和盈上市之前，已有多款GLP-1受体激动剂，作为诺和诺德公司自家产品利拉鲁肽的升级产品，它们在市场中表现优异。15款药物中有11款并非首创，这意味着有11款首创药物被它们超越，甚至在这些被超越的首创药物中，部分产品的销售业绩极为惨淡。这11款药物虽不是首创，却均属于Best-in-class药物，相较于在它们之前上市的同类型产品，具有更为显著的优势。

再来审视其余4款首创药物的情况。喜达诺自2009年上市后，直至2017年才有第二款IL-23单抗上市，这表明喜达诺在该领域的产品设计与疗效已相当完善，后续产品很难实现突破。欧狄沃作为首款上市的PD-1抑制剂，其销售额表现不及可瑞达。索华迪上市仅一年后，吉利德科学公司便推出了二代产品。瑞派乐作为新型冠状病毒治疗药物，由于研发与应用的时间周期较短，不具备广泛的代表性。综合考量，从医药商业的视角来看，首创并非决定药物成功的核心要素，关键在于能否成为同类最优。特别是对于当前处于追赶阶段的中国创新药研发而言，不应过度执着于追求首创。在之前的创新药泡沫时期，许多企业为吸引资本，宣称自家产品管线属于首创，这既不符合中国创新药的实际发展状况，也违背了医药商业的内在逻辑。反观国内成功的创新药产品，如成功实现出海商业化的泽布替尼，属于同类最优药物而非首创药物，在国内通过进入医保实现销量增长的产品，大多也并非首创药物。因此，对于那些宣称属于首创的项目，在进行研究评估时需要格外谨慎。

　　另一个值得关注的现象是，这些标志性重磅药物最终的商业化主体呈现出特定规律。要么已不是最初研发该药物的公司，要么是最初研发公司与其他公司合作开展商业化。立普妥最初由华纳–兰伯特公司的子公司帕克–戴维斯研发，在Ⅲ期临床研究期间，华纳–兰伯特公司与辉瑞制药有限公司签署合作协议，由辉瑞制药有限公司负责销售，后来辉瑞制药有限公司并购了华纳–兰伯特公司。修美乐最早由剑桥抗体技术公司开发，因资金问题，其分子权益被德国化工巨头巴斯夫的子公司诺尔制药公司获得，后续巴斯夫剥离制药业务，诺尔制药公司被卖给雅培制药有限公司，最终由雅培制药有限公司将其推向市场。瑞复美由新基公司研发并推向市场，如今新基公司已被百时美施贵宝公司收购。艾乐妥由百时美施贵宝公司研发，最终由百时美施贵宝公司与辉瑞制药有限公司共同进行商业化推广。索磷布韦最早由Pharmasset公司开发，吉利德科学公司收购Pharmasset公司后获得索磷布韦并推向市场，还推出了二代产品夏帆宁。欧唐静由勃林格殷格翰公司开发，最终由勃林格殷格翰公司和礼来公司共同商业化。欧狄沃最早由Medarex公司研发，后百时美施贵宝公司收购Medarex公司从而获得欧狄沃。可瑞达最早由荷兰Organo公司研发，历经Akzo Nobel公司将Organo卖给先灵葆雅公司，先灵葆雅公司又被默沙东公司收购等一系列过程，最终由默沙东公司将可瑞达推向市场。达必妥由再生元制药公司开发，由赛诺菲集团进行商业化。从跨国大药企的角度分析，这提示我们需要重新审视其药物研发能力。跨国大药企的核心竞争力在很大程度上体现在商业化运作能力方面。尽管其拥有众多研发人员和丰富的产品管线，但从成果产出的效率和质量来看，与一些优秀的生物技术公司相比，并不一定具有绝对优势。跨国大药企布局大量管线和研发人员，一方面是为了推进自身立项的项目，另一方面也是为了不错过市场上有潜力的项目，因为只有自身研发团队对相关领域有深入理解，才更有可能筛选并成功收购有潜力的品种。从生物技术公司的角度来看，许多标志性重磅药物最初由生物技术公司研发，但如果生物技术公司不与大公司合作或出售项目，可能因资金问题导致项目失败甚至公司破产。在美国，许多生物技术公司在成立之初，便将项目推进到一定阶段后出售给大药企作为发展目标。目前中国也处于行业重塑期，之前由于创新药泡沫成立了大量生物技术公司，如今在资本寒冬的背景下，不少生物技术公司将项目出售给大药企，其中不乏交易金额巨大的案例。随着大量交易的发生，创新药的资本市场又有回暖的迹象，因为有了项目转让这一退出渠道，并且优质项目的交易金额颇为可观。经历这样一段发展历程，中国生物技术公司的发展路径逐渐与美国趋同。

　　随着医保对创新药支持力度的不断加大，创新药企业面临着更为有利的发展环境。可以预见，在中国主导的市场中，未来有望诞生更多的重磅药物，甚至是标志性重磅药物，推动中国医药行业在全球创新药领域占据更为重要的地位，实现更大的突破。